中振话纲目

——走出書齋探本草——

趙中振 著

Ⅲ

萬里機構

目錄

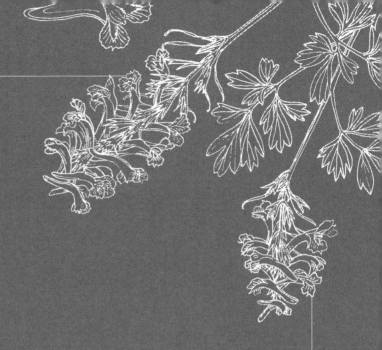

第 5 章　**各部專論**
─────────── 菜部

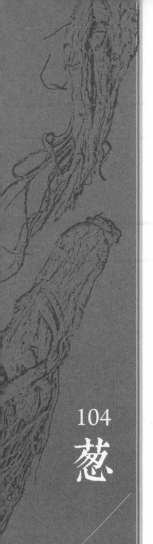

一枝獨秀體青白

/ 廚房佐料 /

中醫藥既博大精深，又貼近生活，其中有不少中藥的原料來自廚房。

蔥被收錄在《本草綱目》菜部第 26 卷。李時珍列了 3 個條目，用了 5,000 多字來描述蔥及其應用。

蔥屬（*Allium*）植物是一個龐大的家族，全世界有 400～500 種，主要分佈在北半球。我國約有 100 種，入藥的主要有 13 種，蔥白、大蒜、韭菜、薤（xiè）白等。

我國大江南北的人都在吃蔥，但品種有些不同。北方常吃的是大蔥，南方常吃的是小蔥。北方主要栽培的大蔥 *Allium fistulosum* L.，又叫北蔥，從外觀看主要有兩個類型，長白型和雞腿型。

「小蔥拌豆腐 —— 一清二白。」南方的小蔥植物學名叫分蔥，屬於大蔥的一個變種 *A. fistulosum* L. var. *caespitosum* Makino。與大蔥相比，小蔥植株矮得多也細得多，味道偏香，沒有大蔥那麼辣，又叫香蔥。

/ 蔥之藥用 /

李時珍在《本草綱目》中記載：「蔥從囪。蔥外直中空，有囪通之象也。」「蔥」通「囪」，蔥的形狀像煙囪一樣，外形筆直，中空，可以通氣。李時珍還寫道：

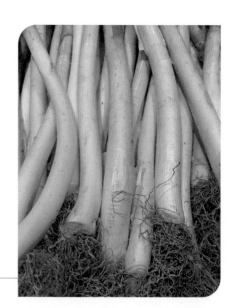

市售「長白型」大蔥

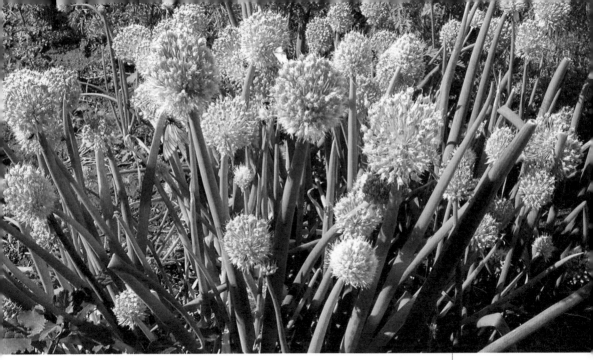

「昔人正月節食五辛，以避癘氣，謂韭、薤、葱、蒜、薑也。」葱在古代被視為五辛之一，認為正月時吃葱可以防病。

在古羅馬時代，古羅馬人上戰場前會把一片葱貼在胸口，他們認為常吃葱能夠鼓舞士氣。葱也被賦予類似古代的興奮劑、護身符的功能，還與大蒜一樣有實際的殺菌作用。

葱一身都是寶，葱白、葱鬚、葱葉、葱汁都能入藥。

中醫理論認為，葱白性溫，味辛，能通陽發汗，解毒消腫。常用處方葱豉湯，用的是鮮葱白和淡豆豉，出自東晉葛洪的《肘後備急方》。葱豉湯是防治感冒的名方，須用新鮮的葱白和淡豆豉一起煎煮，趁熱服用，之後最好加些衣服或者蓋上被子，把汗發出來。對外感初起時鼻塞、流涕、頭痛等症狀的緩解效果較好。在葱豉湯裏加入生薑、香菜、紫蘇這幾味新鮮的藥材，增改組方，可以加強發汗的作用。

葱白能青史留名屢建奇功，也得益於其另一個重要的功效——通陽氣。醫聖張仲景在治療厥逆、脈微欲絕的少陰病

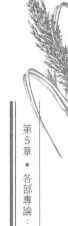

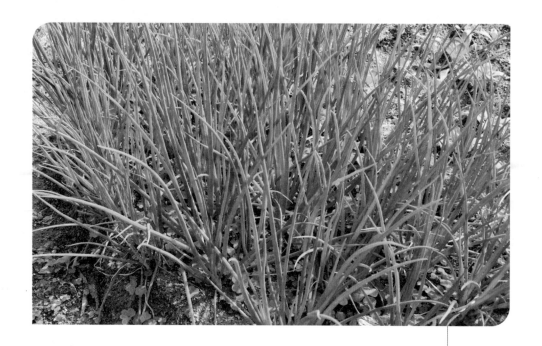

小葱原植物

見陰盛戴陽證時，用附子、乾薑回陽救逆，同時加入葱白，充分發揮了葱白通上下陽氣的作用，此方取名為白通湯。

葱白也可以外用治療感冒。將葱白搗爛後塗抹在腳心的湧泉穴和手心的勞宮穴上，為坊間治風寒感冒的一則小妙招。

葱鬚也就是葱根。將帶葱鬚的葱白加香菜根，洗淨煎煮，也可以治療風寒感冒。

葱上半部綠色的部分葱葉或葱綠，含有較多黏液，俗稱「大葱鼻涕」。它有解毒散腫的功效，外用可以治療跌打損傷。

《本草綱目》記載了一個病例。曾經有一名軍校戴堯臣，騎馬時不慎受傷，大拇指鮮血淋漓。李時珍採用大葱葉來治療，搗爛後略微加熱敷在傷口上，敷了兩次疼痛就止住了。第二天連受傷表面的痕跡幾乎都看不出來了。李時珍還記載了自己用葱葉治療小便不通的病案。將小葱葱管通入尿道，通過葱管把鹽吹進去。在李時珍的時代，沒有導尿器材，李時珍不止一次用這個方法治療小便不通，屢屢奏效。

∣ 葱之食用 ∣

大葱的栽培有一個關鍵技術，移栽。葱子種下去，長出的小葱如果不移栽，就會抽花莖而變老，不能吃了。經過移栽、培土、定向培養，在地面上不斷培土，培土越多葱長得越高、葱白也越長。現在可口鮮嫩的大葱大多是通過這種方法種出的。

大葱也是凍不死的蔬菜。冬天儲藏的大葱即使凍得僵硬，只要化開凍，一點不影響葱的香氣，如果再把它栽到地裏，照樣可以生長。

熱炒菜幾乎道道放大葱，葱花熗鍋不僅能增加菜的香味，還能去除肉類、魚類的腥氣。人們還將葱譽為「和事草」，如中藥複方中甘草的「十方九草」一樣，烹飪時是「十菜九葱」。

葱有強烈的香氣、辛辣味，在切葱的時候，往往讓人熱淚盈眶。這種辛辣味主要是一種含硫化合物。山東人喜歡吃的大葱煎餅、北京菜的烤鴨都離不開生大葱，人們就是喜歡生葱的躥勁。

大葱不但可以提味，而且具有很強的殺菌作用。在夏季腸道傳染病流行及冬季呼吸道傳染病流行的時候，生吃大葱會有一定的食養作用。

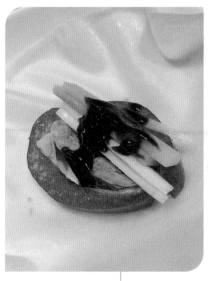

北京烤鴨配大葱　　　　　　　　葱油餅

在民間還有一種說法，蔥和蜂蜜不能一起吃，就連《本草綱目》也提到：「生蔥忌蜜。」蔥與蜂蜜到底能不能一起吃呢？是不是吃了就嚴重到「殺人」的程度呢？

成都中醫藥大學的王家葵教授是我的好友，他學識淵博，學術態度非常嚴謹。他在一個學術講座中提到，經過系統的文獻考證及現代的實驗研究後，提出對蜂蜜反蔥說法的質疑。聽了王教授的講座，我自己實際體驗了一下大蔥和蜂蜜一起吃的感覺。蔥的辣與蜜的甜混在一起那味道我並不喜歡，但吃了以後也沒有感到不適。

| 洋 蔥 |

小蔥、大蔥都是中國土生土長的品種；西方人吃的蔥與中國的不大相同。常見的外來品種以洋蔥 *A. cepa* L. 為主。多數學者認為洋蔥起源於西亞一帶，常見的有白皮的、黃皮的和紫皮的。

市售各種顏色的洋蔥

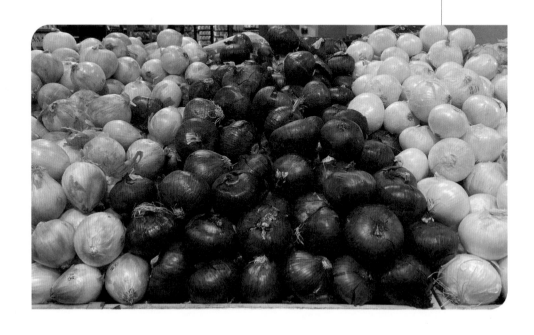

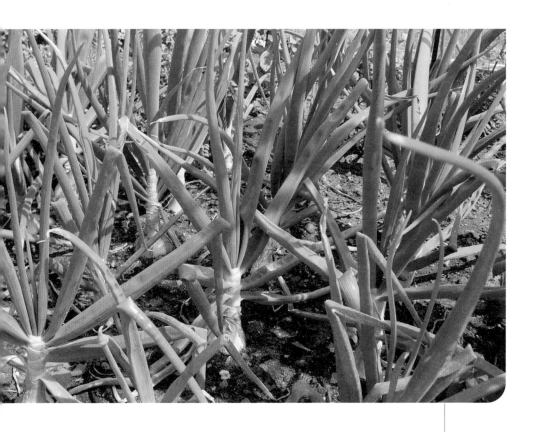

人類種植洋蔥的歷史可能有 7,000 年之久，從古埃及的文字記錄到《聖經》中皆可見食用洋蔥的記載。印度的草藥醫使用洋蔥的方法也有很多，通常將洋蔥汁與蜂蜜、薑汁、印度酥油混在一起，可治療多種疾病，如支氣管炎等，還能開胃消食。印度還有將蔥頭和蜂蜜拌在一起的吃法。

洋蔥傳入我國的時間並不長，《本草綱目》中沒有記載洋蔥。從現代營養學的角度來看，洋蔥的價值很高。有研究報道，洋蔥具有降血壓、抗菌消炎、提高骨密度等作用。但是洋蔥不能一次食用過多，特別是有皮膚瘙癢和胃病的患者更要慎重。

中國的自然環境也適合洋蔥生長。洋蔥雖是外來蔬菜，但早已經進入了千千萬萬個中國家庭。它也是一個具有代表性的世界傳統植物藥，海外有很多寶貴的經驗值得我們參考借鑑。

葱是最常用的芳香調味料之一，我國栽培大葱的歷史很長，積累了相當豐富的經驗。

葱是一種簡、便、驗、廉的藥食兼顧之佳品。藥物不一定越貴越好，大葱能解決的問題，不必動用人參、鹿茸。

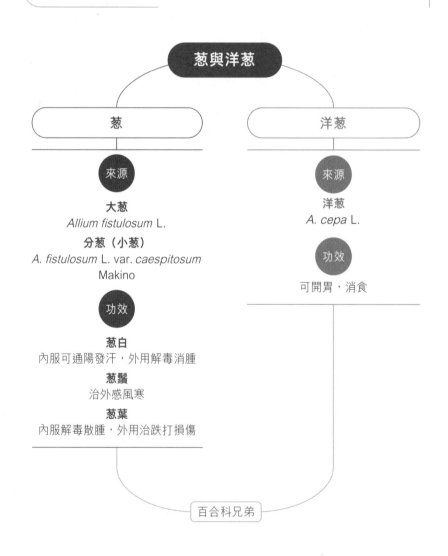

葱與洋葱

葱

來源

大葱
Allium fistulosum L.
分葱（小葱）
A. fistulosum L. var. *caespitosum*
Makino

功效

葱白
內服可通陽發汗，外用解毒消腫
葱鬚
治外感風寒
葱葉
內服解毒散腫，外用治跌打損傷

洋葱

來源

洋葱
A. cepa L.

功效

可開胃，消食

百合科兄弟

/ 大蒜的身世 /

中藥來源龐雜，人參、鹿茸等名貴藥物常吸引到大眾更多的注意力，一些微不足道的小東西卻更方便易得，也能發揮大作用。大蒜是一味再平凡不過的廚房作料，李時珍在《本草綱目》菜部第 26 卷中不惜筆墨，用 6,000 多字記錄下了大蒜的性味功效，可見大蒜的重要性。

有個謎語，謎面是：「弟兄七八個，圍着柱子坐，只要一分家，衣服都扯破。」這個謎底就是大蒜，謎面中對於大蒜外觀的描述非常形象。

大蒜 *Allium sativum* L. 是葱屬的植物，為大葱的親支近緣。大蒜的外皮呈淡棕色，大蒜莖的基部像一個托盤，托着十來個鱗瓣，也就是大蒜瓣，輪生於花莖的周圍，下部有很多鬚根。每個蒜瓣外包着一層薄膜，可輕易剝離，剝去後是肥厚多汁、白嫩、味濃厚的大蒜瓣。薄膜可用作笛膜，我小時候吹笛子就是用它作笛膜。

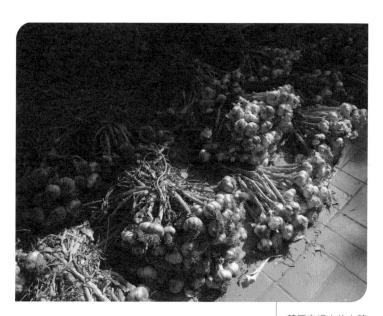

韓國市場上的大蒜

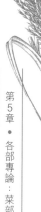

紫皮的和白皮的大蒜品種不同，一般紫皮的比較辣。蒜的辣與辣椒的辣不同，俗話說：「蔥辣眼，蒜辣心，辣椒辣嘴唇。」獨頭蒜整體是一個蒜瓣，味道更辣。

《本草綱目》中一共列了兩條關於蒜的條目，一是蒜，二是胡蒜。根莖俱小而瓣少的為蒜，也稱為小蒜。胡蒜是由張騫從西域帶入中原的，稱為胡蒜，其實它就是大蒜，外形大於本土的小蒜。

/《本草綱目》與大蒜 /

蒜早在《名醫別錄》中已有收錄。北宋的《太平惠民和劑局方》中記載了一種著名的中成藥青娥丸，組方中用大蒜配合補骨脂、杜仲、胡桃等，可以治療腎虛導致的腰痛、起坐艱難。青娥丸至今在臨床上仍是治療腎虛腰痛的有效藥物。

《本草綱目》中記載大蒜能通五臟，達諸竅，除風邪，消腫痛，可化積肉食，其中同時收錄了一些小的驗方，包括引用古醫書上的 15 首小方和李時珍自己增加的 32 首小方。

李時珍記錄《簡要濟眾方》中之大蒜治療鼻血不止的用法，用蒜一枚，去皮，研成大蒜泥，做成蒜餅。如左鼻孔出血，則貼於右腳心；右鼻孔出血，則貼於左腳心；兩個鼻孔同時出血，則兩隻腳心一起貼。有一位病患鼻出血一夜不止，各種方法均沒有效果，最後李時珍就用大蒜泥餅外敷在足心，才止住了鼻血，使病情好轉。生活中，大量鼻出血是很危險的，需要儘快就醫治療。

大蒜灸，也是灸法的一種，操作時類似隔薑灸法，將大蒜與艾灸結合，現代臨床中仍然是常用方法。李時珍記載了一例蒜灸治療瘡瘍、消除腫痛的病案，獨頭蒜切成銅錢大小的片，貼在瘡瘍部位，隔着蒜片艾灸。可使瘡不再繼續擴大，也使瘡內肉不繼續腐爛，且促進瘡口癒合，可謂一舉三得，得灸而癒。

《本草綱目》還記載了諸多以蒜施治的方劑，如治療腸毒下血的小方，蒜連丸。大蒜與黃連配合使用，製成丸劑，用米湯送服。

古代人的生活環境中可能會經常遇到蜈蚣或蠍子等毒蟲，被螫傷在所難免，《肘後備急方》記載，這時可將小蒜搗汁服下，再將蒜碎渣敷在患處。

在現代的生活中，遇到緊急的情況應立即到醫院急診部進行治療，有的病症僅靠自己很難判斷，諮詢專業的醫生更可靠。

/ 農場經歷與大蒜 /

我的父親本是西醫，後來也學習了中醫。1976 年，我去農場插隊之前，父親就囑咐我多吃生大蒜，因為大蒜可以預防痢疾和腸炎。《本草綱目》中也記載了大蒜的這類功效。

當年我們知青居住的地方周圍有馬場、養豬場，衛生條件實在太差。蚊帳是必不可少的，一防蚊子，二防蒼蠅。有時候拴蚊帳的繩子上能落滿蒼蠅，整條繩子都成了黑的。尤其到了夏天，一蒼蠅拍可以打死十來隻蒼蠅。這樣的衛生環境下很容易鬧痢疾。

那時最好的預防方法就是吃大蒜，下鄉的那兩年，我靠著吃生蒜，居然沒有得過痢疾。

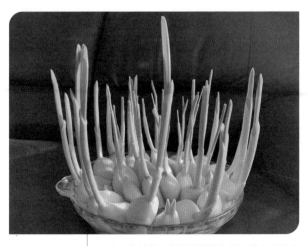

在家裏泡蒜苗，青翠的嫩苗為嚴冬帶來了春意

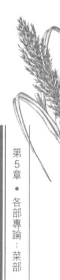

我國南北各省均有種植大蒜，而且我國現在還是大蒜的出口
國。

蒜還有一個副產品就是蒜苗，在有些地方又被稱為青蒜。過去
北京人家冬天大概家家都泡蒜苗。經過北方的嚴冬長出的蒜
苗，就像水仙一樣，冬日裏也生機勃勃，能給人帶來春天的氣
息。蒜苗剪下就可以吃，種一次可以剪四五茬。家常來個肉絲
炒蒜苗、蒜苗攤雞蛋，是簡單又美味的享受。

青蒜是大蒜還未成熟之前的幼苗，或帶有小蒜頭和地上植株一
起採下來，地上和地下部分都可食用。等到大蒜成熟後，地上
的苗也枯萎了，只剩地下部分的大蒜。

| 大蒜在海外 |

人類使用大蒜的歷史十分悠久。我之前到埃及參觀金字塔時，
據當地的講解員介紹，古代埃及在建造金字塔的時候，監督的

胡與蒜（摘
自《本草品
彙精要》羅
馬本）

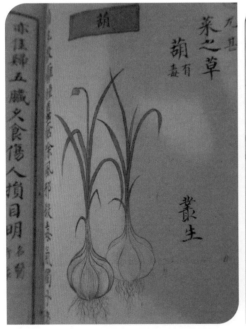
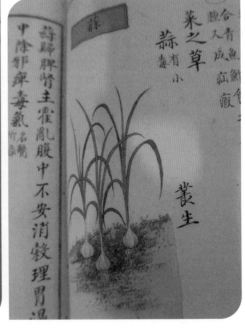

人會給奴隸吃大蒜，他們認為吃大蒜可以增強體力。當地人還說，沒有大蒜就沒有金字塔。古希臘的醫學之父希波克拉底曾經把大蒜作為利尿劑使用。古羅馬的隨軍醫生也把大蒜作為治療腸胃病和呼吸道疾病的常備藥。美洲原住民還用大蒜治療麻風病。世界上的許多地區都把大蒜視為具有「避邪」作用的神聖之物。

西方古代的草藥書籍都有關於大蒜的記載，前後涉及用大蒜治療的疾病超過60種，可見人類對大蒜的推崇不分地區、不分民族。

/ 天然「抗生素」/

在第一次世界大戰期間，戰場上用大蒜汁來給受外傷的傷員消炎。一直到抗生素出現之前，大蒜仍舊是非常寶貴的藥物，上戰場的急救包裹必有大蒜。大蒜被認為是一種來自天然的萬能藥，所以人們也稱大蒜是「地裏長出來的青黴素」。

目前世界上十大暢銷的天然藥物行列中，大蒜一直名列前茅，大蒜汁、大蒜油也非常流行。現代研究表明，大蒜素殺菌力強，可謂「天然廣譜抗生素」，此外，大蒜還有抗衰老、抗癌等作用。大蒜不僅被記錄於《中國藥典》中，《歐洲藥典》、《英

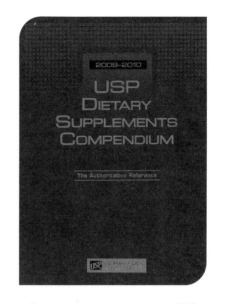

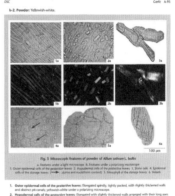

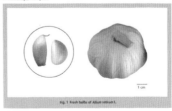

《美國藥典 ── 膳食補充劑》中大蒜的鑑別標準

第5章 • 各部專論：菜部

17

國藥典》和《美國藥典》中也有記錄。《美國藥典——膳食補充劑》中的大蒜鑑別標準就是由我們課題組承擔完成的。

這幾年還流行一種黑蒜,據說它有防癌,抗衰老,調節血壓、血糖、血脂的作用。黑蒜其實是經過高溫加工糖化後顏色變黑的大蒜,製作方法非常簡單。糖化之後,大蒜原本刺鼻的辛辣味也變弱了許多。

墨西哥市場上的黑蒜

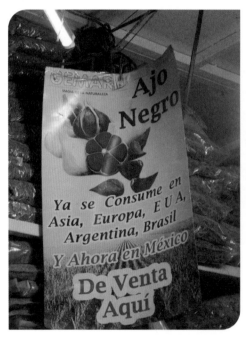

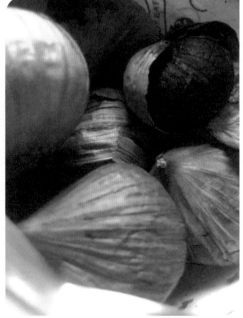

有句俗話說：「大蒜上市，藥店關門。」大蒜是防病、治病的好幫手，在世界各地廣受歡迎。不過，吃蒜也有需要注意的地方。大蒜素有強烈的刺激性，大蒜對口腔黏膜刺激較強，應適量食用，「大蒜辣心」就是這個原因。大蒜也會導致胃液分泌過多，患有胃炎、胃腸炎的人需要格外注意，少許醃製的糖蒜可作替代品選用。

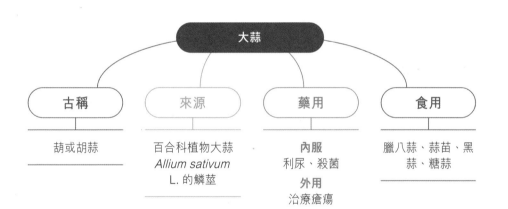

大蒜			
古稱	來源	藥用	食用
葫或胡蒜	百合科植物大蒜 *Allium sativum* L. 的鱗莖	**內服** 利尿、殺菌 **外用** 治療瘡瘍	臘八蒜、蒜苗、黑蒜、糖蒜

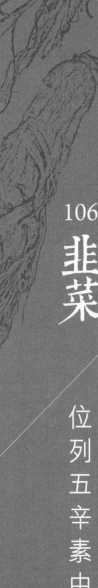

韭菜

位列五辛素中葷

/ 五辛菜 /

葱屬在植物學分類系統中是百合科下的一個大屬，葱屬植物共同的特點是有葱樣的氣味，葉多基生，傘形花序，多有一總苞片。葱屬植物的葉子有圓筒中空的，如大葱；也有扁長的，如韭菜、大蒜。

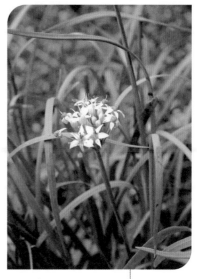

韭菜原植物

葷腥一詞由葷和腥兩大類食物組成。腥代表肉類食品，葷代表氣味較重的植物類食材，如韭菜、蒜、葱、花椒、大料等。在不同的時代和不同的信仰背景下，葷菜或五葷的定義，有不同的解釋。

按照通行的説法，《本草綱目》收錄了 1,892 種藥。但如果細究起來，其中有的條目下涉及多種藥物，例如第 26 卷菜部的五辛菜。

五辛菜不是一種植物，在此條目之下李時珍列出了六種蔬菜。「五辛菜，乃元旦立春，以葱、蒜、韭、蓼、蒿、芥，辛嫩之菜，雜和食之。取迎新之義，謂之五辛盤。」五辛即五葷，這裏一定不會缺少韭菜。《本草綱目》將韭菜列於菜部第一位。

/ 一畦春韭綠 /

韭菜在我國栽培的歷史非常悠久，早在 3,000 年前的《禮記》中已記載了栽培的韭菜。東漢《説文解字》中寫道：「韭菜一歲三、四割。」韭菜一年能收割三四次，可供四季品嘗，尤以春季的嫩韭為盛，鮮嫩可口。「韭」字象形，字形像破土而出的菜葉，發音同長久的久。古代的文學作品中，也常出現韭菜這種春天的時令菜。

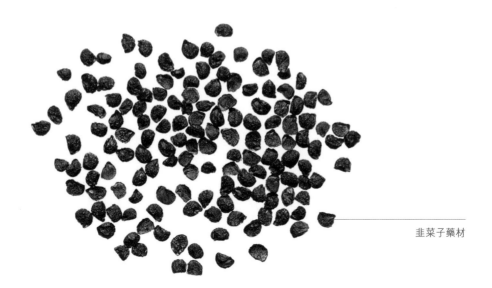

韭菜子藥材

杜甫的《贈衛八處士》有此一聯:「夜雨剪春韭,新炊間黃粱。」

蘇東坡也有詩云:「漸覺東風料峭寒,青蒿黃韭試春盤。」

《紅樓夢》中流傳甚廣的:「一畦春韭綠,十里稻花香。」眼前彷彿展開了一幅美好的春季田園圖景。

立春的習俗推崇吃新鮮的蔬菜,稱為「咬春」。如吃春卷、炒合菜等,用料都是辛溫、無毒的蔬菜,「助發五臟之氣,可溫中去惡氣,消食下氣」。

韭菜 *Allium tuberosum* Rottl. ex Spreng. 為蔥屬多年生植物,冬天韭菜的地上部分枯萎,地下部分會進入休眠狀態。韭菜生命力頑強,不僅耐寒,也很耐熱,無論在北方、南方都受歡迎。

現在餐桌上吃的韭菜都是經過千百年栽培選育的優良品種,不僅味道香,韭菜葉也寬。野外的野韭菜不可輕易採摘食

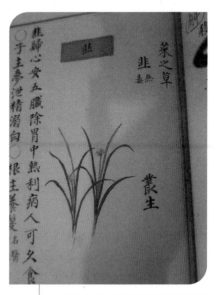

韭(摘自《本草品彙精要》羅馬本)

用，採摘野韭菜食用在海外華人中較為普遍。在海外買韭菜沒有在國內方便，很多華人看到公園裏有類似韭菜的植物，也有類似韭菜的氣味就採回家做菜了。實際上會誤採一些外形像韭菜的風鈴草或水仙的葉子，吃了以後可能導致中毒。

/ 韭菜吃法 /

李時珍給韭菜以高度評價：「韭之為菜，可生可熟，可醃漬，能久放。乃菜中最有益者也。」

韭菜餡的餃子、包子、盒子、春捲，北方人再熟悉不過了。南方的韭菜美食也不少，各式米線、各式湯麵中都有韭菜，就更不用說韭菜炒河蝦等菜餚了。

李時珍確切地描述了韭菜的外觀習性，叢生豐茂，長葉青翠。8 月開出的韭菜花，可採收下來醃韭菜花醬。

市售韭菜與韭黃

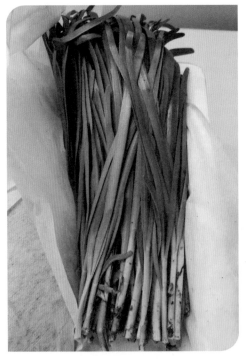
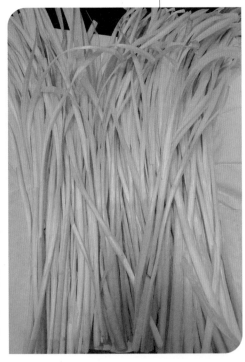

過去在北京，幾乎家家都醃韭菜花。做法很簡單，採摘下韭菜花的花骨朵兒（花蕾），洗淨，控乾，拌上鹽，用擀麵杖、搗蒜錘或攪拌器把韭菜花搗碎，裝瓶密封，一個星期後就可以吃了。涮羊肉、爆肚蘸的調料裏習慣加點兒韭菜花。燉肉、燉酸菜、煮砂鍋菜也都可以加上韭菜花調味。

我國南北各地的生活習慣不同，飲食差異更大。吃韭菜花是北方人的習慣，到了南方正好相反，南方人喜歡吃韭菜梗不喜歡吃花。韭菜梗是接近根部的地方，比較老，其他 2/3 以上部位比較嫩。

有的人家春節包餃子的餡裏會放韭黃。韭黃炒肉、韭黃炒雞蛋等都是家常菜，鮮蝦仁餛飩湯裏也常加韭黃，韭黃味道不像韭菜那麼強烈。

不熟悉韭黃的人可能以為韭黃和韭菜是兩種蔬菜，其實非也。李時珍曾記載：「韭之美在黃，黃乃未出土者……豪貴皆珍之。」韭菜被土埋住的部分由於見不到陽光，葉子來不及變綠，保持嫩黃色，這就是韭黃。

現在韭黃的栽培已不像李時珍描述的培土栽培了。有的在地窖裏盆栽，有的用遮光大棚將韭菜全株覆蓋起來，原理都是不讓韭菜見光，不產生葉綠素。

| 臨床應用 |

《本草綱目》記載生熟韭菜的功效是有區別的。

生韭菜辛澀，辛則散血，可以散瘀活血，能夠行氣導滯。熟韭菜溫中下氣，補虛益陽，比較適合於腹中寒冷、腰膝冷痛的患者，中老年人比較適用。

用生韭菜壓榨的韭菜汁可以外用，治療跌打腫痛、蟲蛇咬傷、疔瘡，並且生韭菜汁可以直接新鮮飲用。

《本草綱目》記載了一個病例，一位老人有噎膈症狀，吞咽食物受阻，吃了東西就吐，還伴有胸中刺痛。李時珍用韭菜汁加鹽、梅、

鹵汁，讓患者小口慢慢服下，肚子裏黏稠的痰涎都被催吐出來，症狀馬上就緩解了。

韭菜還有別名「起陽草」、「壯陽草」。據《本草綱目》所載，韭菜子的壯陽作用比韭菜還強些，具有治療腎陽虛的功效。韭菜子在《名醫別錄》中被列為中品，中醫用它治療腎陽虛已有約兩千年的歷史，在臨床上常用於治療肝腎不足所致的病症。但中醫藥補腎、益陽是綜合的調理，需要辨證論治，三因制宜，也不可太過迷信韭菜子的功效。

/ 薤白 /

薤白也是一種蔥屬植物，它的別名是藠（jiào）頭。薤白入藥最早的記載可以追溯到《神農本草經》。李時珍在《本草綱目》中也對薤白做了進一步說明。

薤白原植物
小根蒜

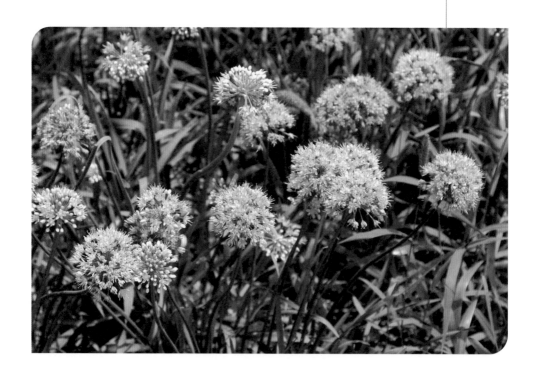

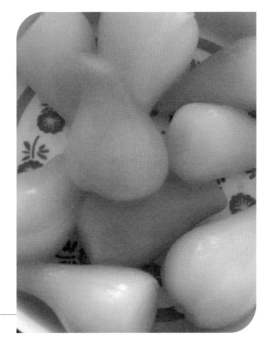

醃薤頭

薤白的外觀像蔥和蒜的結合體，像蔥的葉子中空，薤白的管狀葉有棱，也容易和圓筒狀的蔥葉區分。薤白的鱗莖比較膨大，類似大蒜的形狀。

《中國藥典》記錄薤白有兩個來源，百合科蔥屬小根蒜 *A. macrostemon* Bge. 或薤 *A. chinense* G. Don 的乾燥鱗莖。

薤白常做醃菜，醃薤頭，味道類似糖蒜，清脆爽口。但與蒜不同的是，薤頭的蒜瓣，即它的鱗莖，和洋蔥的結構相近，鱗片是一層層包裹起來的。

薤白具有行氣，寬胸，散結的作用，可用於胸痹，主要表現為胸痛，甚至痛徹心背，相當於現代醫學所說的冠心病、心絞痛。張仲景的栝蔞薤白湯就是治療胸痹的千古名方，薤白是治療胸痹的要藥。

我以前一吃韭菜就覺得燒心，鬧肚子；這幾年反而可以吃了，說明人的體質也會發生變化。這也就是中醫反覆強調的，要因時、因地、因人制宜。「因時」包括不同的時期及每個人不同的生長階段，不同的身體狀況，需要據此做出綜合判斷。

韭菜與薤白

韭菜

來源

百合科植物韭菜 *Allium tuberosum* Rottl. ex Spreng.

藥食

藥用

生韭菜

- **韭菜葉** 可散瘀活血，行氣導滯
- **韭菜汁** 可內服；也可外用，治療跌打腫痛、蟲蛇咬傷等

熟韭菜

溫中下氣，補虛益陽，適用於腹中寒冷、腰膝冷痛

韭菜子

治療腎陽虛

食用

韭菜花、韭黃（韭菜見不到光的部分）

薤白

來源

百合科植物小根蒜 *A. macrostemon* Bge. 或薤 *A. chinense* G. Don

功效

行氣、寬胸、散結

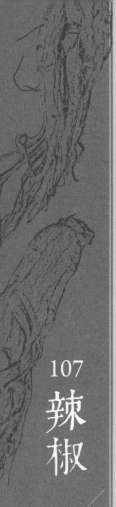

/ 辣椒外來 /

辛香料的「辛」指的是味道辛辣的胡椒、辣椒這類香料。
哥倫布尋找香料胡椒、肉豆蔻的途中意外發現了美洲新大
陸，還有一個驚喜的附帶收穫，那就是在美洲大陸發現的
辣椒。現在辣椒已經從味覺上統領了世界美食版圖的半壁
江山，在眾多辛香料中脫穎而出。

辣椒 *Capsicum annuum* L. 起源於墨西哥和美國的南部，
大概在明代中後期傳入中國。我國最早對辣椒的記載是明萬
曆年間王象晉的《群芳譜》，書中記載：「番椒，又叫秦椒。
白花，子如禿筆頭，色紅鮮可觀，味甚辣。」辣椒表面光亮
無毛，形如禿筆頭。番椒的名字，也說明了它外來的身份。

/ 辣椒美味 /

一說起國內能吃辣的省份，湖南、四川、貴州、江西常當
仁不讓。其實，其他省份也有無辣不歡的人。

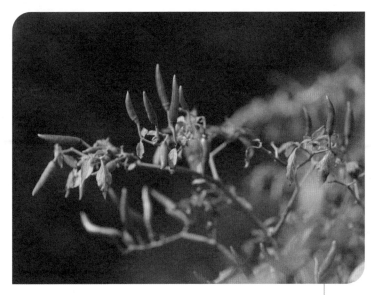

朝天椒

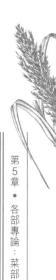

第 5 章 • 各部專論：菜部

27

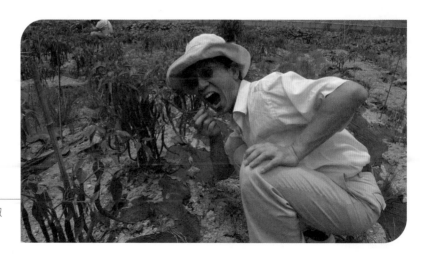

筆者在貴州辣椒種植地

我是北京人，從小沒有吃辣的習慣。因為北京的氣候四季分明，整體偏乾燥，吃辣椒並不是很合適，且容易上火。但這並不影響近年辣椒在北京的風靡。「一辣解三饞。」辣椒可以麻痹味蕾，辛辣的刺激令人着迷，還有成癮性。

北京有名的美食街簋（guǐ）街上，大小食肆林立，以麻辣風味居多。簋是中國古代一種青銅器的器型，作為食器、禮器。現在簋街入口處的十字路口有一個巨大的仿青銅器簋的模型，作為地標。

從 20 世紀 90 年代起，這條街日漸繁盛，麻辣小龍蝦、羊蠍子、烤魚，各種香辣的菜餚，不斷挑戰北京人的味蕾，現在北京人吃辣水平也被鍛煉出來了。

辣椒的辣其實來自辣椒素對口腔黏膜的刺激，具有一種灼燒感。辣椒素使人們的神經麻木之後，吃辣的水平就會慢慢提高。但是如果造成身體不適就要停止嘗試了。

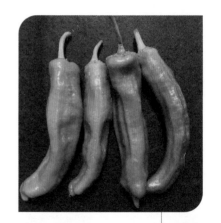

大青椒

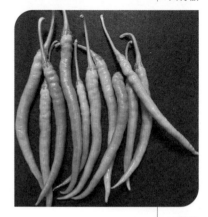

二荊條

也許正是因為 20 世紀 80 年代末我就離開了北京，錯過了那個時代，所以我的吃辣水平仍舊停留在那個年代的水平。這些年為了考察中國各地的藥用植物資源，我跑了大江南北不少地方，也領略了各地美食，有時候突如其來的辣，讓我猝不及防。

我對紅色的辣油一般敬而遠之，到四川的餐館吃飯我都先申明不要放辣椒，但做出來的菜還是辣的，大概廚房裏的廚具都已浸染了辣味，我就想辦法減低辣度，用清水涮涮。

明顯的辣容易躲，不明顯的辣難防。有一次我吃泰國菜，菜色清清淡淡，誰知才一口我就被辣矇了，拿起桌上一杯涼水一仰脖兒就喝光了，可還是覺得辣。辣椒素是偏脂溶性的，喝水溶解不了辣椒素，可樂等飲料也不行。冷水只能短暫潤喉，過一會兒還是滿嘴火辣辣的。喝牛奶才能解辣，牛奶裏的脂肪可以快速溶解辣椒素。

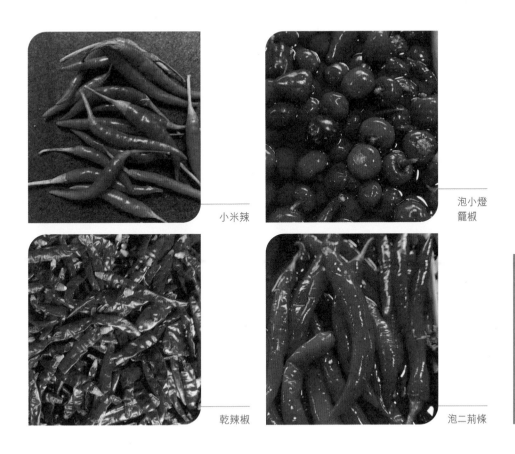

小米辣

泡小燈籠椒

乾辣椒

泡二荊條

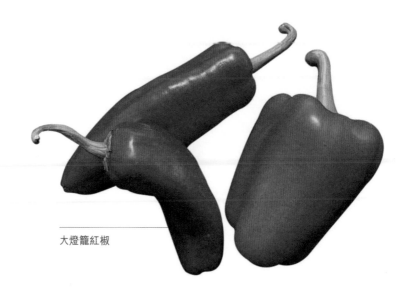

大燈籠紅椒

/ 辣椒在墨西哥 /

人們都说「四川人不怕辣，貴州人辣不怕，湖南人怕不辣」。
在辣椒原產地墨西哥，辣好似深入了墨西哥人的骨髓。他們對
辣椒的耐受力簡直令其他地方的人望塵莫及。

2019 年重陽時節，我到大洋彼岸的拉丁美洲考察時，親身體
驗了正宗的墨西哥菜，感受到了墨西哥的風土民情。墨西哥南
臨危地馬拉，北靠美國，南部濕熱，北部乾旱，東西兩岸分別
是大西洋和太平洋。墨西哥的國土面積大概是中國的 20%，
人口約為中國的 9%。

墨西哥人在飲食上口味偏重，喜歡添加各種香料，尤其是辣
椒。他們吃玉米放辣椒，吃水果加辣椒，喝啤酒加辣椒，就連
吃冰淇淋也不放過辣椒，先把杯子的內壁塗滿辣椒，再放入冰
淇淋。

如果甜菜椒的辣度為 0 的話，純辣素則為 1,600，而俗稱「墨
西哥魔鬼椒」的哈瓦那辣椒，辣度是 35 萬～58 萬。一般的
辣椒在它面前，就是小巫見大巫了。而且，接觸特別辣的辣椒
時，最好戴上手套，做好保護措施。

/ 辣椒傳播 /

我在英國自然歷史博物館鑑定過一批 300 多年前的中藥標本。經過長期的風化蟲蛀，大部分藥材顏色已經發生變化，多數呈深褐色，也已失去了原有的氣味。唯一例外的就是辣椒，那股刺鼻的辣味讓我噴嚏不止。

辣椒進入中國後很快傳播開來，許多地方很快開始種植辣椒。這種茄科植物的生命力極強，對土壤的要求不高，乾燥後也容易保存，普通百姓都能吃得到。

辣椒還叫海椒，一開始老百姓只在房前屋後種上幾棵作為觀賞植物。後來發現辣椒不光好看，還很好吃，能增進食慾，逐漸開始大面積種植。康熙六十一年（1722），貴州的《思州府志》上有記載：「海椒，俗名辣火，土苗用以代鹽。」窮苦人民吃不起菜、用不起鹽的，以辣椒代替鹽下飯。

英國自然歷史博物館收藏的古代辣椒標本

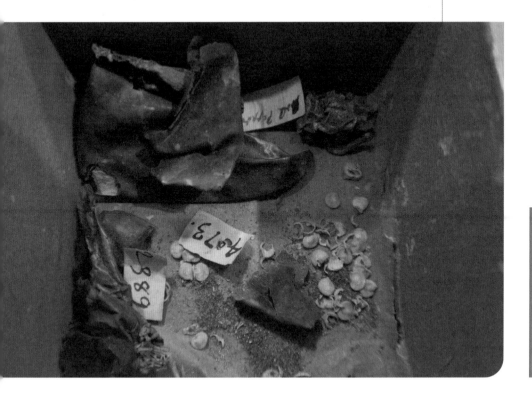

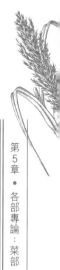

/ 辣椒藥用 /

一般鳥類對於顏色鮮艷的辣椒特別感興趣，常常啄食。辣椒的種子也隨着鳥類的糞便被傳播到遠方。辣椒的刺激僅作用於哺乳動物，不會讓鳥類產生灼熱的刺激感，所以鳥兒不怕辣。有些養鳥的朋友，還會把辣椒當作藥物來治療鳥的腸道疾病。

辣椒對人來說也是一味好藥。《中國藥典》記載，辣椒有溫中散寒，開胃消食的功效。

傳統的中醫處方當中，辣椒並不多見。但以辣椒為原料作為外用藥的，在中成藥中就比較多了。比如，辣椒風濕膏、麝香關節止痛膏、凍可消搽劑，前兩種是用來緩解風濕關節疼痛的，後一種是用來治療凍瘡的。

美國藥典委員會（USP）頒佈的《美國藥典——膳食補充劑》（DSC）中亦有辣椒，其標準的建立就是我們課題組完成的。

辣椒的好處還有很多，可促進血液循環，使人血流加快，還有一定的防止動脈粥樣硬化的作用，辣椒富含胡蘿蔔素和維生素 C 等成分，益處多多。

辣椒既好吃又有益，不過食用還是需要適度，因人而異。將食物、藥物控制在自己的接受程度之內，才是合適的。長期大量地挑戰吃辣極限，會對胃腸道造成過度刺激，妨礙消化。有時甚至容易患上肛腸相關的疾病，也容易導致痔瘡。

服用中藥時，大部分情況下醫生都會囑咐患者服藥期間要忌口，少吃或不吃生冷辛辣的食物，以利於康復。

Capsicum, Capsaicin, and Capsicum Oleoresin

BOTANIC CHARACTERISTICS

a. Macroscopic Description

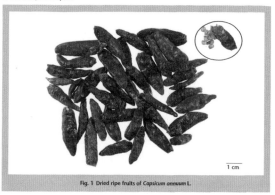

1 cm

Fig. 1 Dried ripe fruits of *Capsicum annuum* L.

1. **General appearance:** Oblong-conical fruit, often curved; from 1.4 to 2.5 cm in length and from 5 to 12 mm in diameter.
2. **Inner part of the fruit:** 2 to 3 locular, the dissepiments united at the base to a conical, central placenta.
3. **Pericarp:** Thin and membranous; outer surface dark reddish-brown to dusky yellowish-orange, glabrous, shriveled; inner surface striate with 2 to 3 distinct longitudinal ridges representing the parietal placentae.
4. **Seeds:** Light brown to light yellowish-orange; subrounded or irregular, flattened; from 2 to 4 mm in diameter; with a thickened edge and a prominent, pointed micropyle.
5. **Calyx:** If present; gamosepalous; inferior; 5-toothed, and sometimes attached to a long, straight peduncle.
6. **Odor and taste:** The odor is characteristic, pungent, and sternutatory; the taste is characteristic.

b. Microscopic Description

b-1. Transverse section of ripe fruit

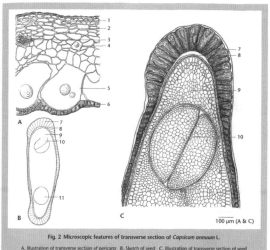

100 μm (A & C)

Fig. 2 Microscopic features of transverse section of *Capsicum annuum* L.

A. Illustration of transverse section of pericarp   B. Sketch of seed   C. Illustration of transverse section of seed
1. Epicarp 2. Mesocarp 3. Vascular bundle 4. Oil cell 5. Giant cell 6. Endocarp 7. Exotesta 8. Endotesta 9. Endosperm
10. Cotyledon 11. Radicle

1. **Epicarp:** Consisting of mostly quadrangular or rectangular cells, arranged in regular rows, with thickened outer radial walls; cuticular surface finely striated.
2. **Mesocarp:** Consisting of a broad middle zone of parenchyma containing yellow to red chromoplasts and oil droplets, and traversed by vascular bundles, and an inner zone consisting of a layer of giant cells.
6. **Endocarp:** Consisting of a layer of elongated thick-walled, pitted cells containing chromoplasts.
7. **Exotesta:** Cells are irregular in outline and up to 342 μm in length, have very sinuous, contorted, lignified walls, the cells at the edge of the seed having much thicker walls than those on the flat surface of the seed.
8. **Endotesta:** Cells relatively small, subrectangular, with thin walls, arranged regularly.
9. **Endosperm:** Consisting of small-celled parenchyma containing fixed oil droplets and aleurone granules.
10. **Embryo:** Curved; embedded in the endosperm.

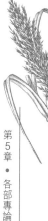

筆者研究團隊起草完成的美國藥典委員會（USP）頒佈的《美國藥典——膳食補充劑》中的辣椒標準

第５章　●　各部專論：菜部

33

辣椒是人類最早種植的農作物之一。在過去
500 年間，辣椒從拉丁美洲傳到世界各地。
現在人工栽培品種眾多，已超過 2,000 種。
明朝時，辣椒才傳入中國，十分罕見，《本
草綱目》裏沒有辣椒的記載。現在《中國藥
典》收錄了辣椒，終於補上了這一課。

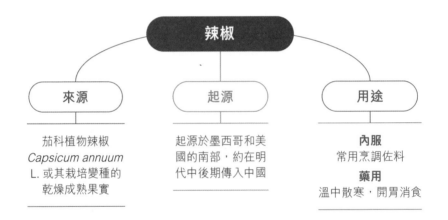

辣椒

來源

茄科植物辣椒
Capsicum annuum
L. 或其栽培變種的
乾燥成熟果實

起源

起源於墨西哥和美
國的南部，約在明
代中後期傳入中國

用途

內服
常用烹調佐料
藥用
溫中散寒，開胃消食

/ 有椒其馨 /

花椒是中國土生土長的「椒」。花椒樹滿身都是刺，不僅可以做籬笆牆的材料，而且花椒來自芸香科，獨特的氣味也使人愉悅。

《詩經·周頌》云：「有椒其馨，胡考之寧。」意思是花椒的香氣散佈得很遠，能使人平安長壽。

花椒 *Zanthoxylum bungeanum* Maxim. 與吳茱萸是同科植物，也都是可以製作香囊的材料。

花椒在古代常被用於祭祀。屈原《九歌》當中有這樣的詩句：「奠桂酒兮，椒漿。」椒漿是用花椒浸製的酒漿。湖南長沙馬王堆漢墓出土的香料中有很多花椒，被專門裝在香藥袋、荷包內。說明墓主人生前非常喜歡用花椒，死後陪葬品也有花椒。

花椒也是古代男女之間的定情信物。《詩經》裏有：「視爾如荍（qiáo），貽我握椒。」描述的就是姑娘粉紅色的笑臉，

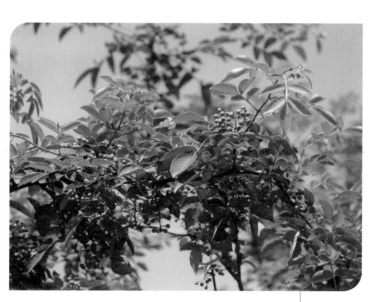

花椒原植物

就好像漂亮的錦葵花一樣，姑娘把一捧紫紅色的花椒送給了情郎。

花椒和我國古代的建築之間也有聯繫。古人把花椒混在泥土裏，塗在牆上，這樣的房子被稱為「椒房」，取其芳香辟邪及多子之意。

歷史記載中，只有皇后才可以享用椒房級別的宮殿，後來留下了「椒房之寵」的説法，並且「椒房」演化指代皇帝寵愛的妃子。

湖北中醫藥大學的張林碧教授，向我介紹了一個妙招。在南方裝修鋪木地板時，將三五斤花椒撒在地板下，可防潮、防蟲、防白蟻，平時屋裏還能緩緩釋放出清香。

/ 花椒入藥 /

花椒還是一味常用中藥。

李時珍在《本草綱目》中將蜀椒和秦椒分列兩個條目。蜀椒就是巴蜀的椒，是四川的特產。秦椒，指的是秦嶺一帶產的椒。

《神農本草經》把秦椒（古稱花椒）列為中品，把蜀椒列在了下品。《神農本草經》在蜀椒條目下就有記載：「味辛，溫。主邪氣咳逆。溫中，逐骨節皮膚死肌，寒濕痺痛，下氣，久服頭不白，輕身增年。」《神農本草經》的秦椒功效也有與之類似的記錄。

現在《中國藥典》已將蜀椒和秦椒統一在了花椒項目下，概括它們功效為溫中止痛，殺蟲止癢。

大建中湯（摘自《百方圖解》）

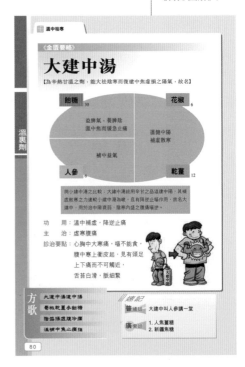

花椒的果皮、種子、葉和根都能入藥。
《本草綱目》的蜀椒項下記載花椒
果皮為紅色，稱為椒紅。今天
的花椒藥材相當於《本草綱
目》所載的椒紅，用的是果
皮的部分，是常用的溫裏藥。

張仲景的經方大建中湯和烏
梅丸中都用到了花椒，用以溫
中散寒。道家認為花椒稟五行之氣而生，花椒葉

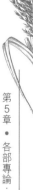

花椒藥材

青、果皮紅、花黃、膜白、子黑。將其和生地黃配在一起，製
成椒紅丸，有補腎，輕身延年的作用。《邵真人傳》中記載有
一首椒紅丸的詩。《本草綱目》引述了這首詩：「明目腰不痛，
身輕心健記 …… 回老返嬰童，康強不思睡 …… 若能久餌之，
神仙應可冀。」拋開花椒在其中的功效暫且不談，這從一個側
面説明了明代求仙問道之風盛行。

有句歇後語叫：「秋天的花椒——黑了心了」，把烏黑發亮的種
子比作壞心眼的人。花椒黑色的種子也像人的黑眼珠一樣，所
以也叫椒目。

臨床上，花椒擅長溫中止痛，散寒燥濕，殺蟲止癢。椒目側重
於利水消腫，祛痰平喘。

南宋有本醫書叫《濟生方》，其中有一首藥方——疏鑿飲子，
意為能疏通開鑿水道，擅長利水，疏鑿飲子就利用了椒目利水
消腫的功效。一直到今天，這首藥方仍是治療腎炎水腫和肝硬
化腹水的名方。

| 花 椒 之 鄉 |

李時珍形容秦椒顆粒大、紋路淺，不如蜀椒皺紋深。從現代植
物解剖的角度來看，蜀椒油室大而突出，意味着蜀椒的揮發油
含量更高，香味更加濃郁。

花椒是一個廣佈的品種，在我國各地都有分佈，而四川產的花椒是道地藥材。

四川漢源出產的花椒色赤、肉厚、皮皺、味烈，別名大紅袍。2001年漢源被國家林業局命名為「中國花椒之鄉」。四川人用花椒十分講究，也有講究的資本。四川盆地夏天濕熱，冬天寒濕，人們通過吃花椒來驅寒祛濕。

四川古有巴蜀之名，花椒常被稱為巴椒。麻麻的花椒，自古就是蜀人常食之物，至今都是四川飲食的一大特色。如果要説吃花椒的話，四川人可以穩坐冠軍的寶座。

四川麻辣的麻在先，主要吃麻味。花椒是一種神奇的香料，喜歡吃的人可能會上癮，不喜歡吃的人敬而遠之。

河北省邯鄲市涉縣也是著名的花椒之鄉，全縣農民幾乎戶戶種植花椒樹，花椒是重要經濟來源之一。那裏的人從小就吃花椒油，而且是直接從花椒壓榨的花椒油，方法與壓榨芝麻油等方法一樣，與其他地方烹飪時用食用油烹炸花椒得到的花椒油不同。

不過吃花椒也要分清寒熱，要和當地的氣候、人的體質相適應，一方水土養一方人。四川人吃麻、吃辣可參考，但不能照搬。

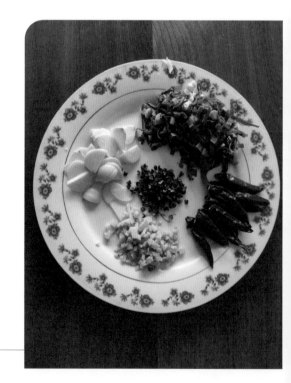

麻婆豆腐

/ 麻婆豆腐 /

隨着胡椒、辣椒進入中國，與花椒並提可謂「三椒鬥法」，花椒在味蕾上的主導地位逐漸被動搖。現在的「川、粵、蘇、閩、浙、湘、徽、魯」八大菜系中，胡椒和辣椒的運用越來越多。

在 20 世紀 60 年代，花椒、八角茴香之類的香料是北方的緊俏物資。過年時憑副食本才能買到這些特供商品。那時一毛錢買上一小包花椒，兩毛錢買上一小包大料，再買一包黃花菜，留到過年做菜燉肉時用，那個香味至今仍使我回味無窮。

麻婆豆腐享譽全球，其中的花椒伴隨着豆腐走遍世界。海外有中餐館的地方一定有麻婆豆腐，包括老外開的中餐館。凡是吃過中餐的老外都知道麻婆豆腐。

現代研究表明，花椒的麻是因為含有多烯醯胺類物質，統稱為花椒麻味素。它能激活皮下的神經纖維，使人產生一種震顫的

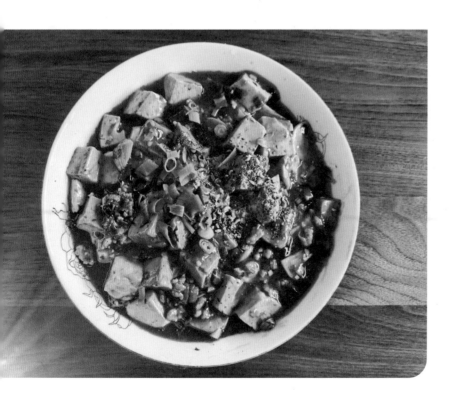

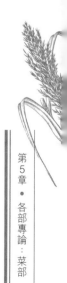

感覺，這就是可以麻得人嘴唇都顫抖的麻味。

全國乃至全球各地川菜館是越開越多。花椒和辣椒再度聯手，雙劍合璧，麻辣燙、麻辣火鍋、麻辣小龍蝦，說出來都讓人垂涎欲滴。

花椒樹一身都是刺，連野獸都不敢靠近。花椒樹不生蟲，將花椒放在其他地方還能起防蟲防蛀的作用。花椒更是儲存中藥的好幫手。

儲存中藥是一門學問，一不小心中藥就會生蟲、發霉、變質，影響品質，不能使用。除了控制好倉庫的溫度和濕度以外，還有一個輔助方法：對抗儲藏。尤其是一些動物類藥材，如鹿茸、海馬、蘄蛇等，在旁邊放一些花椒，既無污染，又可以達到防蟲的目的。

麻辣火鍋

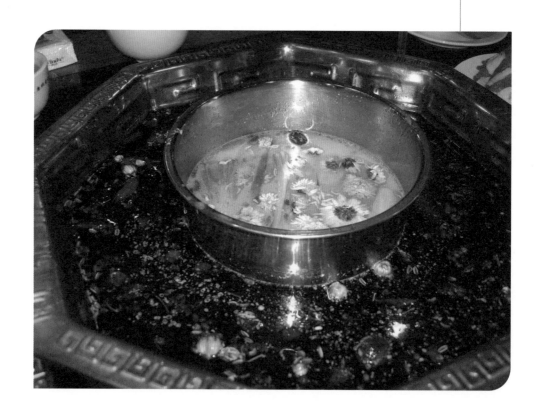

在我國古代早期，花椒已具有多種用途，用於祭祀、泡酒、製香、建築塗料，還可以做藥材。在中華飲食的歷史進程當中，花椒從川菜一枝獨秀，到這些年的麻辣聯手，風靡全國，走向世界。古老的麻的滋味，正在打造一段新的傳奇。

花椒

來源與產地

來源

芸香科植物青椒 *Zanthoxylum schinifolium* Sieb. et Zucc. 或花椒 *Z. bungeanum* Maxim.

產地

蜀椒
四川

秦椒
秦嶺一帶

應用

藥用功效

花椒（果皮）
溫中止痛，殺蟲止癢
椒目（種子）
利水消腫，祛痰平喘

其他用途

防蟲，防蛀

大白菜

北國冬季菜中王

/ 冬儲大白菜 /

北方的蔬菜品種不算多，大多數是十字花科的植物。食用地上部分的代表性蔬菜，首推大白菜。

在中國台北故宮博物院，最吸引遊客關注的文物之一是一尊翡翠白菜。著名畫家齊白石晚年居住在北京，他很愛吃白菜，也喜歡畫白菜。他的畫作《辣椒白菜》上題字：「牡丹為花之王，荔枝為果之先，獨不論白菜為菜之王，何也。」齊白石先生有些為大白菜鳴不平。

豆子中有大豆，白菜中有大白菜，「大」字凸顯了它在同類作物中的龍頭位置和在百姓心目中的地位。

大白菜 *Brassica pekinensis* (Lour.) Rupr. 在北方最為常見，白菜種加詞的拉丁文 *pekinensis* 意思為「北京的」。李時珍在《本草綱目》中記載：「菘有二種。」菘指的就是大白菜。其中有一種肥大而厚，一棵重十餘斤者。由此可見明朝時大白菜的栽培已經是相當成功了。

大白菜稱得上是北方蔬菜當中的主角、當家菜，冬儲大白菜是北方過冬時的一道奇景。

白菜生命力頑強，種白菜比種稻子、小麥容易許多，採收也很容易，用手一掰或用鐵鍬一切，就把白菜收下來了，而困難在於儲藏。

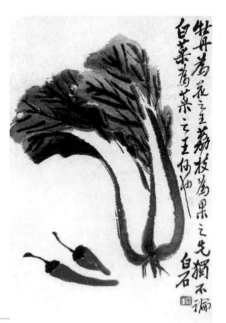

齊白石畫作《辣椒白菜》

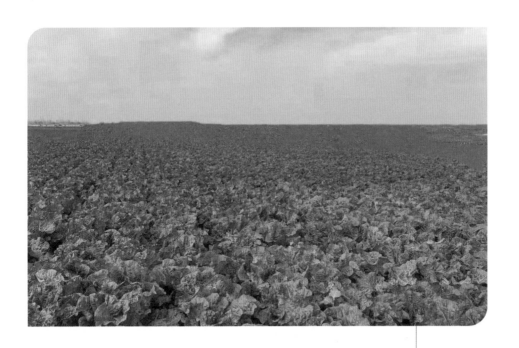

大白菜種植地

曾經儲藏白菜的忙碌程度不亞於麥收。冬儲大白菜是一場「戰役」，那時候北京市會增設臨時的辦公室、指揮部。有條件的，以集體為單位，挖白菜地窖；沒條件的，以家庭為單位，各自為戰。但對市民大眾來說，那是一場男女老少齊上陣的「人民戰爭」。

市售大白菜

初冬時，大白菜一收下來，卡車、拖拉機車輪滾滾，一車車的白菜從四面八方運往北京城。那個年代運菜還有馬車，白天馬車不讓進城，只能連夜運輸。往往是人們一覺醒來，見到馬路邊堆着一垛垛的大白菜，壘得像一個個城牆垛子。城裏會臨時增設很多大白菜的銷售點。我記得大白菜也被分成不同的等級，一級的賣 2 分 2 一斤、二級的賣 1 分 9 一斤、三級的更便宜，還有等外級的沒有白菜心、只有白菜幫子的。

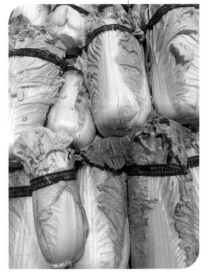

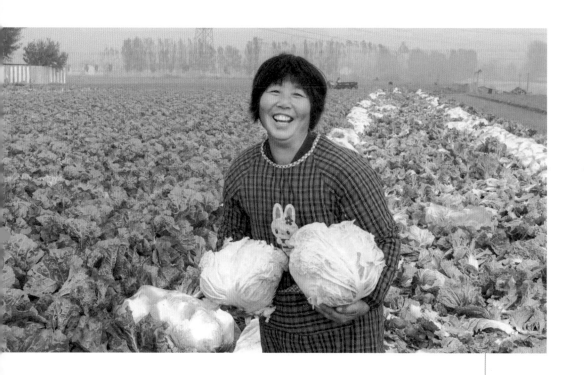

搬運大白菜的平板車穿梭在胡同中，就連推孩子的兒童車都能用上。過冬的大白菜被爭分奪秒地送到各家，每家少説要儲藏幾百斤大白菜，人口多的甚至要存到上千斤。大白菜最怕上凍，白菜堆在四合院裏、陽台上，人們用家裏的破棉衣、棉被蓋上防凍。有了這些大白菜，北京人家就能扛過整個冬天了。

/ 上品白菜 /

在《名醫別錄》裏，菘被列為了上品。《本草綱目》裏記載明晰，大白菜能消食，下氣，除煩，解酒。不僅能清熱去火、生津止渴，還能化痰止咳，利尿消腫。

北方冬天乾燥，過去屋裏生煤球爐子，燒蜂窩煤，火氣特別大，想要不上火，得多吃點水分充足的大白菜。

民間有很多用白菜治病的小驗方。比如，用白菜加上紅糖和薑片煎水服，可以緩解感冒的症狀，在感冒初期時服用特別有效。

北京過去冷的時候生凍瘡的人也多，民間有一種偏方是用白菜疙瘩（即白菜葉白色的根部）煮水來泡手、泡腳，能起到緩解凍瘡的效果。另外，白菜籽煮的水可以解酒。

整個中國北方，冬季都離不開大白菜。其實，大白菜的吃法也有很多。

大白菜可以生着吃、醃着吃，還可以炒菜、熬湯。白菜的合作精神也很強，能當主菜，也可為配料，從葷到素都能搭配上。用白菜來做餡兒包餃子、包包子、做菜團子、做餡餅等都是北方常吃的主食。

用白菜心可做比較精細的涼拌菜，尤其是加上醋、香油之後，再加點海蜇皮，更是爽口的涼菜。從大名鼎鼎的乾隆白菜到家常的醋溜白菜，再到不起眼的白菜芥末堆兒，都可以給食客帶來色香味俱足的體驗。

再往北邊走，東北酸菜配上豬肉，又是一種經典吃食。醃酸菜用的就是白菜。新鮮的白菜含水量很高，在東北不易保存，醃製成酸菜是東北人家冬天裏的大事，也是餐桌上必不可少的美食。

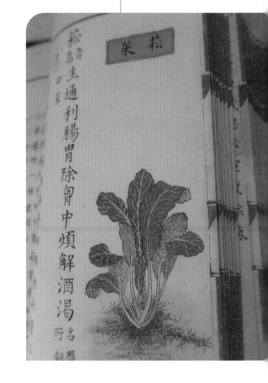

菘菜（摘自《本草品彙精要》羅馬本）

在山東有一位清代才子留下的對聯：「江南多山多水多才子，山東一山一水一聖人。」這句話現在成了山東的旅遊口號。「山」即泰山，「水」指黃河，聖人自然指的是孔夫子。

有一次，我去登泰山，從南天門下來，累得腿都邁不開了。好不容易找到一個小餐館，門臉兒招牌上寫着「泰山有三美，白菜、豆腐、水」。我還有點詫異，白菜是不是被誇大了？當那口白菜吃到嘴裏，徹底改變了我對小餐館的印象，白菜多汁又清甜，豆腐也鮮嫩可口，經濟實惠又美味。

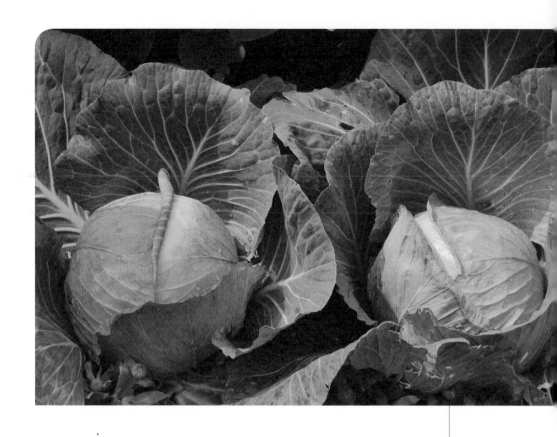

白菜是一大類，有大的有小的。大白菜稱為結球白菜，抱心，北方多有栽培。小白菜也稱為不結球白菜，南方居多。

以「小白菜」出名的有「清末四大疑案」之一的《楊乃武與小白菜》，主人公因為長相清秀，又喜穿一件綠色上衣，腰間系一條白色圍裙，所以周圍人叫她「小白菜」。這是慈禧太后親自過問的案子，發生在南方，轟動全國。

甘藍（洋白菜）原植物

| 來 自 西 方 的 白 菜 |

在西方，相對的有洋白菜——甘藍 *B. oleracea* L. var. *capitata* L.，英文是 Cabbage，它與白菜不一樣。白菜與洋白菜是芸薹屬的兩種植物，它們的關係如同人參與西洋參的關係。

現在的捲心菜、圓白菜，學名都是甘藍，早在唐代《本草拾遺》中已有記載。甘藍原產於地中海地區，唐朝時就被引入中原。因為它層層緊密相包的形態，慢慢地被人們叫成了捲心菜或包菜。

古羅馬時期人們已很喜愛食用甘藍。他們認為洋白菜可以治療失眠、頭痛、胃痛等。從現代營養學角度來説，洋白菜和白菜都含有多種維生素、纖維素、果膠等成分，且所含的熱量非常少，現在越發受到歡迎。

洋白菜的另一個兄弟花椰菜 *B. oleracea* L. var. *botrytis* L.，也就是菜花，食用部分一般稱花器。從頂端看，它就像棉花一樣，呈肉質的白色團塊狀，由很多的花絮梗和不發育的花萼片組成。

甘藍還有很多的變種，也都起源於地中海沿岸地區。有一種和甘藍相近的叫羽衣甘藍（Kale），葉子呈羽毛狀深裂，顏色偏紫，公園裏作為觀賞植物比較多見。而且羽衣甘藍已經被包裝成了「超級食物」，在各國膳食中已然流行開來。

市售菜花

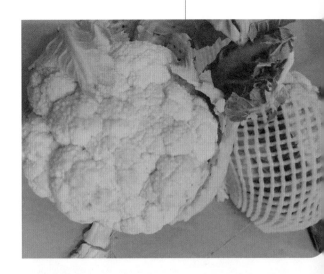

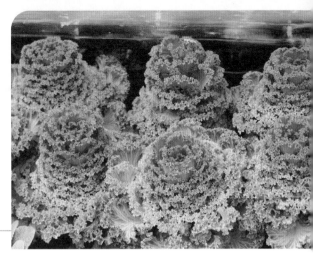

觀賞的羽衣甘藍

/ 平凡建奇功 /

我上大學時，與同班南方的同學一起聊天時都會說到北京的冬天市面上沒有甚麼蔬菜做選擇，一、三、五白菜，二、四、六蘿蔔，我很羨慕南方人一年四季都能吃上綠色的蔬菜。

現在交通運輸方便了，能吃到的蔬菜已經不再分季節，也不再分南北方了，北京也很少有人家冬儲大白菜了，想吃甚麼菜，隨時都能買得到。

重要的是，選擇吃食應根據自己身體的體質做出判斷，順應四時，按季節選擇不同的蔬菜。

春茗舞獅送白菜
（百財）

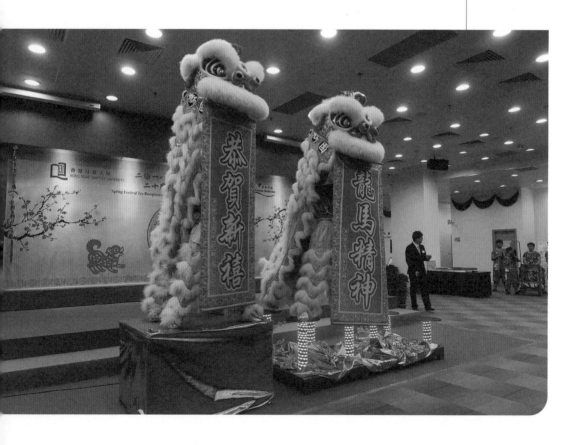

俗話說：魚生火，肉生痰，蘿蔔白菜保平安。在南方，新年舞獅子表演的時候，通常要獻上一顆白菜，取白菜的諧音「百財」。廣東地區把大白菜叫成「旺菜」，意為興旺的好兆頭。

白菜

大白菜

來源

Brassica pekinensis (Lour.) Rupr.

功效

消食，下氣，除煩，解酒，清熱除火，生津止渴

甘藍

來源

B. oleracea L. var. *capitata* L.，也叫洋白菜、捲心菜、圓白菜

功效

治療失眠，頭痛，胃痛等

同科同屬其他變種

菜花
B. oleracea L. var. *botrytis* L.，又叫花椰菜

羽衣甘藍 (Kale)

蘿蔔青菜保平安

/ 時珍善用大蘿蔔 /

十字花科的蔬菜陣容十分強大，其中蘿蔔是最平實不過的蔬菜，也是最典型的食養佳品。有句諺語：「冬吃蘿蔔，夏吃薑，不勞醫生開藥方。」隨着年齡的增長，我對這句話越來越有體會。

蘿蔔在中國食用的歷史很久，古時候被稱為萊菔。

李時珍在《本草綱目》中萊菔項下，記載了古醫書的舊方 2 首，他自己又補充了新方 24 首。李時珍引用了一則醫案。一位患者鼻出血不止，李時珍用白蘿蔔汁加自然釀造的新酒，便將他的鼻出血治好了。

沿用至今的名方十灰散中有 10 味藥，分別是大薊、小薊、荷葉、側柏葉、茅根、梔子、大黃、牡丹皮、棕櫚皮等藥，將這些藥燒製成灰，用蘿蔔汁送服，用於治療嘔血、吐血、咯血。借助蘿蔔汁之力，利於複方藥力的發揮。

蘿蔔還有潤肺，清熱化痰的功效，可以和梨配合使用。梨可以潤肺止咳，梨和蘿蔔放在一起煮水，味道更甜美。

/ 萊菔子 /

蘿蔔出自廚房，蘿蔔的種子出自藥房，藥名萊菔子。

李時珍記載，萊菔子之功，長於利氣。萊菔子主要用於消食除脹，降氣化痰，臨床上可以治療痰喘。治療咳嗽的中藥很多，而萊菔子的特色是藥性非常平和，老少皆宜，祛痰止咳平喘兼能消食。

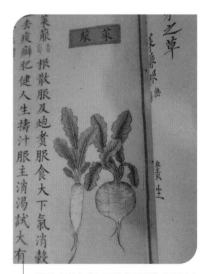

萊菔（摘自《本草品彙精要》羅馬本）

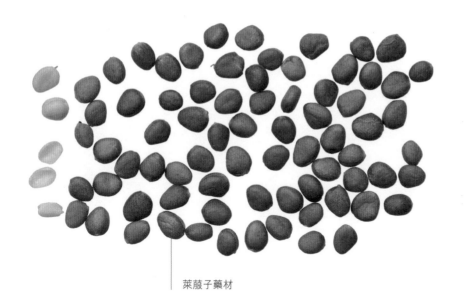

萊菔子藥材

名方保和丸是治療積食的中成藥，也被收錄到《中國藥典》中。保和丸組方中既有消食的山楂、神曲，也有萊菔子。食積容易生痰，容易阻礙氣機運行，出現腹脹胸悶等症狀，萊菔子既能消食，又能化痰，還能行氣，組方配合應用起來功效顯著。

明代有一首名方三子養親湯。三子是 3 種植物的種子：萊菔子、蘇子和白芥子。這個小方子常用於老年人食積咳嗽痰多。使用此方時，用法也很特殊，用一個小布包包煎，趁熱慢慢喝下。

與蘿蔔有關的還有一種藥材，地骷髏。它是開花、結籽以後乾癟的老蘿蔔根。和一般的蘿蔔相比，也有其獨特的療效，可行氣消積，化痰，解渴，利水消腫。

/ 蘿蔔的種類 /

蘿蔔的種類很多，常常讓人眼花繚亂。《本草綱目》記載，萊菔其根有紅、白二色，其狀有長、圓 2 類。現在市場上的蘿蔔大致分了 5 類，白蘿蔔、紅蘿蔔（卞蘿蔔）、小紅蘿蔔、心裏美（水蘿蔔）、青蘿蔔。他們是同一種蘿蔔 *Raphanus sativus* L. 下的幾個變種。

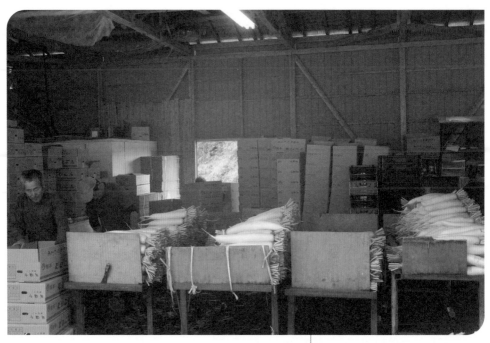

日本生產的白蘿蔔（大根）裝箱上市

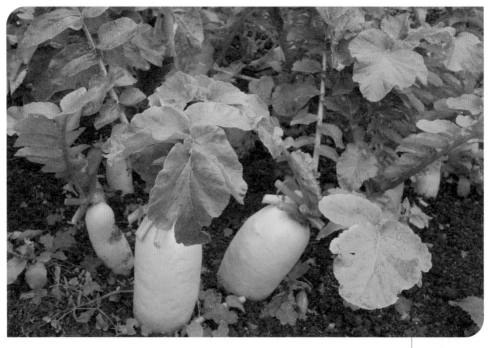

白蘿蔔原植物

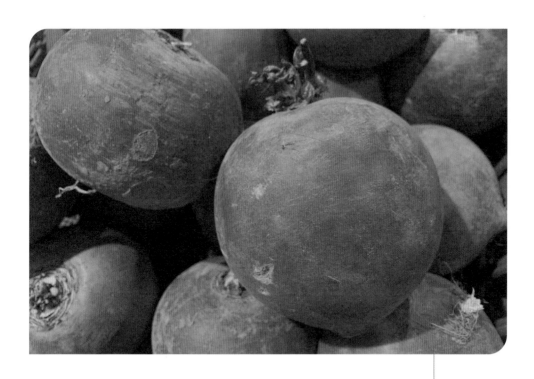

白蘿蔔，在所有蘿蔔中長得最大，所以人們都叫它大白蘿蔔。
在日本，大白蘿蔔漢字寫出來是「大根」兩個字。這個名字其
實在我國古代文獻中出現過。白蘿蔔的菜品不勝枚舉，生白蘿
蔔可以當菜碼，切成絲拌面，還可以醃成鹹菜、做泡菜。在冬
季吃羊肉可以驅寒，暖胃，補氣養血。羊肉吃多了容易上火，
和白蘿蔔一起燉就能達到化痰瀉火、解油膩的效果。

紅蘿蔔，也叫卞蘿蔔，紅彤彤的特別喜慶。年畫中常
有拔紅蘿蔔的題材。這種蘿蔔好看歸好看，但生吃不
太好吃，一般做湯較多，如羊肉氽丸子湯。紅　　蘿
蔔最好的品種也叫「大紅袍」。

小紅蘿蔔，生吃口感佳，可涼拌、
拌麵條。小紅蘿蔔一般都是帶着
蘿蔔纓，紮成一把一把地賣。
它的蘿蔔纓子苦中帶甜，蘸
黃醬吃，美味且開胃去火。

切開的心
裏美蘿蔔

第 5 章　•　各部專論：菜部

53

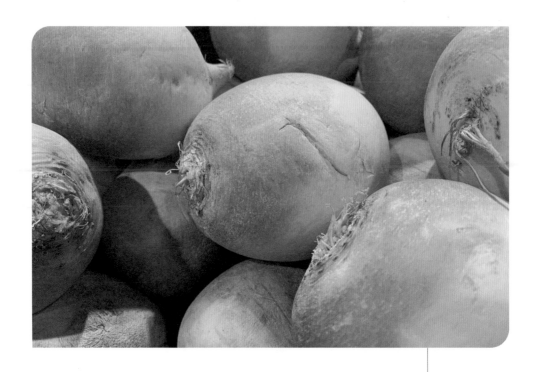

市售心裏美蘿蔔

小紅蘿蔔的栽培變種珍珠蘿蔔，又叫櫻桃蘿蔔。圓滾滾的櫻桃蘿蔔外形更小巧，外皮呈亮粉紅色，內部呈白色，也是生食十分爽口的蘿蔔。

水蘿蔔，別名心裏美，最適合生吃，甜脆爽口。其實水蘿蔔外皮是綠色的，心是粉紅色的，所以才叫心裏美。也有一句不上檯面的話「吃蘿蔔賽梨，打嗝兒賽屁」。話説出來不太文雅，但偏偏形容得恰如其分。人們喜歡吃的涼拌蘿蔔皮，就是水蘿蔔皮，也有利尿、消食、解酒的作用。

青蘿蔔，又叫衞青蘿蔔，因天津衞的青蘿蔔特別出名而得來。這種蘿蔔就像蘋果一樣有後熟期，從地裏刨出來以後最好放一段時間再吃。青蘿蔔最甜的是中上段，「賽梨不辣」。青蘿蔔從裏到外都是綠的，新鮮的往地上一摔，斷面整整齊齊，青脆多汁。它的纖維素可以促進胃腸蠕動，具有一定的健脾生津的作用。在冬天它還是優良的飼料。我當年在良種繁殖場下鄉勞動時，就是用青蘿蔔摻着其他飼料餵養大型牲畜的。

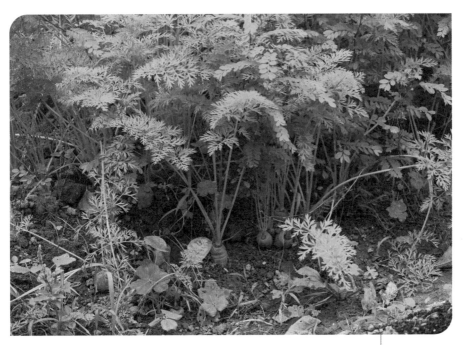

胡蘿蔔原植物

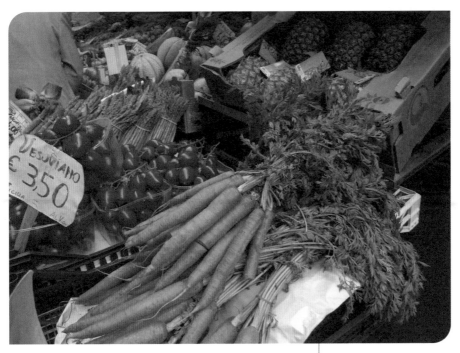

意大利市場上售賣的胡蘿蔔

上述各種蘿蔔，口感上雖有不同，但在臨床功效上大同小異。

/ 外 來 蘿 蔔 /

胡蘿蔔 *Daucus carota* var. *sativa* Hoffm. 是外來的品種，因為和白蘿蔔一樣長在地下，才叫作胡蘿蔔，植物分類學方面卻和白蘿蔔相去甚遠。胡蘿蔔來自傘形科，白蘿蔔等蘿蔔是十字花科的。日文中的胡蘿蔔寫作「人參」兩個字。對於五加科的藥材人參，日文寫作「藥用人參」。

真正外來的白蘿蔔的親戚，有前幾年市場上一度流行的瑪卡 *Lepidium meyenii* Walp.，也是十字花科的植物，原產自南美洲安第斯山脈，被稱為「南美人參」。

在我看來，瑪卡才是名副其實的「胡蘿蔔」，且為「高山蘿蔔」。一開始有些人盲目購入大量瑪卡，造成其價格被哄抬，後來消費者慢慢理性地認識了瑪卡，其價格一落千丈。瑪卡不是沒有用，而是要合理使用，傳統天然藥物的使用不可追時髦。

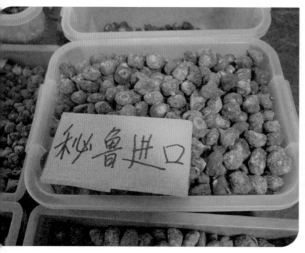 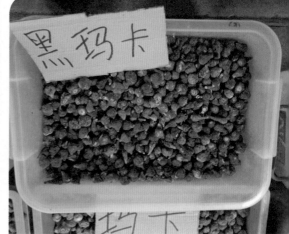

市售瑪卡

從神農時代開始，中國人的祖先經過不斷的
實踐，篩選出了適合中國人體質的當家菜。
蘿蔔味道寡淡，但在人們的飲食結構中屬老
少咸宜之品。特別是在大魚大肉攝入過多、
都市病頻發的今天，人們更需要蘿蔔、白菜
這樣的蔬菜幫助調理腸胃。

```
                      ┌──────────┐
                      │   蘿蔔    │
                      └──────────┘
        ┌──────────────┼──────────────┐
  ┌──────────┐   ┌──────────┐   ┌──────────┐
  │ 藥食佳品  │   │ 中國蘿蔔  │   │外來「蘿蔔」│
  └──────────┘   └──────────┘   └──────────┘
```

蘿蔔
潤肺，清熱化痰

> 蘿蔔根

萊菔子
長於利氣，用於消食，
除脹，降氣，化痰

> 蘿蔔籽

地骷髏
行氣消積，化痰，解
渴，利水，消腫

> 開花，結籽以後
> 乾癟的老蘿蔔根

- 白蘿蔔、紅蘿蔔
  （卜蘿蔔）、小紅
  蘿蔔、心裏美（大
  水蘿蔔）、青蘿蔔
- 以上是同 種蘿蔔
  Raphanus sativus
  L. 的幾個變種

> 十字花科

胡蘿蔔
Daucus carota var.
sativa Hoffm.

> 傘形科

瑪卡
Lepidium meyenii
Walp.

> 十字花科

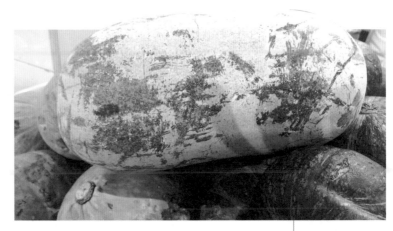
裏滿白霜的大冬瓜

冬瓜與南瓜

清利溫補兩瓜菜

冬瓜 *Benincasa hispida* (Thunb.) Cogn. 與南瓜 *Cucurbita moschata* (Duch. ex Lam.) Duch. ex Poiret 都是葫蘆科的瓜菜。冬瓜是中國土生土長的蔬菜，在古代的本草著作當中早有記載，南瓜則是外來的。

疑 是 瓜 上 霜

冬瓜是夏天常吃的菜。冬瓜的產量高，個頭也大，有的可以長到幾千克至十幾千克重，大冬瓜的稱呼就叫開了。現在冬瓜通常都是切開來零賣的。

冬瓜外觀平平無奇，可它是中醫藥王國的元老，早在《神農本草經》中已有了冬瓜的記載，並列為上品。

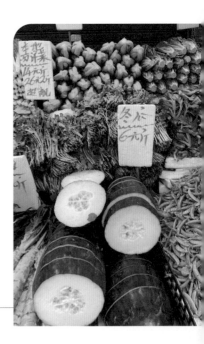
香港早市上售賣的黑皮冬瓜

冬瓜夏天產，緣何得名冬瓜呢？李時珍在《本草綱目》中有記載，冬瓜成熟的時候，瓜皮表 面會有一層白粉狀蠟質層，像在嚴冬時掛上了白霜，疑是瓜上霜，因此為「冬瓜」。

不過，不是所有的冬瓜都有白霜，有一次我在香港的早市買菜，問一個攤主，您這西瓜怎麼賣呀？老闆聽了笑得前仰後合，他說，這是冬瓜。原來，南方有一種黑皮冬瓜，黑綠色的外皮又光又亮，不帶一點白霜，像個大西瓜。

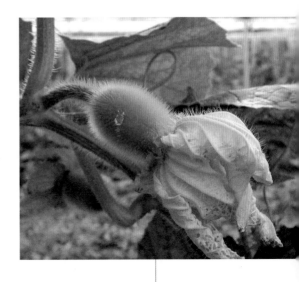

剛結出的毛茸茸的小冬瓜，還頂着花

廣東有一道名菜：冬瓜盅，需要用整個的黑皮小冬瓜做容器，在頂部開個口，把冬瓜瓤、冬瓜子都去掉，再將燉煮的食材放入其中。

/ 清火利水大冬瓜 /

《本草綱目》記載，冬瓜味甘，微寒，無毒。冬瓜能清火，「欲得體瘦輕健者，則可長食之」。冬瓜適合在炎熱的夏季食用，清炒、紅燒、煲湯，任君挑選。廣東涼茶中有一種冬瓜茶，是十分常見的清涼解暑飲料，既能消暑開胃，又可利水滲濕。

冬瓜味道清淡，可以和多種食材搭配。蜜餞冬瓜條、冬瓜餡的各式小餅、冬蓉月餅、鳳梨酥，各種冬瓜小點心廣受歡迎。

冬瓜子，又叫冬瓜仁，是臨床常用的一味良藥。冬瓜子可以利濕排膿，在治療內癰的方劑當中經常出現。中醫治療腸癰的大黃牡丹湯和治療肺癰的千金葦莖湯都用到了冬瓜子。腸癰、肺癰指的是現代醫學中的闌尾炎和肺膿腫。

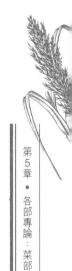

此外，冬瓜皮也能入藥，有利水消
腫的作用，它這方面的作用比冬瓜
肉還強。北京人吃冬瓜時多做熱炒
菜或配丸子湯，一般會刮去外皮。
到小暑大暑節氣的時候，廣東人多
飲冬瓜海帶湯、冬瓜薏米湯，可以
解熱消暑，一般不會去皮。

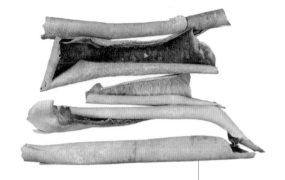

冬瓜皮藥材

╱ 豐富多彩大南瓜 ╱

南瓜在世界範圍內分佈很廣，南瓜的造型格外討喜，紫砂
壺有一種經典款式就是南瓜壺。

南瓜大致有兩種類型，一種水分多質地較軟，另一種質地
較堅實。

有人開玩笑，拿一塊磚頭去砸南瓜，可能磚頭裂了南瓜還
完好無缺。

南瓜原植物

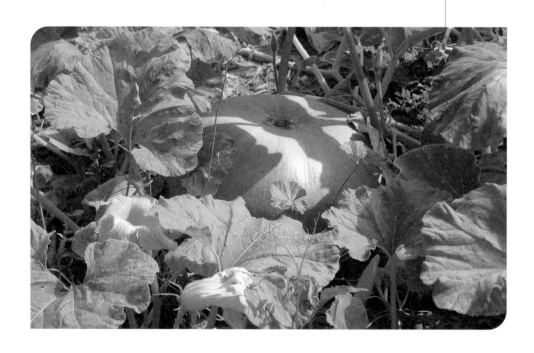

日本的南瓜以及新西蘭的南瓜都屬質地堅實的品種。有多堅實，我也是到了新西蘭才有了切實體會。

那一次在新西蘭，我愛人在一家超市買了四分之一塊南瓜花了 10 元錢，我在同一家店買了一整個大南瓜才花了 8 元。我還以為標錯了價，等到切的時候我發現，用普通的刀根本就切不動整個的南瓜。我抱着大南瓜到室外，找到一塊花崗岩，鉚足了力氣把大南瓜往石頭上一摔，終於砸開了。這種南瓜別看質地很硬，熟了以後十分綿軟，適合蒸食、熬粥，而且不用刮皮。

質地堅實的南瓜

/ 南瓜溫補 /

南瓜在明代時才傳入中國，李時珍第一次把南瓜收錄到本草書籍當中。《本草綱目》記載：「南瓜種出南番。」因為是外來的，所以有時候也稱南瓜為倭瓜。

李時珍詳細描述了南瓜的形態，南瓜蔓生，每個莖節上都能長出不定根。藤莖中空，葉子很大，大如荷葉，狀似蜀葵，開類似西瓜花的黃花，果實類圓形，表面有棱。一根藤上可結出幾十個大南瓜，南瓜確實好種、好長、高產。

南瓜可以匍匐在地面上生長，也可以依附別的植物，攀爬到棚架上生長。自家房前屋後都可以種南瓜。

隨着農業種植技術的不斷發展，現在的南瓜多種多樣，有的很大，有的很小。每年國際上都會有大南瓜競賽，南瓜王的稱重紀錄屢被刷新，一顆南瓜已經超過了 1,000 千克。

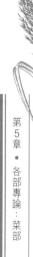

還有的越種越小，板栗南瓜瓜皮是墨綠色的，一隻手就能握住整個瓜，味道也像板栗一樣特別甜。這種小南瓜可以長期擺放觀賞，甚至成了一種文玩南瓜。

南瓜是溫補的。南瓜可以食用的部位不只有果肉。南瓜幼嫩的莖葉和花也可以食用，炒着吃、涼拌吃，味道都很不錯。把南瓜子曬乾後炒熟，可以和葵花籽一樣當小吃。南瓜子也是傳統的驅蟲藥，在治療絛蟲、蛔蟲方面具有良好的功效。

/ 懸壺濟世 /

葫蘆科的「科長」當之無愧是葫蘆。葫蘆的諧音就是福和祿，葫蘆是吉祥的象徵。《本草綱目》第 28 卷收載了葫蘆，書中還描述了葫蘆的不同形態。葫蘆既可做菜，又可做藥。

在中醫藥的王國裏，葫蘆還起着標誌物的作用。《後漢書·方術列傳·費長房》中記載了這樣一個傳説。費長房是東漢時一個很出名的道士，且擅長醫術。有一年流行瘟疫，民不聊生。一天，一位老人來到他們鎮上，在一家店舖門前掛起了一個大葫蘆。這位老人醫術高明，樂善好施，凡有人來求醫，他就會從葫蘆裏取出一粒藥丸給患者，患者吃了立刻見效。但他的葫蘆裏面究竟賣的甚麼藥，卻高深莫測。費長房是個有心之人，他覺得這位老翁不是等閒之輩，或許不是凡人。他發現，每天晚上等街上的人都走光了之後，老翁就變成一個小人，跳入葫蘆中睡覺。後來人們稱這位老人為壺翁。費長房拜壺翁為師，學習醫術，最終也成了一位名醫。

烙繪老虎圖案的
葫蘆工藝品

葫蘆在我國古代也稱為壺，後來成了藥舖的招牌。懸壺濟世也成了人們對醫生的讚美之詞，頌揚救死扶傷的高尚醫德。

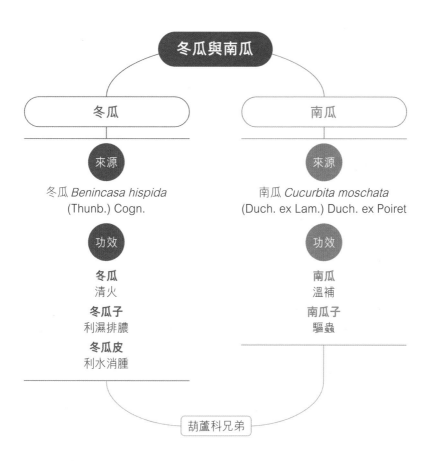

冬瓜與南瓜

冬瓜

來源

冬瓜 *Benincasa hispida* (Thunb.) Cogn.

功效

冬瓜
清火

冬瓜子
利濕排膿

冬瓜皮
利水消腫

南瓜

來源

南瓜 *Cucurbita moschata* (Duch. ex Lam.) Duch. ex Poiret

功效

南瓜
溫補

南瓜子
驅蟲

葫蘆科兄弟

/ 八角茴香 /

八角茴香，在食用香料中很常見，又叫大茴香。北京人叫它大料。八角茴香的藥用部位是果實，一種聚合的蓇葖果，向四周輻射形成八個角，故而得名，常簡稱八角。

八角茴香味道渾厚，炒菜做飯尤其是燉肉時必不可少。記得在我小時候，20 世紀 60 年代困難時期，到過年才能吃上一次燉肉，才能隆重地請出八角茴香。它是新年期間的限定商品，憑副食本定量購買，在北京以戶為單位，一家只能買一小包，只有 50 克，用的時候要省着，特別珍貴。

生活中還有一種常見的調味料五香粉，用料組成其實是花椒、肉桂、丁香、八角茴香和小茴香。

大、小茴香在《本草綱目》裏都有記載，但李時珍把大茴香和小茴香列在了一個條目中。大茴香和小茴香的氣味、功效比較類似，臨床應用也基本相同，都屬溫裏藥。

在該項的集解裏，李時珍引用了蘇頌對八角茴香的記載：今交廣諸番及近郡皆有之入藥，多用番舶者或云不及近處者有力。可見，八角茴香原本是一個外來藥，由船舶運載而來。但後來發現，中國本土也有八角茴香，而且質量上佳。

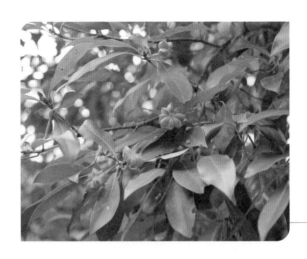

八角茴香果實

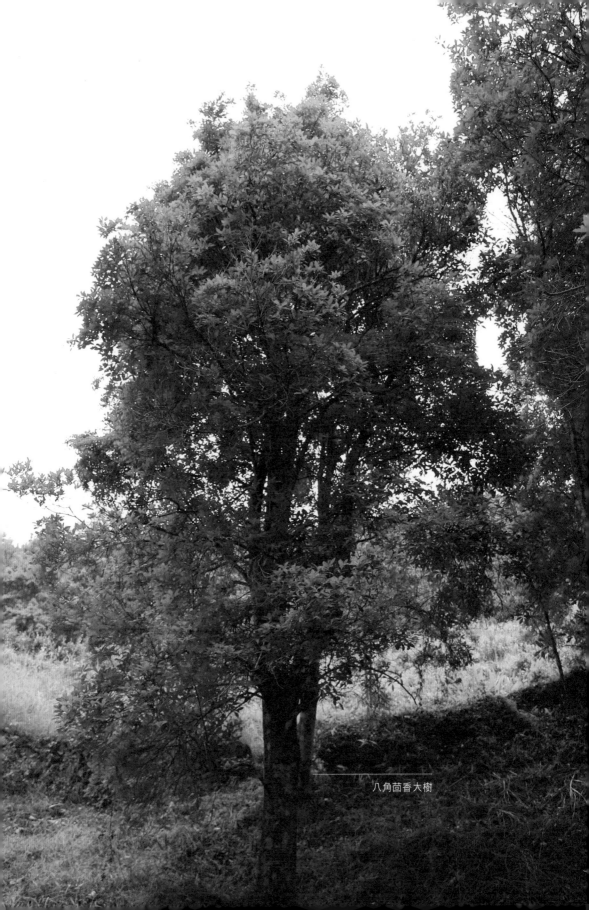

八角茴香大樹

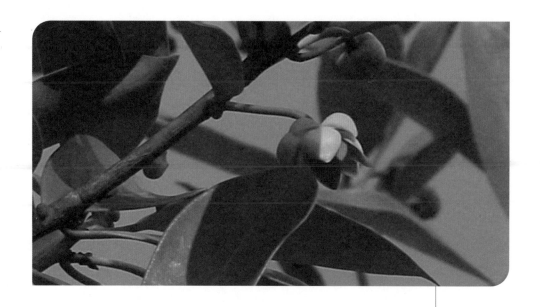

在《本草綱目》中，李時珍寫到八角茴香「北人得之，咀嚼薦酒」。八角可以做下酒菜，魯迅先生那篇著名的《孔乙己》中提到了茴香豆，一直是一道招牌小吃，做法就是用八角茴香煮蠶豆。

從 20 世紀 80 年代初，我做碩士研究生時就開始研究木蘭科植物，對木蘭科的情感較深。八角茴香的花就像縮小版的玉蘭花。按照傳統的植物分類恩格勒系統，八角茴香屬木蘭科。現在的植物分類學家認為它屬八角茴香科植物八角 *Illicium verum* Hook. f. 的果實，也有的學者認為它屬五味子科。八角茴香也是桂藥的代表之一。我在廣西體驗過採摘八角茴香，可以直接從高大的八角茴香樹上採下，香氣強烈。

/ 八角與特敏福 /

2005 年，禽流感流行時，瑞士的羅氏製藥公司研製出了一種新藥特敏福（Tamiflu），也叫作達菲，是治療人感染禽流感的特效藥物。有記者採訪問過我特敏福與中藥有沒有關係。我的回答是，莽草酸是製造特敏福的起始化合物，而這種成分就是

從中藥八角茴香中提取出來的，莽草酸的化學結構經進一步改造後，最終製成了這個新藥。

從八角茴香中提取含有茴香腦的精油，也是製作各種芳香劑的原料。現在世界上的茴香油製品，主要出自八角茴香，其中約有 80% 來自中國廣西。

｜ 八 角 與 莽 草 ｜

莽草 *Illicium anisatum* L. 是八角茴香的一個近緣種，其乾燥成熟果實與八角茴香十分相似，名稱與莽草酸僅一字之差。它也是木本植物，植株不如八角茴香高大，比較低矮，所以被稱為莽草。莽草價格便宜，但是毒性不小。正是因為莽草和八角茴香的果實長得非常像，莽草經常被不良商販充作八角茴香混入其中，造成誤食莽草而中毒的情況。

莽草早在《神農本草經》中就有記載，但藥用部位是葉子，並不是果實，且有一定的毒性，可以「殺魚蟲」，民間用來毒魚、毒老鼠。

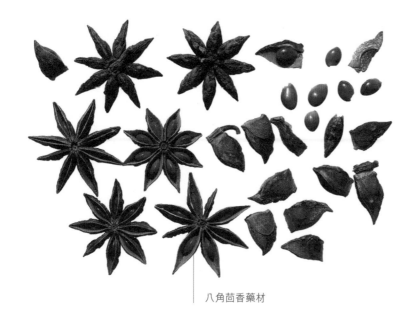

八角茴香藥材

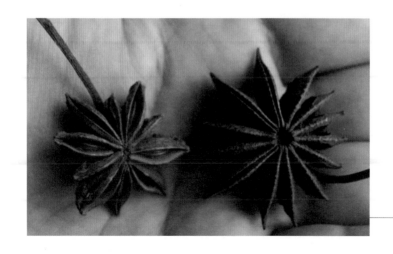

八角（左）和莽草（右）

莽草也可以作為洗浴劑外用。廣西瑤藥的外用洗浴劑用到了很多民間草藥，其中就有用莽草葉的，但它不可內服。

在一次美國藥典委員組織的研討會上，有外國同行專家問了我關於八角茴香 Anise 的問題。它的英文名源自拉丁學名 *anisatum*。一般情況下 Anise 就是中藥的八角茴香，但如果前面加上 Chinese 和 Japanese，意思就完全不一樣了。Chinese anise 是八角茴香，Japanese anise 是莽草。

要區分八角茴香和莽草，最直觀的方法就是數有多少瓣，超過 8 個的一定要警惕。八角茴香一般為 8 瓣，頂端呈鳥嘴狀，比較鈍，果皮也比較厚，種子外露，又光又亮像小精靈的眼睛。口嘗味甘甜，有強烈而特殊的香氣。莽草的果實一般多於 9 瓣，多為 11～13 瓣，頂端呈較尖的鳥喙狀，向後彎曲，果皮較薄，若取一點口嘗會有麻舌感。

/ 小茴香 /

小茴香又簡稱茴香，來源於傘形科的草本植物茴香 *Foeniculum vulgare* Mill.。它的果實就是常用的調料小茴香，它幼嫩的莖葉可以食用，其果實可以藥用。

小茴香果實的味道也是香氣撲鼻，五香瓜子的香味主要就靠小茴香。

小茴香是一種常用中藥，辛溫無毒，具有散寒止痛，理氣和胃的功效，可以治寒疝腹痛。無論是治實證的天台烏藥散還是治虛證的暖肝煎，兩首治療寒疝腹痛的名方中都有小茴香。

小茴香在古時候曾被稱為蘹香，又稱回香，意指能夠把失去的香氣找回來。《本草綱目》裏記載如果肉不新鮮了，煮肉時加入小茴香，香味就出來了。

北京的美食裏少不了茴香，我從小愛吃茴香，尤其是新鮮的嫩茴香莖葉。茴香餡兒做起來省事，做法和韭菜一樣，幾刀切碎就可以和餡了。鮮嫩的茴香散發着獨特的香氣，和豬肉搭配起來，味鮮多汁。冬天裏吃茴香餡兒的餃子，可以固護陽氣，發散風寒。

小茴香原植物

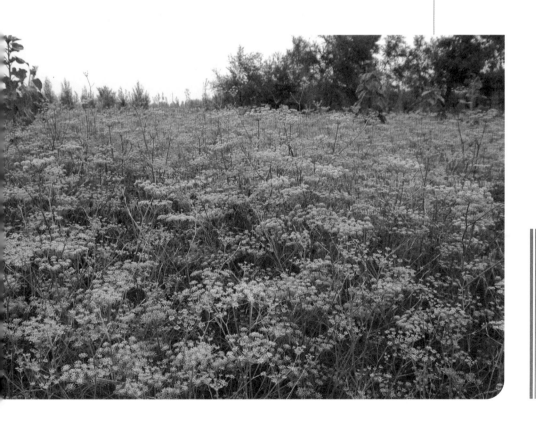

2018 年，我去美國大西部實地考察一座淘金時代華人開拓者的中醫藥博物館，在同一時間王德群教授從地球另一端的澳大利亞墨爾本發來了一條信息。他在那裏也見到了一個百多年前大淘金時代在澳華人開辦的中醫診所和藥房。更有意思的是，當年華人帶去的小茴香依舊保存在診所的百子櫃裏。華人先驅在戶外栽種的小茴香仍在茁壯成長，一代傳一代，生生不息。這真是業承一祖，道傳八方，南北半球遙相呼應。哪裏有華人，哪裏就有中醫藥。

/ 孜然 /

孜然跟小茴香非常相近。孜然名字不是中原詞彙。它和小茴香一樣，也是外來的。

孜然和小茴香都來自傘形科，果實都是雙懸果。孜然是植物孜然芹 *Cuminum cyminum* L. 的果實。

孜然也稱阿拉伯茴香或安息茴香，外形比小茴香要小一些。小茴香顏色偏綠，氣味芳香，微微發甜；而孜然細長，顏色偏黃，氣味辛而濃烈。

出自廚房的藥往往芳香辛溫，功效和腸胃相關。現在各種牛羊肉美食都以孜然為主要佐料。孜然的口感比較溫和，不太刺激，不僅能解膩、除牛羊膻氣，還能順便散寒止痛，調理腸胃。

除了中國以外，印度也鍾愛孜然。孜然是印度咖喱的主要原料之一。印度可能是世界上最大的孜然生產國和消費國，出產了全球約 70% 的孜然，印度人自己能消耗其中的 90%。

世界上高等植物有 30 萬種，他們的英文俗名有 160 萬～170
萬個，相當於平均每種植物有 5～6 個別稱。無論是中文名，
還是英文名，都不是國際通用名。國際通用認可的植物學名只
有拉丁學名，以拉丁文命名才能做到一物一名。正如我的老師
謝宗萬教授所期望的：「藥不重名惠萬家。」

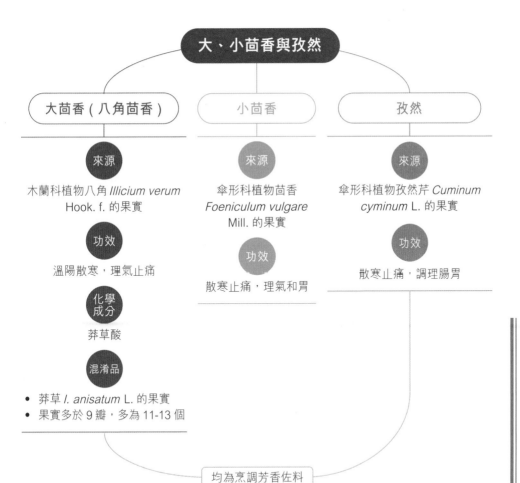

大、小茴香與孜然

大茴香 (八角茴香)

來源

木蘭科植物八角 *Illicium verum*
Hook. f. 的果實

功效

溫陽散寒，理氣止痛

化學成分

莽草酸

混淆品

- 莽草 *I. anisatum* L. 的果實
- 果實多於 9 瓣，多為 11-13 個

小茴香

來源

傘形科植物茴香
Foeniculum vulgare
Mill. 的果實

功效

散寒止痛，理氣和胃

孜然

來源

傘形科植物孜然芹 *Cuminum
cyminum* L. 的果實

功效

散寒止痛，調理腸胃

均為烹調芳香佐料

/ 芋頭的食用 /

芋頭來自天南星科芋屬植物芋 *Colocasia esculenta* (L.) Schott。可以食用的芋頭遍佈大江南北，算得上是地球上最古老的農作物之一，據史料記載，芋頭最早產於我國南方的沼澤地帶。

我國栽培芋頭的歷史很久遠，公元前 4 世紀戰國時期的《管子》已記載了種植芋頭的方法。到了唐宋時期，栽培芋頭在南方已經相當普遍了，北方也出現了芋頭，多變的環境造就了芋頭豐富多樣的品種、類型。秋天是芋頭成熟和收穫的最佳季節。芋頭不僅口感好，還有一股淡淡的清香，營養豐富，老少皆宜。

《説文解字》記載：「芋，大葉實根，駭人，謂之為芋也。」唐代《新修本草》中提到了 6 種芋頭，李時珍概括道：「芋屬雖多，有水、旱二種。」

生長在南方的芋頭品種多為大芋頭，魁芋，其子芋小，母芋很大，呈紡錘狀，著名的品種有廣西的荔浦芋頭、廣東的張溪香芋。電視連續劇《宰相劉羅鍋》裏劉墉劉羅鍋捧着大芋頭的情景曾經給許多人留下了印象，無形之中為荔浦芋頭做了廣告。其實江蘇、浙江等地的芋頭也是相當有名的。

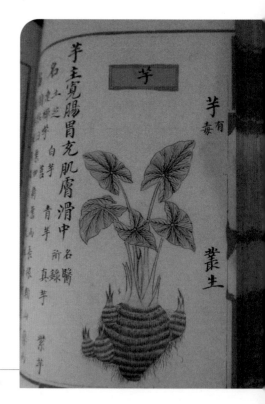

芋（摘自《本草品彙精要》羅馬本）

113
芋之家族

佛焰苞下眾芋生

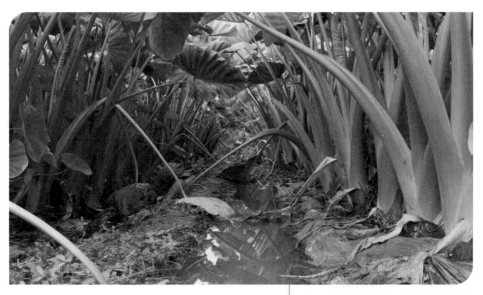

廣西荔浦芋頭種植地，荔浦芋排列整齊

這種芋肉黏液少，澱粉含量高，偏粉質，口感鬆軟，具有非常濃郁的香味。由於味道極香，南方常稱之為香芋，切開可見紫白相間的紋路如檳榔紋，又被稱為檳榔芋。

大魁芋可以當主食吃，也多與肉類搭配，二者的味道相合又更增層次感。香芋扣肉、香芋燜鵝很受歡迎。

現在華北和華中地區種植的芋頭基本是多子芋，也就是小芋頭。這個品種的母芋根莖旁會生出很多小子芋。子芋能將母芋營養吸走而長得肥大，食用部分就是子芋，塊狀莖，煮熟後質地黏滑，皮也容易剝除。小芋頭蒸食口感黏滑，再蘸上一點白糖，更加甜糯。

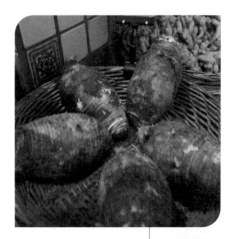

市售荔浦芋頭

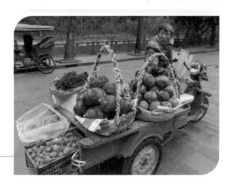

新上市的寧波香芋

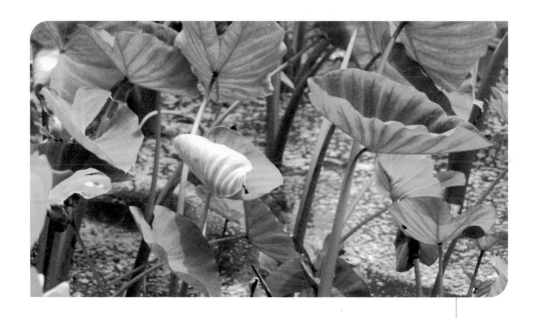

芋原植物

/ 芋頭的藥用 /

無論是小芋頭還是大芋頭，都是營養豐富，又具有重要藥用價值的植物。

唐代《新修本草》對芋頭的功效做了詳細記載，主寬腸胃，充肌膚，滑中。李時珍在《本草綱目》裏記載了芋頭的更多功效，外用可以治療蛇蟲咬傷。蛇蟲咬傷在古代是多發病，現在，用芋葉和莖外敷可緩解蜜蜂蜇傷引起的不適。

小芋頭

李時珍在【發明】項下引用了沈括《夢溪筆談》中的一段記載。有一隻大蜘蛛被蜂蜇了，掉到地上，腹脹欲裂。只見這隻蜘蛛慢慢地爬進了草叢當中，把芋頭葉柄咬破，讓自己的傷口貼在葉柄的創面上，過了一會兒，蜘蛛腹部就平復如初了。

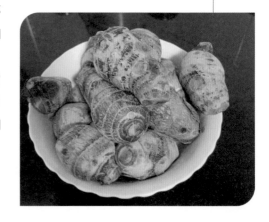

根據故事中的描述，遇到蜜蜂蜇傷的情況，把芋頭莖和葉搗爛外敷可有效緩解。《本草綱目》中記錄了一些受動物行為啟發的功能，有的或許值得參考和進一步發掘研究。

在處理芋頭時，接觸到芋頭的黏液可能會令人皮膚發癢、發紅，這和處理山藥外皮一樣，戴上橡膠手套隔絕防護則可避免。如果已經手癢的話，可以趕快用熱水沖洗雙手，緩解瘙癢。芋頭中有一種糖蛋白凝集素是導致瘙癢的主要成分，這種成分不耐高溫，加熱可破壞。如果吃到沒有熟透的芋頭，可能會有少許麻舌感，所以芋頭一定要煮熟了再吃。

/ 魔芋即蒟蒻 /

魔芋又叫鬼芋，《本草綱目》記載其名叫蒟蒻（jǔ ruò）。

日本有個街頭平民小吃，關東煮，這些年也引入了中國。由於便捷，關東煮已經成為很多中國人喜愛的日常小吃了，魔芋絲和昆布都是常見煮食品種，都很有嚼頭。在日本，魔芋仍稱為蒟蒻，雖然好像魔芋總與日本菜聯繫在一起，其實魔芋的故鄉是中國。

魔芋的「蒟蒻」之名最早收載在宋朝的《開寶本草》中，兩個字都是草字頭，詢為強壯之意，說明蒟蒻非常有彈性。

魔芋原產於中國和東南亞地區，古時候中國西南各省早有製作和食用魔芋的歷史。《本草綱目》裏記載，魔芋出蜀中，也就是四

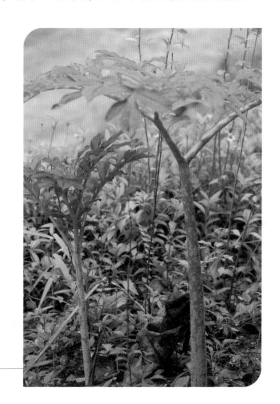

魔芋原植物

川。20 世紀 80 年代初，我第一次到峨眉山採藥，在山上海拔 2,000 米左右的草藥攤上，看到小販在售賣一種「峨眉山雪魔芋」，表面看上去像凍豆腐狀的加工品。峨眉山夜裏寒冷，白天常有日照，利用這種氣候，晚上一凍，白天再曬，就形成了多孔的魔芋塊，屬峨眉山的山珍之一。

魔芋植物莖葉繁茂、挺拔直立，正像李時珍描述的，與南星相似，但多斑點，魔芋的帶花斑的「莖」像野戰部隊的迷彩服。魔芋真正的莖埋藏在地下，呈扁圓形，肥厚肉質，根大如碗，就是食用的部分，一般要 3～4 年才能收穫。

魔芋好吃，但製作上有點麻煩。李時珍在《本草綱目》當中有詳細的記載。先把魔芋塊莖切塊並磨成漿，水洗後加入草木灰等鹼液，才能使之定形。

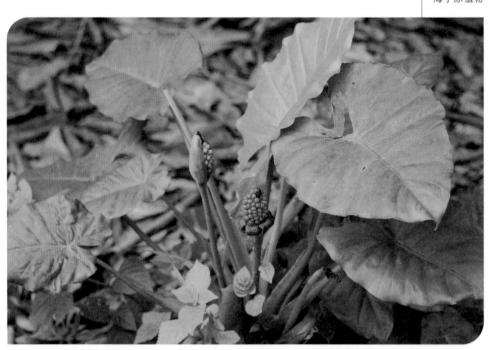

另外，魔芋的功效是化痰散積，行瘀消腫。現代研究表明，魔芋塊莖中的澱粉含量比較少，主要成分是魔芋甘露聚糖。這種成分在人體腸道中幾乎不會被消化，能促進腸道蠕動。現在市場上用魔芋做的麵食、飲品越來越豐富，很多人把它用於減肥食物中，既有飽腹感，又限制了熱量攝入。

/ 野芋與海芋 /

天南星科中的很多植物是有毒的。有一種特別顯眼的植物，海芋。天南星科海芋屬植物海芋 *Alocasia odora* (Roxb.) K. Koch，葉子特別大，是常見的觀賞植物，藥名又叫廣東狼毒。

海芋喜歡生長在溫潤、潮濕的地方，海是形容葉子很大。其花為肉穗花序，外面有一片寬大的綠色的佛焰苞，張開後像觀音的蓮座，水滴可沿着寬闊的葉片往下滴，海芋還有個別名叫滴水觀音。

海芋的塊莖中有一種皂毒苷（Sapotoxin）毒素，如果誤食會造成心臟麻痹。所以海芋只可遠觀，不可碰更不能吃。《本草綱目》記載野芋大毒，不可啖之。小者為野芋，大者為天荷，俗名海芋。野芋個頭小，毒性大。

另一種芋，天南星科芋屬植物野芋 *Colocasia antiquorum* Schott，其塊莖毒性也很大。

海芋和野芋的根莖和可食用的芋頭外觀十分相似，每年都有因誤食這類芋而中毒的事件發生。

芋頭、魔芋和海芋都是天南星科的植物。而甜點中常見的紫色香芋，其實是薯蕷科植物參薯 *Dioscorea alata* L.，它和山藥更為近緣。

芋頭、魔芋、海芋都是來自天南星科的植物，這類植物的葉子特別水靈，花朵有着漂亮的佛焰苞，格外引人注目。有的鮮美可食，有的有毒應敬而遠之，即使「同門」間藥性也千差萬別，不得不明察，不得不謹慎。

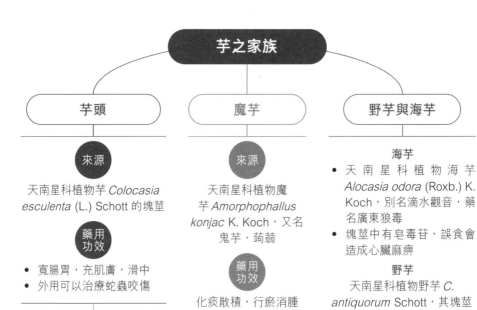

芋之家族

芋頭

來源

天南星科植物芋 *Colocasia esculenta* (L.) Schott 的塊莖

藥用功效

- 寬腸胃，充肌膚，滑中
- 外用可以治療蛇蟲咬傷

可食用

魔芋

來源

天南星科植物魔芋 *Amorphophallus konjac* K. Koch，又名鬼芋、蒟蒻

藥用功效

化痰散積，行瘀消腫

可食用

野芋與海芋

海芋

- 天南星科植物海芋 *Alocasia odora* (Roxb.) K. Koch，別名滴水觀音，藥名廣東狼毒
- 塊莖中有皂毒苷，誤食會造成心臟麻痹

野芋

天南星科植物野芋 *C. antiquorum* Schott，其塊莖毒性很大

有毒，不可食用

明太祖朱元璋的第五子朱橚主持編撰了一部《救荒本草》，這本書主旨是指導老百姓如何採野菜充飢，度過荒年。書中記載 414 條野菜，每個條目下都有【救飢】一項。流傳至今，這本書中記載的一些藥仍在使用，如香椿芽、槐花、榆錢兒，還有一些地方習用藥，如絞股藍、香茶菜等。

吃野菜在歷史上是缺衣少食的代名詞。面有菜色，暗指營養不良。近些年吃野菜卻成了「健康飲食」的時髦名詞。甚至有人認為吃野菜比吃普通蔬菜更加健康。

/ 魚腥草 /

魚腥草的味道很特別，對很多人來說可能有些不習慣。顧名思義，新鮮的魚腥草聞着腥氣哄哄的，像魚的腥氣。我第一次吃魚腥草是在 1983 年外出採藥時，在朋友的鼓勵下我捏着鼻子才硬把魚腥草咽下去。不過後來吃得多了也習慣了這個味道，還覺得魚腥草味道不錯。

魚腥草來源於三白草科的植物蕺菜 *Houttuynia cordata* Thunb.。蕺菜原名蕺，始載於《名醫別錄》，列為下品。傳說越王勾踐受難期間，條件艱苦，挖野菜吃，曾挖過蕺菜。現在浙江有一座蕺山，為紀念勾踐在此採食蕺菜而得名。

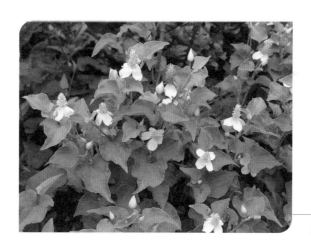

魚腥草原植物

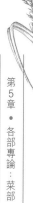

野菜家族

苦菜野味能救荒

第 5 章 ● 各部專論：菜部

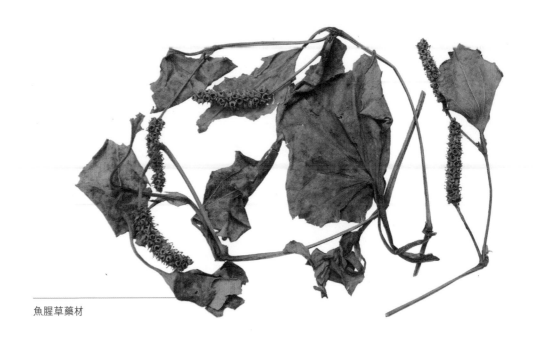

魚腥草藥材

《本草綱目》中記錄了魚腥草味苦，性微寒，具有清熱解毒，排膿消癰的功效，也可以治療肺癰，類似西醫說的肺膿腫。用一把新鮮魚腥草煮水服用，還可以治療外感風熱、咯吐黃痰。

魚腥草也是我國規定的藥食同源的藥材之一。魚腥草富含蛋白質、油脂、維生素等成分，是一種營養價值極高的野生蔬菜。

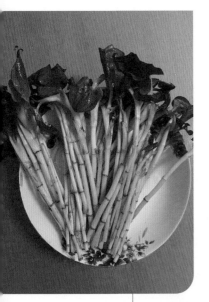

新鮮魚腥草

在我國西南地區雲、貴、川一帶，魚腥草是很受歡迎的食材。在那裏，魚腥草俗稱「折耳根」，食用的多是鮮嫩的魚腥草根及根莖，有時帶着嫩葉，口感爽脆。魚腥草拌上辣椒油、花椒粉，做涼拌菜也特別香。不過，魚腥草開花之後就不好吃了。

新鮮魚腥草的魚腥氣，與其所含魚腥草素有關。一旦將其曬乾後，魚腥草素損失了，魚腥氣自然就不明顯了。

不僅中國人吃魚腥草，外國人的餐食中也有魚腥草。

在日本的超級市場裏可看到曬乾的魚腥草,日本人稱其為十藥。十藥的意思就是以一當十,表示功效甚好。魚腥草茶有一種淡淡的清香味,泡出來的茶清清涼涼。

一度有傳言稱魚腥草含有馬兜鈴酸,食用不安全,這是誤傳。目前研究證明,馬兜鈴酸是可能導致腎衰竭的有毒成分,但魚腥草中沒有這種成分。魚腥草中含有的是馬兜鈴內醯胺類成分,到目前為止這類成分都沒有被發現毒性。

/ 馬 齒 莧 /

馬齒莧 *Portulaca oleracea* L. 為馬齒莧科肉質草本植物。

李時珍記載馬齒莧初生的葉子外形就像馬的牙齒一樣,藥性滑利好似莧菜,故得此名。

馬齒莧別名叫五行草,葉是綠色的、莖是紅色的、花是黃色的、根是白色的、種子是黑色的,正好青、赤、黃、白、黑,5 種顏色都佔全了,但它的五色和藥效沒有必然聯繫。

馬齒莧原植物

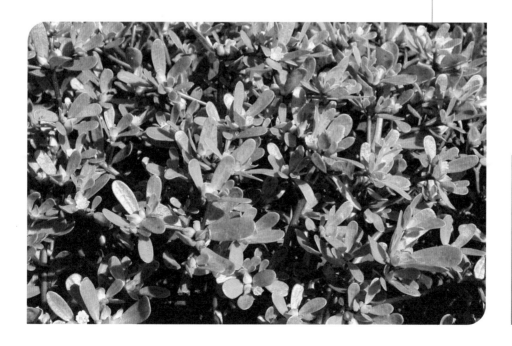

第5章 • 各部專論:菜部

馬齒莧原產亞洲，後傳播到世界各地，已成為各地極常見的野菜。在歐洲，它又被稱為「疏菜之土」、「野菜之王」，現在不僅有野生的，還有人工栽培的，品種也是多種多樣。

馬齒莧生命力極強，特別耐旱，即使在烈日下都曬不死，在街道上、磚縫裏都能見到蓬勃生長的馬齒莧，所以馬齒莧又叫長命菜、長壽草。馬齒莧葉片肉質肥厚，掰開還有很多黏液，表面有光澤。

壓製馬齒莧植物標本時則有些麻煩，它的莖葉不易乾燥，一般要用開水燙一下才好處理。

馬齒莧吃法有很多種，可煎炒、涼拌、煮湯，還可以曬乾了儲藏起來。《本草綱目》中記載馬齒莧味酸，性寒、無毒，具有清熱解毒，散血消腫，止痢的功效。民間常用鮮馬齒莧煮水飲用，夏天可治療腸道感染，如急性腸炎、痢疾等。不過，脾胃虛寒的人不宜多吃。用馬齒莧煮出來的湯是紫色的，顏色有點像高錳酸鉀水，可外用治療皮膚瘙癢。

在《本草綱目》中李時珍轉載了古書上的一則典型病例。唐朝一任丞相武元衡，患有多年的惡瘡，怎麼也治不好，痛苦不堪。有人建議他用搗爛的馬齒莧外敷，他只用了兩三次就痊癒了。民間應用馬齒莧的例子其實很多。李時珍寫《本草綱目》時從以往的醫藥著作中選錄了 16 首有關馬齒莧的方子，他自己又新增加了 23 首，可見馬齒莧的應用範圍非常廣。

馬齒莧在藏藥、傣藥、苗藥、維藥、壯藥、瑤藥、滿藥中也都有應用，是一味「廣譜的民族藥」。

/ 蒲公英 /

苦菜是一個泛稱，很多野菜味道都是苦的。1965 年的一部電影《苦菜花》讓我印象十分深刻。其中有一段插曲唱道：「苦菜花兒開遍山崗，苦菜花兒開滿地黃……」

苦菜生命力非常頑強，田間、地頭、山坡、路旁隨處可見。苦菜是菊科植物，包括苦苣菜屬、萵苣屬的多種植物，這些種類的藥物擁有許多相似的藥用食用價值。

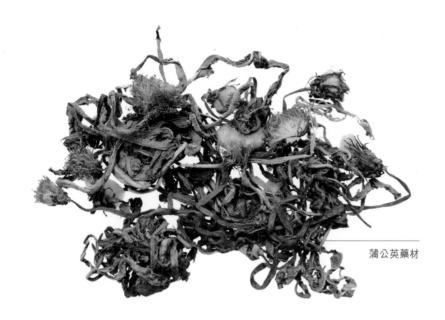

蒲公英藥材

在過去，挖野菜、吃野菜是人們普遍擁有的經歷。我小時候跟着父親到北京的天壇公園挖過野菜，當時只是覺得好玩。我們挖的就是苦蕒菜，將它折斷後會有白色的汁液流出。這種野菜也要趁開花之前吃鮮嫩的。

比較為人熟知的苦菜——菊科的蒲公英，別名婆婆丁。花是黃色的，成熟時，花瓣凋落而由冠毛組成一團毛茸茸的圓球。當有風吹過時，冠毛帶着瘦果，像一個個小降落傘隨風飄揚。

蒲公英原產於歐亞大陸，全世界有 2,000 餘種，中國有 70 餘種，遍及全國大多數省區。《中國藥典》也收載了蒲公英，來源為菊科植物蒲公英 *Taraxacum mongolicum* Hand.-Mazz.、鹼地蒲公英 *T. borealisinense* Kitam. 或同屬數種植物的乾燥全草。

中醫理論認為，蒲公英味苦、甘，性寒，具有清熱解毒，消腫散結，利尿通淋的功效。李時珍在《本草綱目》中將它列於菜部。

常用治療疔瘡腫毒的方子——五味消毒飲，方中只有 5 味藥，其中便有蒲公英。

咽喉腫痛時，可以吃一些蒲公英。用熱水焯過蒲公英後，涼拌、炒食或做湯都可以。加上綠茶、甘草、蜂蜜等，可以調出一杯能清熱解毒的婆婆丁綠茶。現代藥理研究表明，蒲公英具有廣譜抑菌作用，可以利膽保肝，還有抗氧化、抗腫瘤、降血糖、改善血管功能和免疫調節作用。

現在歐洲的超市裏還可以見到一種蒲公英草藥茶（Dandelion Tea），其實就是乾燥後的蒲公英，烘焙過的蒲公英根可做成蒲公英咖啡（Dandelion coffee），它有類似咖啡的口感，但不含咖啡因，常用作咖啡的替代品。

蒲公英既常見又易得，能治病強身，還能食用，是一味物美價廉、藥食兩用的好藥。

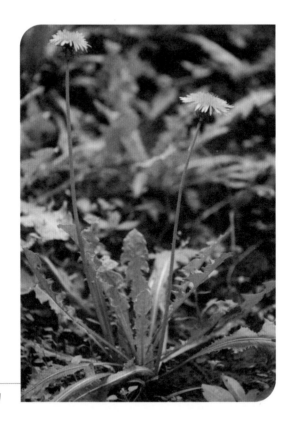

蒲公英原植物

在日常選擇蔬菜時，建議應以市場上常見的蔬菜為食材主體。這些菜是千百年來人們慢慢篩選出來的、可信賴的食材。野菜可以做調劑，但不宜當成主菜。

如果自行採藥、採野菜的話，不認識的東西切記不可採摘或隨意品嘗，謹防碰到野生的毒草，小心謹慎為上。

```
                    ┌─────────────┐
                    │   救荒野菜    │
                    └─────────────┘
```

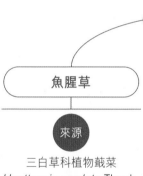

魚腥草

來源

三白草科植物蕺菜 *Houttuynia cordata* Thunb.

用途

藥用
清熱解毒，排膿消癰
食用
- 鮮品涼拌（折耳根）
- 乾品代茶飲（十藥）

馬齒莧

來源

馬齒莧科植物馬齒莧 *Portulaca oleracea* L.

用途

藥用
- 中醫：清熱解毒，散血消腫，止痢
- 在藏藥、傣藥、苗藥、維藥、壯藥、瑤藥、滿藥等均有應用

食用
煎炒、涼拌、煮湯

蒲公英

來源

菊科植物蒲公英 *Taraxacum mongolicum* Hand.-Mazz.、鹼地蒲公英 *T. borealisinense* Kitam. 或同屬數種植物

用途

藥用
清熱解毒，消腫散結，利尿通淋
食用
涼拌、炒食、代茶飲、蒲公英咖啡 (Dandelion coffee)

/ 山藥更名記 /

山藥又被稱為「山中美玉」。

古來山藥被視為重要藥材，歷史上留下了不少詩賦讚美山藥白如玉、甜如蜜、味勝羊羹。詩聖杜甫留下了「充腸多薯蕷」之句，薯蕷指的就是山藥。

因為中國古代社會的避諱原則，山藥曾一次又一次被改名。唐代宗名李豫，為了避諱，薯蕷改名為薯藥。此後又因宋英宗趙曙，諱曙，薯藥再次被改名為山藥。宋代的藥學家寇宗奭，對於山藥幾次因避諱而改換名稱發出了感歎：「盡失當日本名。恐歲久以山藥為別物，故詳著之。」也有學者考證後，持有不同觀點，認為山藥的名稱很早就出現過。圍繞此觀點的討論還在繼續。

幾千年來，山藥不斷改名，但無論名字怎麼變，這味藥和它的藥效依舊，早已被人們認可。

/ 懷山藥 /

山藥分佈很廣，以懷山藥為最著名者。懷山藥是河南的四大懷藥之一，有口皆碑。懷藥的「懷」字是「關懷」的「懷」，不是「淮河」的「淮」，現在市場上時而見到寫成「淮」字的，那是錯誤稱呼。

山藥最初以野生為主。《名醫別錄》裏提到：「薯蕷生嵩高山谷，二月八月採根暴乾。」嵩就是河南境內少林寺所在的嵩山。

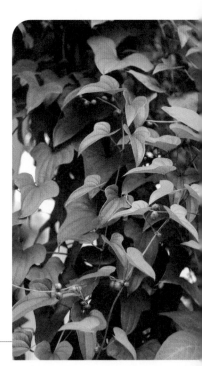

薯蕷原植物

宋代《本草圖經》中已有栽培山藥的具體記載。到了明初，《救荒本草》中也記載山藥入藥以懷孟間（懷慶府和孟縣）產的懷山藥為佳。

河南焦作一帶武陟縣、溫縣等地古稱「懷慶府」，地處王屋山腳下，也是傳說愚公移山的地方。那裏產的山藥、地黃、牛膝和菊花因藥材質量上佳，便作為貢品進獻朝廷，被稱為「四大懷藥」。

李時珍在《本草綱目》中寫道：「薯蕷入藥，野生者為勝，若供饌，則家種者為良。」明代醫藥學家李中立的《本草原始》中明確提到，山藥今人多用懷慶者，但那時醫者和藥工普遍認為，野生者優於栽培品。隨着栽培技術逐步改進和發展，到 18 世紀，藥用山藥的來源便以栽培品為主了。

《中國藥典》規定的藥用山藥原植物只有薯蕷 *Dioscorea opposita* Thunb. 一種，新鮮時也可以當作菜吃。

入藥的山藥還可以細分為多個品種，鐵棍山藥質地堅實，粉性最足。鐵棍山藥外觀長得像教鞭，長可有 1 米，直徑 2～3 厘米，1,500 克就可以出 500 克乾品，菜山藥3,000～3,500 克才能出 500 克乾品。

藥用的山藥分生山藥和炒山藥兩種飲片。山藥曬乾後切成片即為生山藥；將生山藥炒製即為炒山藥，加麥麩一起炒製的為麩炒山藥。生山藥側重於滋養脾陰；熟山藥側重於補脾。

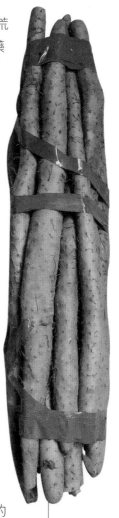

市售山藥

為了防蟲，山藥曾一度使用硫黃熏製，但隨着儲存技術的提高，以及國家對用藥安全標準的規範要求，現在用硫黃熏山藥的做法越來越少了。

接觸過山藥的人可能都有這樣的經歷。在給新鮮山藥去皮時，山藥皮容易導致皮膚過敏，切完山藥手很癢。簡單的應對辦法是直接戴上橡膠手套；或者可以在削皮前用醋塗抹雙手；還可以把山藥過水煮一下再削皮，這樣就不會有刺激的感覺了。

/ 藥食兩用 /

李時珍在《本草綱目》裏概括了山藥的五大功用:「益腎氣,健脾胃,治泄痢,化痰涎,潤皮毛。」

中醫典籍《金匱要略》裏有一首方,薯蕷丸,以山藥為主藥做成的丸藥,可補益虛損。常用的中成藥六味地黃丸中也用到了山藥,用來補益脾陰,固精健脾。

敦煌莫高窟發現的史料中找到了一則「神仙粥」的記載,食譜就是用山藥、芡實加上粳米來煮成粥。我個人偏愛喝粥,山藥粥是值得推薦的一款藥膳。用山藥、芡實、薏苡仁,與大米或者小米一起熬煮。薏苡仁是滲濕的,芡實是固腎的,山藥則可以補脾、補肺、補腎。3個藥配合食用,有補有瀉,通補結合,搭配完美。

鮮山藥也可以榨汁飲用,質感比較黏稠。在日本料理中有一種比較常見的吃法,用新鮮山藥榨汁拌大米飯,還有保護胃黏膜的作用。

食用和藥用的山藥相比,有一定區別,當蔬菜的山藥品種多樣,分佈於南方諸省,原植物包括同屬多種植物的地下根,日本薯蕷 *D. japonica* Thunb.、參薯 *D. alata* L.、褐苞薯蕷 *D. persimilis* Prain et Burk. 和山薯 *D. fordii* Prain et Burk. 等。有的菜山藥的確長得比較肥大,又寬又扁又肥厚,炒菜熬粥皆可,口感好,但入藥就不適合了。從藥舖買來的山藥即當藥用,從菜市場買來的即當菜用。

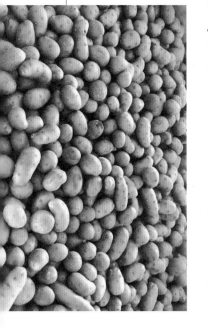

山藥豆

/ 山藥豆零餘子 /

山藥豆不是植物薯蕷的地下部分,而是地上部分在葉腋之間生長的小珠芽,具有繁殖功能,藥材名叫零餘子。這些小豆子一樣的山藥豆掉到地下就可以落地生根,長出植株。

李時珍記載零餘子:「煮熟去皮,食之,勝於山藥,美於芋子。」看來山藥豆比山藥、芋頭還好吃。山藥豆呈

棕褐色圓圓的小球，簡直和土豆一模一樣，且幾乎全是澱粉，蒸熟之後口感也和土豆差不多。

/ 穿山龍 /

山藥還有一種近緣的藥材，
這些年可以說在國際藥物
市場上名氣堪比山藥，它
就是穿山龍。

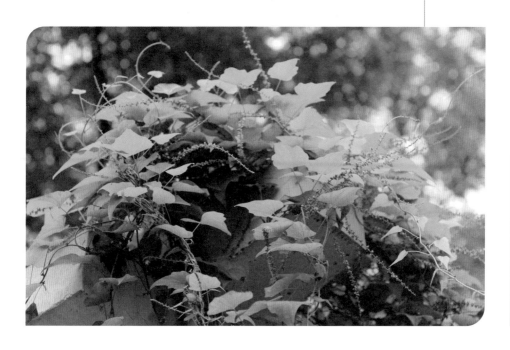

穿山龍藥材

山藥和穿山龍都是來自薯蕷科的植物。

單看穿山龍地上部分，葉子和山藥差不多。它的藥用部位
是根莖，採挖穿山龍的時候要不斷往土裏挖，由於根莖很
長，花上大半天也不一定能挖出一條完整的穿山龍。

穿山龍原植物名為穿龍薯蕷 *D. nipponica* Makino。以穿
山龍為原料製造出的中成藥有「地奧心血康膠囊」。有效
成分有薯蕷皂苷元（Diosgenin），開頭 3 個字母 DIO，就

穿龍薯蕷原
植物

被用在了藥名裏。藥名裏體現出成分、療效和劑型。

穿山龍在歷代本草書中並沒有記載，它是近 50 年來從民間草藥的調查中發現的。20 世紀 70 年代出版的《全國中草藥彙編》中記錄了它可用於治療風濕和類風濕關節炎。

穿山龍裏的甾體皂苷類成分，是地奧心血康膠囊的有效成分，主要用於治療心血管系統的疾病。

身在荷蘭的歐洲藥典委員會委員、華人科學家王梅博士，與成都地奧集團的專家共同合作，針對歐盟傳統植物藥的質量規範要求，經過多年的努力，完成了地奧心血康膠囊的全產業鏈質量控制標準，在 2010 年獲得歐盟藥品 GMP 認證。這是中國第一個以藥品的身份進入歐盟市場的中成藥，亦可作為未來藥品效仿的一個成功範例。

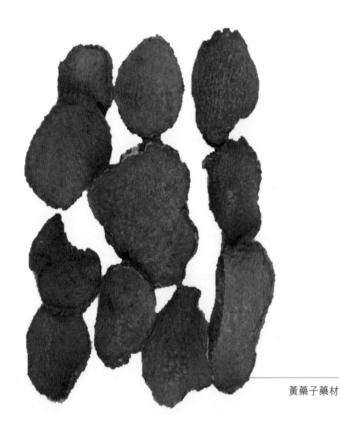

黃藥子藥材

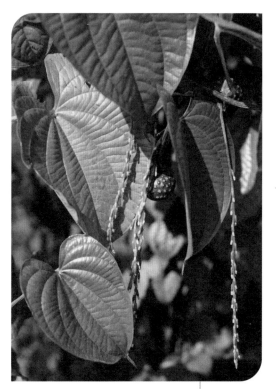

黃獨原植物

薯蕷科植物有很多，大多葉呈三角狀廣卵形，單葉對生。薯蕷科薯蕷屬的 3 種藥用植物，在生長形態上有些差別，可作區分。一個橫着長的穿龍薯蕷——穿山龍，一個向着地下縱深插下去的薯蕷——山藥，一個呈較小的卵圓塊狀肉質莖呈扁球狀的黃獨 *D. bulbifera* L. 為中藥黃藥子。

黃藥子有大毒，歷史上曾用它治療過甲狀腺腫，但容易引起肝損傷，所以使用時需要特別小心。

山藥

基本概況

來源

薯蕷科植物薯蕷 *Dioscorea opposita* Thunb. 的乾燥根莖

名稱

因為封建社會的名諱，歷史上山藥幾易其名

道地

山藥、地黃、牛膝和菊花被稱為「四大懷藥」

飲片

生山藥
滋養脾陰

熟山藥
補脾

藥食兩用

- 益腎氣，健脾胃，治泄痢，化痰涎，潤皮毛
- 六味地黃丸、薯蕷丸、神仙粥

山藥豆零餘子

地上部分在葉腋之間生長的小的珠芽

親朋

穿山龍

來源

薯蕷科植物穿龍薯蕷 *D. nipponica* Makino 的乾燥根莖

化學成分

甾體皂苷

中成藥

地奧心血康膠囊

黃藥子

來源

薯蕷科植物黃獨 *D. bulbifera* L. 的乾燥塊莖

注意

有大毒，容易引起肝損傷，使用時應特別小心

百合

花馨可人藥食佳

/ 悦耳的名字 /

花店裏有鮮百合花，菜市場裏有鮮百合，藥店裏有藥材百合，觀賞、食用、藥用，皆名百合，彼此之間卻有不同。

百合的英文 Lily，既是花又是女孩子的名字，日本人起名也用小百合。

/ 好看的花卉 /

百合花是常見的觀賞花卉，花形美麗，顏色多樣，花店裏常見到的百合花大多是白色喇叭形、花被片 6 個，不僅淡雅優美，還散發着陣陣濃香，以香水百合為代表。室內如果有一束香水百合，香味繚繞，香水百合名副其實。

送花有講究，也有些忌諱，黃白菊花只在喪葬場合擺放。而且到醫院看望患者不能送種植在花盆裏的花，因為盆種的花帶根，希望患者早日康復，不能在醫院裏扎根落戶。百合的名字寓意和諧、百年好合，送百合很討人喜歡。人們常以百合花贈予新婚夫婦，婚宴的甜品也常有百合糖水。

/ 好吃的食材 /

觀賞的百合花和藥食兩用的百合並不是一種植物。

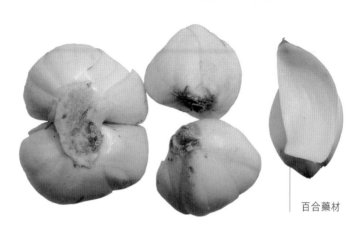

百合藥材

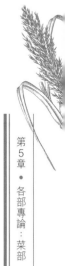

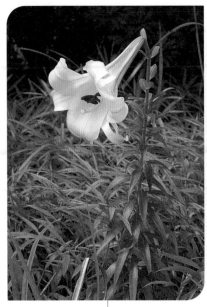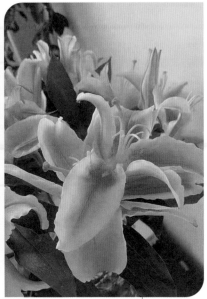

（藥用）百合原植物　　　　　　　　　　　　　　　　觀賞百合花

李時珍把百合列於《本草綱目》菜部，寫道：「百合之根，以眾瓣合成也，故名。」

古人認為百合的藥食部位為根，而從現代植物學角度看來，那不是百合的根，實際上是由多個鱗片狀的葉組成的鱗莖，質地肥厚，抱成一團。百合的食用部分不是根，也不是莖，而是鱗葉，一種變態的葉。

在自由市場、街市、超級市場裏都能買到新鮮的百合藥材。我曾從菜市場買回來新鮮食用百合，有的鱗莖底下還會帶着根鬚，把它放到水裏，幾天後真的長出了葉子。接着我把它移栽到土裏，希望它能繼續生長，開出美麗的花朵。

百合是藥食同源的品種之一。百合味甘，性寒，可養陰潤肺，清心安神。食用的百合有乾鮮之分。挑選鮮百合時，要選鱗片肥厚飽滿，顏色稍白有光澤，有淡淡的清香，口嘗味道甜中帶微苦的。乾百合也要挑選肉質比較肥厚的，顏色要淡黃或淡棕色，表面乾淨沒有霉點，表面過白的有可能是用硫黃熏過的。

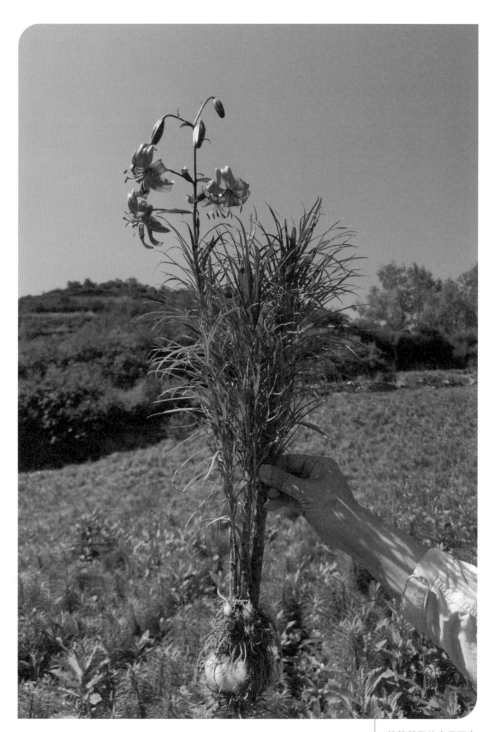

貌美質優的食用百合

/ 藥用百合 /

百合屬的植物主要分佈在北半球溫帶，全球已發現百合至少有 120 種，近年更有層出不窮的園藝觀賞新品種。

《中國藥典》記載藥材百合的來源有 3 種，百合 *Lilium brownii* F. E. Brown var. *viridulum* Baker、細葉百合 *L. pumilum* DC. 和卷丹 *L. lancifolium* Thunb.。這些在《本草綱目》裏都能找到，説明古今藥用的百合品種是一致的。

植物通過花的性狀最易分辨，如同看人要看身份證一樣，一定要有面部的照片。李時珍在《本草綱目》中把百合與山丹分列開來。「白花四垂者，百合也。」「紅花不四垂者，山丹也。」「紅花帶黃而四垂，上有黑斑點，其子結在枝葉間者，卷丹也。」李時珍觀察自然界細緻入微，通過原植物花的形態與顏色就能把 3 種植物區分清楚。

我上大學時到八達嶺野外實習，住在長城腳下。鮮紅的百合花點綴在綠色的田野中，那裏分佈的品種就是卷丹。卷丹花花被反卷，橙紅色，有紫黑色斑點。花藥呈紅色，紅得就像胭脂一樣。花藥丁字形着生，被風一吹好似天平一樣擺動。另有紫黑色的珠芽生長在葉腋，也就是李時珍所描述的其子先結在枝葉之間。珠芽落在地上便能長出新的植株，有種子樣的功能。

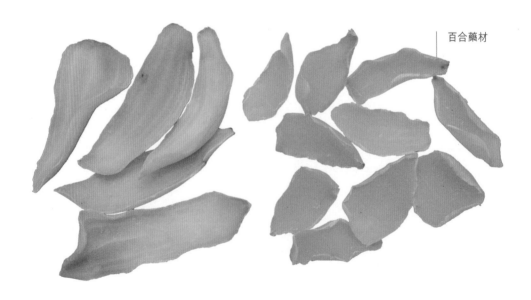

百合藥材

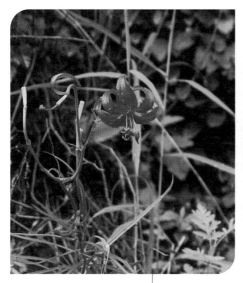
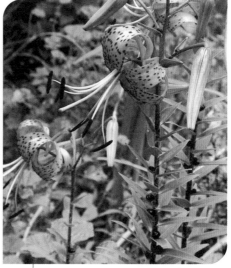

細葉百合原植物　　　　　卷丹原植物，可見葉腋間有紫黑色的珠芽

百合喜生於氣候涼爽、土層較深厚的乾燥地區，我國湖南邵陽、江蘇宜興、甘肅蘭州和浙江湖州都是百合的主要產區。

｜百合病與百合｜

醫聖張仲景早在《金匱要略》中記載了一種「百合病」。「意欲食，復不能食，常默然，欲臥不能臥，欲行不能行。」百合病的症狀就是坐臥不安，想吃吃不下、想睡睡不著、想走走不動，類似於現代醫學分類中焦慮、抑鬱的情緒障礙方面的症狀。

《金匱要略》有 7 首治療百合病的方劑，其中 5 首都重用了百合：百合地黃湯、百合知母湯、百合雞子湯、百合洗方、百合滑石散。最有名的是百合地黃湯，現在也常用來治療抑鬱症、焦慮症、神經衰弱症，療效明顯。

百合潤肺是老百姓都熟悉的功效。百合固金湯主治肺腎陰虧、虛火上炎。按照中醫的五行理論，肺屬金，所以這個方子名為百合固金湯。古代用這首方來治療陰虛肺癆，現在用來治療慢性支氣管炎、支氣管擴張，能改善咳嗽氣喘、痰中帶血、咽喉燥痛等症狀。

百合的用法還有很多，也可以選擇食療方。儘管百合屬植物分佈遍及整個北溫帶，只有東亞地區才有食用百合的膳食，百合在中國傳統應用中一直藥食同源。如《神農本草經》記載吃百合能補中益氣。明朝汪穎《食物本草》記載：「百合新者，可蒸可煮，和肉更佳，乾者作粉食，最益人。」

新鮮的百合口感很脆爽，微甜中稍帶點苦味，可直接炒菜，西芹炒百合、百合炒牛肉都很受歡迎。乾品百合可以煲湯、煮粥、煲糖水。香港浸會大學卞兆祥教授與我曾一起編著了一本《百病食療》，書中收錄了一首百合羹，做法很簡單，新鮮或乾燥的百合，用白水熬煮，煮的時候可以加入適量冰糖。百合養陰潤肺的效果很好，可用於治療外感邪氣導致的失音、聲音沙啞。

日本人也喜歡百合，並且對百合做了不少研究。我在東京藥科大學學習時，百合就是我的指導教授研究的課題之一，課題組發表了百餘篇與百合相關的學術研究論文。大學的植物園中栽種了多種百合，實驗室裏也堆滿了來自世界各地的百合供分析研究用，常常有一箱又一箱的百合被郵政公司送過來。

現代化學研究表明，百合含有甾體皂苷、生物鹼、酚類化合物等成分，具有止咳祛痰、鎮靜安神、抗疲勞、增強免疫功能等作用。在未來新藥的研究開發與應用方面，百合也有着廣闊的前景。

百合在中國的藥用、食用和觀賞的歷史都十分悠久，是改善人類生活環境、維護人類健康的好夥伴。

宋代文學家蘇轍有一首五言詩可帶領我們品味百合：

> 山丹得春雨，艷色照庭除。
> 末品何曾數，群芳自不如。

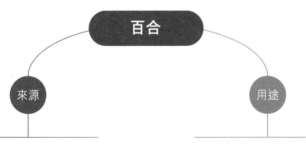

百合

來源
百合科植物百合 *Lilium brownii* F. E. Brown var. *viridulum* Baker、細葉百合 *L. pumilum* DC. 和卷丹 *L. lancifolium* Thunb.

用途
藥用
潤肺止咳，清心安神
食用
炒菜，煲湯，煮粥，煲糖水
觀賞
百合花

海帶和紫菜

出海逐浪尋藥源

/ 生冷素淡 /

我曾經在日本生活了 10 年,吃了 10 年日餐,海帶和紫菜是日餐裏的當家菜。日本人常提起的中國菜餚就是北京烤鴨、麻婆豆腐和揚州炒飯。中國人說到日餐,馬上就會想到刺身、冷飯團、壽司卷和味噌湯。

在我看來,一個地方飲食習慣的形成,一定是由當地的物產所決定的。

日餐和中餐各有特點,我總結日餐有「生、冷、素、淡」四大特點。

生,代表新鮮,刺身就是代表。冷,代表冷食,日本缺少生活的燃料,所以日本人一般不會每頓都燒火做飯。素,少油,日本食用的植物油原本不多,他們習慣了飯菜中少油。淡,少鹽,日本雖然四面環海,但是海水不能用,古代也沒有海水製造鹽的技術,日本歷史上是一個缺鹽的國家,菜裏沒甚麼鹹味。

這些年日餐也在慢慢地發生變化,油、鹽的比例都在增加。這一點已經引起了人們的關注,油、鹽過多對健康是不利的。

日本是一個島國,人口大約是我國的 1/10,國土面積約為我國的 1/25,而且絕大部分是山地,並不適合耕種。

日本的自然資源少,窮則思變,日本人向海洋要資源,有魚的菜品很多。日本陸產的蔬菜很少,便從海中找到了紫菜和海帶。

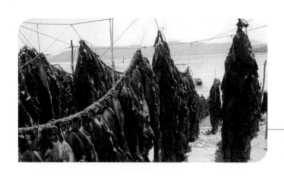

海帶養殖場上晾曬的海帶

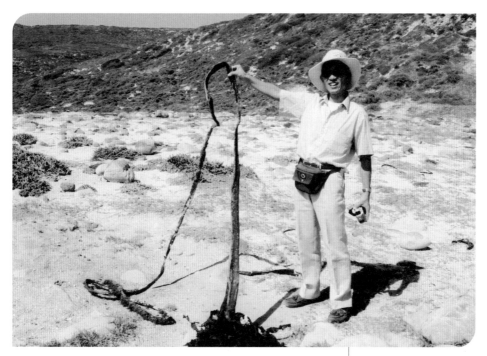

/ 紫菜與冷飯團 /

紫菜是來自紅藻門紅毛菜科的植物 *Pyropia/Porphyra* spp.，生長在淺海的岩礁上，其葉狀體的顏色分成了紅紫、綠紫和黑紫 3 種，乾燥以後呈暗紫色，故而得名紫菜。

紫菜是一個人類，海苔是紫菜的一種，通常被加工成長方形的片狀，乾燥後又薄又脆，常做成零食。

日餐中最常見的主食就是三角形的冷飯團，製作方便，食用也方便，可帶到戶外，隨時品嘗。除了自製的，24 小時的便利店裏販賣各式冷飯團，價格實惠。就像我們中國人包包子一樣，飯團內的餡兒也是不同的，有的會放上一粒醃製的酸梅

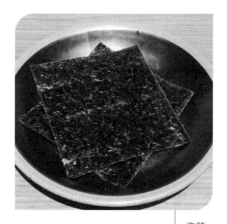

紫菜

第 5 章 • 各部專論：菜部

101

或加點醋來防腐，也有金槍魚、肉鬆、魚子等餡料，但無論裏面放甚麼，外面一定都會包上紫菜，這樣就有菜有飯了。

壽司卷也可以做出很多花樣。旋轉壽司店的廚師會把做好的壽司卷放在小盤子上，由傳送帶送到客人面前。顧客可根據自己的喜好自行取用，也可以向師傅點菜。壽司師傅在和顧客打招呼的同時，手上的活兒一刻也不停，功夫十分了得。

日本是個很講禮節的國度，初次見面一般都會有禮物交換。禮品因人而異，但送紫菜很常見。紫菜在日本是很拿得出手的禮物，如同中國人常以茶葉送禮一樣。在注重食用紫菜品質的日本，紫菜被分為許多等級，有的紫菜看着又輕又薄，其實等級很高，是體面的禮物。

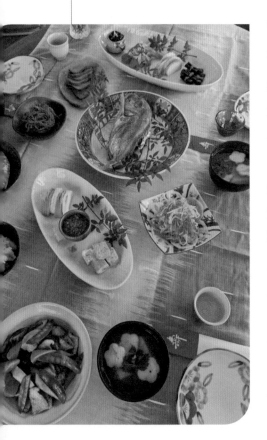

日本的年飯年菜

| 海帶與大醬湯 |

和紫菜相比，海帶的吃法就更多了。

在中餐裏，海帶可以涼着吃，也可以熱着吃，涼拌海帶絲、海帶結燒肉、海帶老鴨湯，品類五花八門。

日本早餐裏味噌湯必不可少，俗稱大醬湯，湯料裏必有海帶。現在市場上有很多速食的大醬湯。一小袋裏原料齊全，脫水的豆腐、葱花、海帶、調味料和味噌醬，開水一沖就可以吃了。

不同的季節講究搭配不同的餐食、不同的器具，四碟八碗，搭配不同的顏色。我覺得日本的「年飯年菜」在日本料理中最具代表性，每到元旦這一天，家家必備。

年菜的配料十分講究，一般會有 20～30 品。每樣雖只有一小口，但每樣菜都有說法，蘊含着吉祥和祝福。

菜色可能有很多變化，但海帶一定不能少。
日本人稱海帶為昆布。昆布在日語裏的發
音，與漢字歡喜的喜字是相同的，日語
發音是「喜ぶ」（よろこぶ養老昆布），
一語雙關，為人們的生活帶來愉快，也
是人們對健康長壽的期盼。

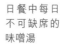

年菜裏還常配這幾樣：蓮藕，代表潔淨，
出淤泥而不染；藕片孔洞多，代表路路暢
通，事事通順；甜栗子醬，代表金元寶，招財進
寶；鯡魚子，代表多子多福；牛蒡根，代表家族、企業興旺；
黑豆、紅蝦，代表耄耋長壽。日本人覺得，人上了年紀都會起
皺紋、駝背。黑豆，象徵健康和力量，煮沸後再放乾，豆皮表
面會起皺，帶着歲月的滄桑之感。紅蝦，通體紅色美麗，又像
駝背的老人。人們希望吃這兩種食品，吃出健康長壽，又保持
優雅。

日餐中每日
不可缺席的
味噌湯

五味之外的味精是日本人的發明，又叫味素，其成分是日本學
者池田菊苗從海帶當中提取出來的谷氨酸鈉鹽。日本有一家餐
館裏寫着這樣幾句話，我看了以後很有同感：大味至真，大味
至淡，大味至和。崇尚自然是日餐的特點，日本人崇尚素雅的
風格，久而久之也影響着他們的審美觀以至人生哲學。

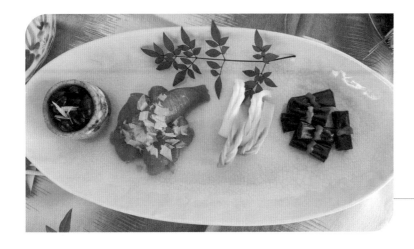

日本年菜裏的
昆布卷

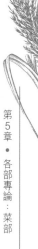

第５章 ● 各部專論：菜部

103

/ 昆布與海帶 /

在中國人眼中，海帶是對一類海產藻類的通俗叫法，日本則常稱為昆布，其實昆布這個詞也是從中國傳入日本的。早在魏晉南北朝時期，陶弘景的《名醫別錄》已經記載了昆布及其應用。我國古代的海帶都是來自朝鮮的貢品。陶弘景記載，海帶今惟出高麗。

我的老師謝宗萬教授，曾對中國古代的昆布與海帶進行過詳細的考證。根據謝老師的結論，陶弘景時代的昆布指的就是現在的海帶。

《中國藥典》在昆布條目下，收錄了兩種褐藻門海帶目藻類來源，一種是海帶科植物海帶 *Laminaria japonica* Aresch. 的乾燥葉狀體，另一種是翅藻科植物昆布 *Ecklonia kurome* Okam. 的乾燥葉狀體。

取之不盡的
海菜

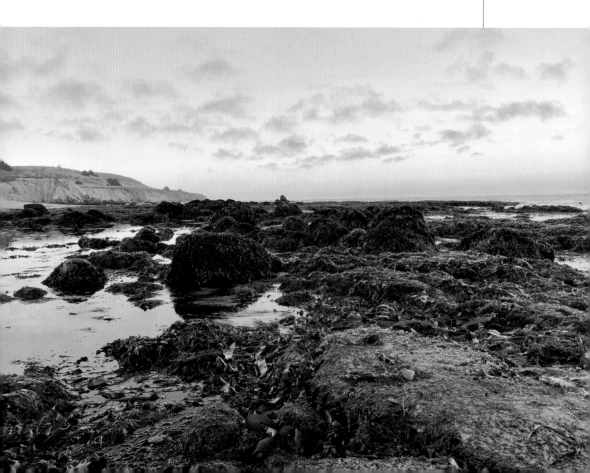

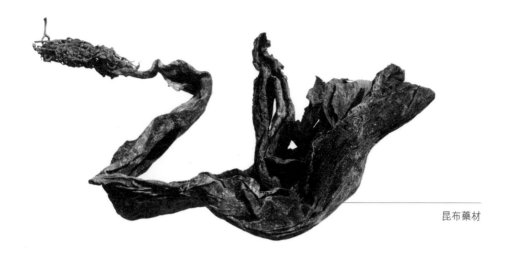

昆布藥材

昆布展開後，兩側有羽狀深裂，像鳥在空中飛翔時展開的翅膀。乾燥以後，捲曲皺縮成了不規則的團狀，表面呈現黑色，質地比較薄。

海帶呈扁平的長帶狀，表面一般為黑褐色，質地比較厚。乾燥後表面附有一層白霜。

在植物分類學當中，海帶的拉丁學名種加詞是 *japonica*，意為日本的。該詞表示海帶的原產地或者原發現地是日本。

從 20 世紀的二三十年代起，我國從日本引入了海帶的養殖技術。最初在遼寧大連一帶養殖，隨後拓展到山東煙台。過去幾十年，隨着養殖技術的不斷成熟，現在我國南方浙江、福建、廣東沿海地區，已經大量養殖海帶了。根據《中國漁業統計年鑑》（2016─2020 年）的數據，我國海帶的年產量已佔全世界的一半以上。不僅能自給自足，還能出口了。

| 海菜療效奇 |

紫菜最早收錄在唐代的《食療本草》中，原來只附在昆布的條目下。李時珍在寫《本草綱目》時，將紫菜單獨列了個條目。

昆布與紫菜的功能與主治大致相同，具有消痰，軟堅散結，利水消腫的功效。

紫菜和海帶營養價值很高，特別是碘的含量很高。在我小時候那個年代，也就是上世紀五、六十年代，海帶在中國內地是比較緊缺的物資，只有逢年過節時，憑副食本才能買到。我從小由於缺碘，患有甲狀腺腫大。到了日本生活，10 年間經常吃海產品，這個症狀竟不知不覺消失了。

現在人們生活好了，餐桌上隨時能見到海產品。1994 年，國務院頒佈實施了《食鹽加碘消除碘缺乏病管理條例》，地方性缺碘的現象基本上沒有了。

臨床上甲狀腺腫有兩種類型，一種是缺碘型的，另一種是高碘型的。如果是碘過高引起的甲狀腺腫，再吃紫菜和海帶只能適得其反，加重病情。所以，一定要根據自己身體的情況，先找醫生諮詢，再決定選用甚麼食品。海帶、紫菜藥性都偏寒涼，不可過量食用。特別是消化功能不好、脾胃虛寒的人，要適可而止，少吃為好。

紫菜和海帶都屬藻類。藻類屬低等生物，沒有器官的分化，體內含有紅、褐、藍、綠各種色素。有的很小，如養在魚缸裏的海藻；有的很大，如海帶。石蓴、石花菜、鹿角菜等，都是不同的藻類。

我且以一段順口溜來總結藻類特徵：

藻類構造很簡單，
多為水生無器官。
紅褐藍綠色素在，
體型大小多變換。

海帶與紫菜

昆布

來源

海帶科植物海帶 *Laminaria japonica* Aresch. 或翅藻科植物昆布 *Ecklonia kurome* Okam. 的乾燥葉狀體

用途

食用
涼拌海帶、海帶燒肉、大醬湯等
藥用
消痰軟堅散結，利水消腫

紫菜

來源

紅毛菜科植物 *Pyropia/Porphyra* spp.

用途

食用
紫菜飯團，零食
藥用
消痰，軟堅散結，利水消腫

/ 祥 瑞 之 草 /

靈芝被收錄在《本草綱目》菜部第 28 卷。有人將靈芝列為「仙草」，它並非真仙，卻「仙」在縹緲無蹤。

靈芝的記載中總伴隨着傳說神跡，有的説靈芝從樹根下長出來，有的説從樹幹上長出來，更有傳説是從古代宮殿廟宇的柱子長出來，給靈芝罩上了一層迷霧。

靈芝之名有神靈之氣，外觀也很優美，其菌蓋呈半圓形或圓形，外表光澤，似一朵祥雲。

靈芝是吉祥的象徵，如意形似靈芝，如意圖案常被用作護身符。

民間傳説《白蛇傳》中，白娘子為救許仙去盜的仙草就是靈芝。年畫裏老壽星旁邊的梅花鹿口中所銜的瑞草也是靈芝。

1974 年山西應縣木塔內發現了遼代彩繪的神農圖，神農手持一棵靈芝。靈芝和人參一樣，被稱為集天地之靈氣、日月之精華的「祥瑞之草」。

靈芝，在《本草綱目》裏並不叫靈芝，名字僅為「芝」。《本草綱目》客觀地把靈芝放在了菜部的芝栭類。栭（ér），指的是寄生在樹上的植物。李時珍認為靈芝是可作為菜的菌類，如香蕈類一樣。

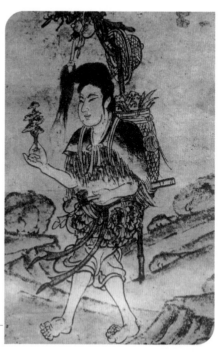

神農手持靈芝圖（遼代彩繪）

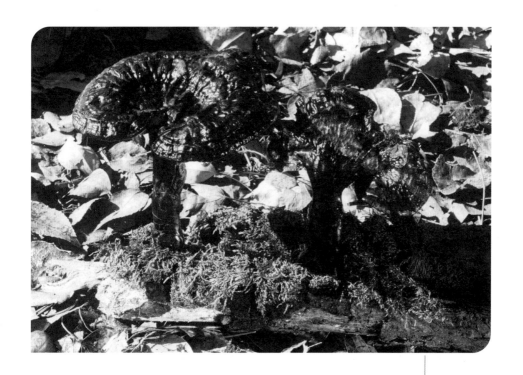

李時珍質疑了靈芝的「仙性」，並直言道：「芝乃腐朽餘氣所生，正如人生瘤贅，又云服食可仙，誠為迂謬。」古人都以為它是瑞草，實則靈芝生長的地方都是陰暗潮濕處，就像人身上長的毒瘤一樣，卻説用它可以成仙，真是迂腐荒謬之言。

| 靈芝來源 |

中藥靈芝是多孔菌科（Polyporaceae）靈芝屬的真菌。

《神農本草經》首次記載了靈芝，把它列為上品。《本草綱目》記載靈芝常以六芝標名，包括赤芝、黑芝、青芝、白芝、黃芝、紫芝 6 種。這樣看來芝類藥材來源是十分混雜的。其實靈芝在不同的生長階段顏色會有變化，正如《本草綱目》所言「春青、夏紫、秋白、冬黑」。

現在的《中國藥典》規定赤芝 *Ganoderma lucidum* (Leyss. ex Fr.) Karst. 和紫芝 *G. sinense* Zhao, Xu et Zhang 為中藥靈芝的基原品種，藥用部位是乾燥子實體。《中國藥典》所列的赤芝和紫芝是生物分類學上的兩個種，不是古人認為的簡單的顏色不同。

赤芝與紫芝兩者有類似的藥理作用。赤芝在野生及栽培品數量上較多，在質量控制和研究方面也較成熟，因而較紫芝有更多應用。現代藥理研究表明，靈芝具有鎮靜，鎮痛，止咳，祛痰，平喘，免疫調節和抗腫瘤等多方面的作用。現代臨床還將靈芝用於腫瘤、肝炎、冠心病、神經衰弱、年老虛弱、慢性氣管炎和高脂血症等疾病的治療。

赤芝（攝於武夷山）

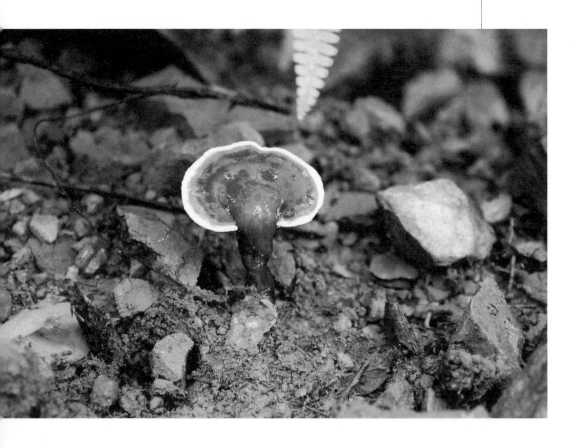

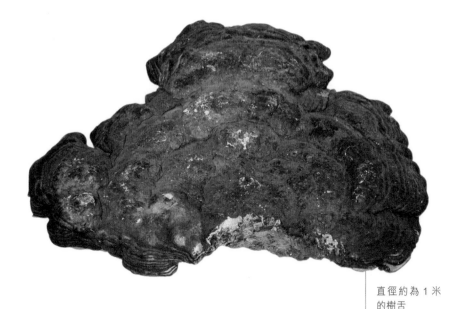

直徑約為 1 米
的樹舌

/ 解 惑 靈 芝 /

面對現在市面上靈芝的產品，人們經常會問到如下問題：

（1）靈芝是不是越大越好呢？

首先明確，靈芝不是越大越好。有人說見過特
大的靈芝，直徑能有 1 米。那是一種與靈芝同
屬的真菌樹舌 *Ganoderma applanatum* (Pers.
ex Wallr.) Pat. 的子實體。樹舌和靈芝是兩種不
同的菌類。樹舌的子實體是多年生的，而且無
柄，它生於多種闊葉樹的樹幹上。

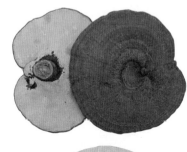

（2）靈芝是不是越老越好呢？有千年靈芝嗎？

千年靈芝只是一種傳說，因為現實中靈芝子實體是
一年生的。現在一般用樹段培養基來培養靈芝，接
種後僅兩個月左右就可以採收。靈芝最佳的採收時
刻是當其生長至邊緣可見淡黃色生長線的時候，這時
靈芝孢子還沒彈射掉，質量最好。

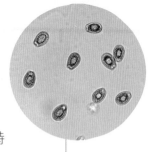

栽培的靈芝表面
常附着粉塵樣的
黃褐色孢子

採收工序一般先收集孢子粉，之後採集靈芝的子實體。所以靈芝並不是越老越好，別説千年，在大自然裏自然生長的靈芝，不到一年，菌蓋就只剩下一個空殼了。

靈芝成熟後，孢子就會從子實體背光的一面噴射出來。在採收孢子時，藥農會用透氣的布袋套在子實體上，待孢子噴射出來時收集。鑑定時用放大鏡觀察靈芝的背面，如果看到很多小孔洞，孔隙較大，説明孢子已經流失了。在市場上選購靈芝時，會看到一些靈芝藥材的表面呈褐色，鏽色斑斑，像沾滿塵土一樣。這是採集孢子後殘留在靈芝表面的少量孢子。

靈芝孢子是靈芝傳宗接代的雌雄配子，相當於種子植物的種子。因為孢子細小如粉，常稱為孢子粉。現在《中國藥典》並未把靈芝孢子和靈芝分開。孢子的外壁相對很厚且

靈芝栽培大棚內採靈芝

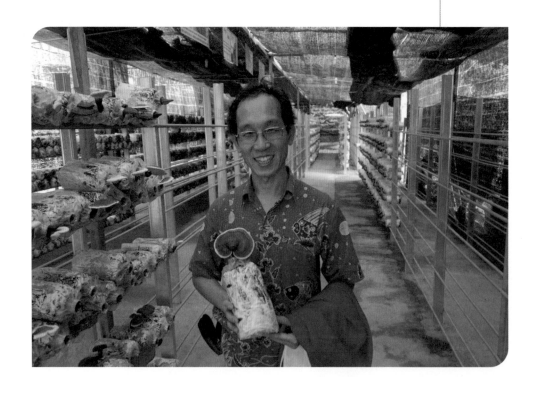

堅韌，耐酸鹼，所以孢子進入腸胃後，有效成分很難被人體吸收利用。基於此特點，靈芝孢子需經過孢子破壁才能使有效成分更好地被釋放出來，便於人體吸收利用。

（3）靈芝一定是野生的才最好嗎？

中國古代很早已有人工栽培的靈芝，《本草綱目》也有記載。野外採集草藥時，我從來不建議採集菌類，因為菌類來源太複雜，若不熟悉便採摘食用，中毒的風險較高。野生的菌種受外界環境影響較大，質量難以控制。現在的栽培技術已經相當成熟，在溫室和大棚都可栽培，並大量生產。野生靈芝與栽培靈芝藥效相近，而栽培品的供應量和質量足夠穩定，更容易掌握孢子生長週期。現在市面上銷售的靈芝孢子粉基本來自栽培品種。野生的靈芝則很難做到這些。

靈芝栽培大棚

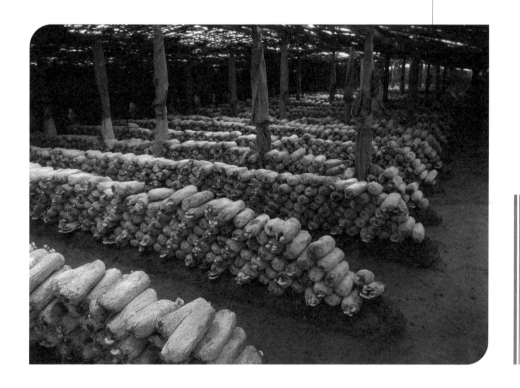

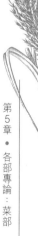

（4）雲芝和靈芝是否一樣呢？

雲芝和靈芝是兩個物種，在《中國藥典》中也明確分列於不同條目。

雲芝和靈芝可以通過外觀鑑別。雲芝為多孔菌科真菌彩絨革蓋菌 *Coriolus versicolor* (L. ex Fr.) Quel. 的乾燥子實體。雲芝的子實體也是一年生的，它的菌蓋呈單扇形，常為幾個疊生成覆瓦狀或蓮座狀，表面由灰、褐、藍、紫黑等顏色構成多色的環帶。雲芝主要生長在闊葉樹木的枯幹上，在世界各地森林中均有分佈，由於人類的應用需求也開發了栽培的雲芝。目前有關雲芝的研究較多，大多集中在抗癌活性雲芝藥材方面。

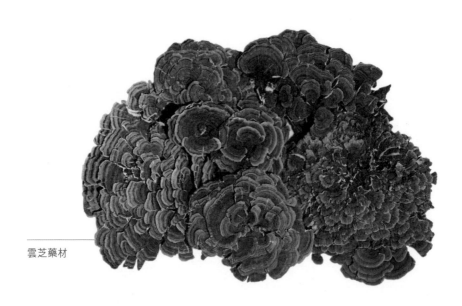

雲芝藥材

靈芝之所以受到中國人的喜愛，有文化的因素，也因為它是一味藥材。人們要科學地、客觀地認識靈芝，無論是藥用靈芝也好，還是養生保健品的靈芝孢子粉也好，都不要將它神話。

如今靈芝的栽培技術已經很成熟了，徹底改變了「山中偶遇」、貨源供不應求的狀況，也保障了對靈芝更深入的研究與開發利用。

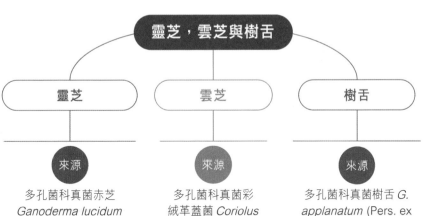

靈芝，雲芝與樹舌

靈芝	雲芝	樹舌

來源

多孔菌科真菌赤芝 *Ganoderma lucidum* (Leyss. ex Fr.) Karst. 和紫芝 *G. sinense* Zhao, Xu et Zhang 的乾燥子實體

來源

多孔菌科真菌彩絨革蓋菌 *Coriolus versicolor* (L. ex Fr.) Quel. 的乾燥子實體

來源

多孔菌科真菌樹舌 *G. applanatum* (Pers. ex Wallr.) Pat. 的乾燥子實體

功效

補氣安神，止咳平喘

功效

健脾利濕，清熱解毒

/ 炮製與醃鹹菜 /

中藥炮製是中藥的一大特點，在炮製過程中使用的輔料，離不開酒、醋、鹽、薑、蜜、油。鹽在中藥炮製當中和中華烹調技藝中都是重要的元素，而醃製食物就是其主要用途之一，說到底醃鹹菜也算是一種炮製。

李時珍也將醃製鹹菜記載在《本草綱目》中。甘藍、韭菜、芥菜、蔓菁、大蒜、黃花菜、橘子、橙子、水菖蒲根等都可以做鹹菜。有的鹹菜需要醃製比較長的時間，叫作老醃兒，可以醃上幾年。快速醃製成的爆醃兒，醃一個晚上就可以。

人們最初做鹹菜的目的主要是為了儲藏。

飯店裏的大師傅縱然掌握煎、炒、烹、炸、燜、溜、熬、燉各項技藝，但巧婦難為無米之炊。在物資匱乏的年代，沒有溫室大棚等技術，交通運輸又不方便，從當年 11 月到轉年的 4 月青黃不接，北方人寒冬的餐桌上就靠白菜、蘿蔔和鹹菜下飯了。不過窮有窮的講究，很多講究都是因陋就簡而來的。前人能將單調的鹹菜做出百變的花樣，一碟碟的小鹹菜為寡淡無味的主食增色，令人食欲大增。鹹菜可以直接從鹹菜罈子裏撈出來吃，也可以加熱吃，吃法多種多樣，或炒或燉，因個人喜好而異。

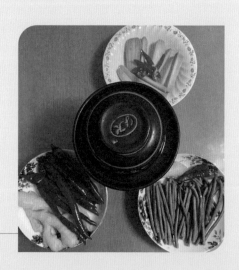

泡菜組合

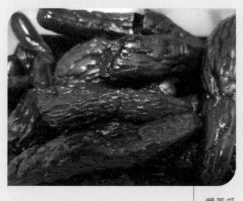

醬黃瓜

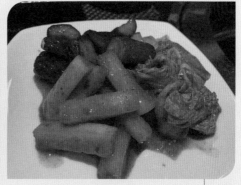

泡菜

/ 種類繁多的鹹菜 /

鹹菜體現着中華傳統文化的內在魅力。它最接地氣，最大眾化，就像喝大碗茶一樣。現在鹹菜能上飛機了，很多國內和國際的航班上會提供榨菜。我在海外長途旅行的時候，最想吃一口鹹菜，旅行箱裏總是帶點鹹菜。

中國各地的菜餚風格、各地人的口味各不相同。廣義的鹹菜包括醃菜、泡菜和醬菜，狹義而言，僅指醃菜。

我的家鄉北京，有幾家出名的醬菜園子老字號，也有新創的醬菜品牌。現在的產品花樣繁多，有生食、有熟食，八寶菜、水疙瘩、醬黃瓜、糖蒜也是應有盡有。

無論在南方還是在北方，人們都醃雪裏蕻。雪裏蕻是十字花科一種芥菜的變種。蔬菜芥菜的地上和地下部分都可以吃。雪裏蕻食用的是地上的葉子。名菜梅菜扣肉，梅菜的原材料其實就是雪裏蕻。

大頭菜是芥菜地下的根，醃製以後是鹹菜水疙瘩。北京的水疙瘩、天津的津冬菜、保定的春不老都是大頭菜，只是各地叫法不同。

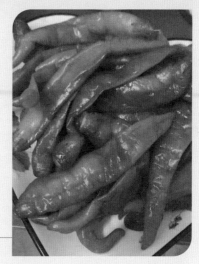

泡椒

榨菜的原料也是一種芥菜。榨菜既可開胃，又能化痰，藥食兩用最受歡迎。坐落在長江邊的涪陵被很多人認識都是從榨菜開始的，涪陵榨菜遠近馳名。

揚州的醬菜、上海的肉絲小鹹菜、雲南曲靖的韭菜花、福建的黃蘿蔔、潮汕的橄欖菜、延邊的桔梗泡菜，種種小鹹菜都隨着華人的腳步行至天南海北，享譽中外。

我認識的很多四川朋友出川到外地學習工作時，能帶的話一定會帶一小瓶泡菜老湯。不論走到哪兒，安身之後馬上開始動手做泡菜。泡菜老湯裏含大量的益生菌，世代相傳，生生不息。很多人認為川菜的精髓是郫縣豆瓣醬。四川朋友們告訴我，四川泡菜裏的泡椒和泡薑是川菜精髓的另外半壁江山。

1983 年，當時還未與我結婚的愛人到四川成都去進修。四川之行讓她學會了做四川泡菜，也為愛情加了分。轉眼間快 40 年過去了，當年的女朋友早就成了一家人，泡菜也成了我們家餐桌上的一員，與我們日日相伴。

芥菜疙瘩

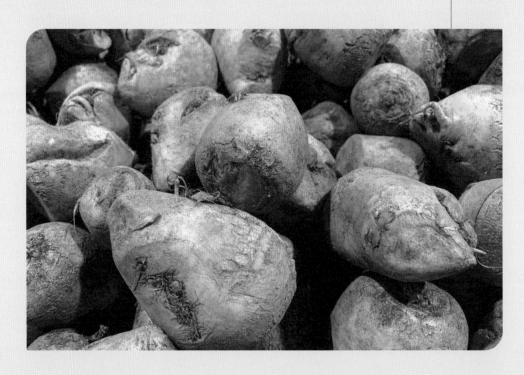

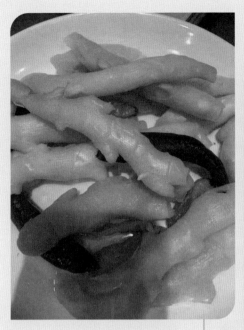

泡薑

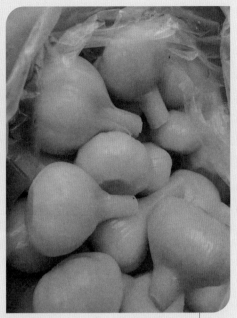

糖蒜

/ 鹹菜汁的學問 /

從中藥的專業角度來看，用泡菜湯保存藥用植物的浸製標本是一種可行的好方法。無論紅色或者綠色，基本上都可以保持顏色不退，泡菜法可謂一絕。

中醫治病八法，汗、吐、下、和、溫、清、消、補。發汗和催吐是古代中醫祛邪的兩大途徑。金元四大家之一的張從正，擅長用吐法治療各種疑難雜症。他常用齏汁來治療痰多、頭痛、昏厥等病症。齏汁實是鹹菜汁的一種，也是一味中藥，味酸、性寒，主要用來催吐。

我讀研究生期間上過全國詞學會會長周篤文教授的醫古文課，周老師曾經任職北中醫醫古文教研室主任。他是一位才高八斗、風度翩翩的大學者，每次上課都會先講一段小故事。有一回，時值三伏天，他一面扇着摺扇，一面講起他的親身經歷。

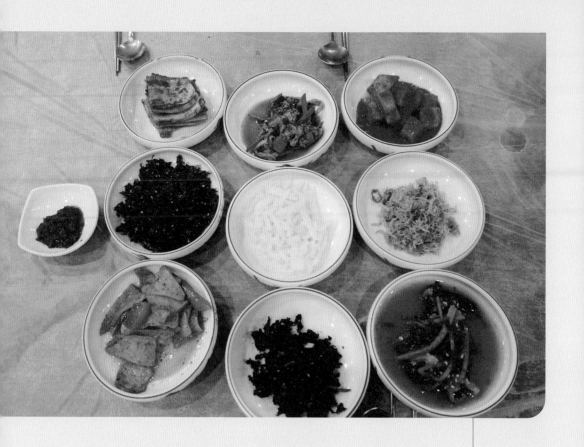

韓國什錦小菜

周老師有一年盛夏回湖南老家，酷熱難當中暑了。家裏人拿來了一碗泡菜湯給他灌下去，一陣嘔吐之後，立刻暑氣全消，恢復正常。吐法是中醫重要的治法。這個小故事，讓我加深了對中醫特色吐法的理解，也記住了泡菜湯。

後來我在學習《本草綱目》時，特別留意到了鹹菜汁裏的學問。《本草綱目》水部新增加了一個條目，虀水。李時珍説：「此乃作黃虀菜水也。」所謂虀並不是特指某種植物，虀意思是搗碎的薑、蒜、韭菜等。

在李時珍之後，有兩位著名藥學家都提到了鹹菜汁。一位是繆希雍，他説道：「治肺癰，用百年芥菜鹵。」還有一位倪朱謨，他在《本草匯言》的白芥子條目下也提到了虀菜汁，並且感歎道：「此真仙方也。」

前幾年一部中醫主題電視劇當中有這樣一個場景，有人在常州天寧寺院中醃菜罐子裏發現一種功效等同青黴素的神藥，為了不讓日寇得到秘方，索性就把盛有芥菜水的大罐子一個個都砸毀了。這段故事並非憑空杜撰，陳年芥菜鹵的傳奇取材於以上本草史料記載。

工欲善其事，必先利其器。喝茶講究一把好壺，醃鹹菜的鹹菜缸也有講究。容器透氣性要好，肚囊要大，開口要小。罐子開口設計非常巧妙，口沿有一圈水槽，蓋上蓋子後以水隔絕空氣，內部發酵產生的氣體可以排出來，但外面的雜菌微生物不能入內。

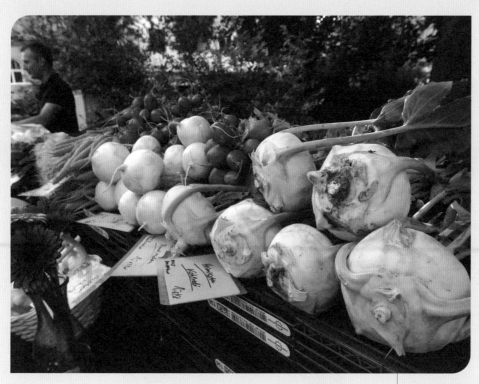

意大利市場上
的蔓菁疙瘩

/ 小小甘露 /

《本草綱目》中新記錄了一種中藥，草石蠶。

草石蠶又叫甘露，別名寶塔菜，地蠶、螺絲菜等，來源於唇形科植物草石蠶 *Stachys sieboldii* Miquel，為一種「橫走的」根狀莖。現在全國各地都有栽種。從植物學角度看，草石蠶的地上部分和同科的荊芥有些相像。

它的幾個別名都和它的外形或味道有關，稱為甘露是因為它的味道有甘露般的清甜。稱為石蠶、地蠶是因為它的根莖，呈一節一節的白色念珠狀，類似蠶形。藥材市場上有人用它冒充冬蟲夏草。其實，草石蠶跟雪域高原出產的冬蟲夏草沒有任何關係，外形差距也很大，功效更不能相互替代。

從中醫的角度來看，草石蠶味甘，性平，無毒，能養陰潤肺，功效和百合類似，但不宜生吃或多吃。秋天大量收穫的時候，一時吃不完，正好醃起來。北京六必居有一種甜醬八寶菜，實際是一種什錦醬菜，其中的甘露是主打。

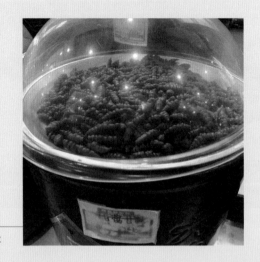

清脆可口甜醬甘露

生活無處不中醫，小鹹菜可開胃、消食，吃
多了油膩大餐，吃點兒鹹菜可利口。

鹹菜是最簡單的藥食兩用之品，不僅中國人
愛，日本人、朝鮮人、歐美人也喜歡，但是
就種類豐富程度而言，中華鹹菜獨佔鰲頭。

凡事有利就有弊，鹹菜的優點在於鹹，它的
缺點可能也在於鹹。人離不開鹽，但鹽攝入
多了也不行，把握好度是前提。

鹹菜

種類繁多

雪裏蕻
芥菜的變種，地上的葉子

水疙瘩
又叫大頭菜等，是芥菜地下的根

榨菜
芥菜為原料

此外，還有揚州的醬菜、上海的
肉絲小鹹菜、雲南曲靖的韭菜
花、福建的黃蘿蔔、潮汕的橄欖
菜、延邊的桔梗泡菜等

藥用功效

薺菜汁
治療痰多、頭痛、昏厥等病症

齏汁
主要用來催吐

泡菜湯
解暑

草石蠶
又叫甘露、寶塔菜、地蠶、螺絲
菜等，可養陰潤肺

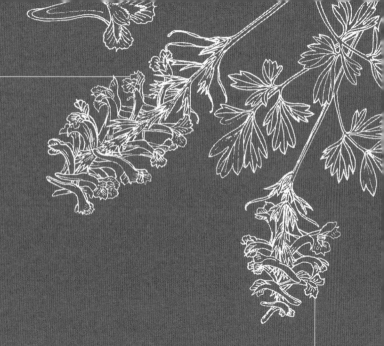

第6章 **各部專論**

————————————————————————果部

/ 桃 之 文 化 /

中國人對桃再熟悉不過了，桃可食用，可藥用。中醫治療講究的是扶正與祛邪，這種觀念在中國民俗文化當中，也在桃子身上得到了充分體現。

桃原產於中國，有 3,000 多年的栽培歷史。在浙江河姆渡遺址中發現了六七千年前野生桃的桃核。

早在春秋戰國時代的《詩經》當中就有描寫桃花的《周南·桃夭》：「桃之夭夭，灼灼其華。」這首詩借怒放的桃花來比喻美麗的新娘，表達新婚祝賀。後衍變成「逃之夭夭」就不是一個意思了。

桃子象徵着健康長壽、幸福吉祥，祝壽時少不了桃的元素。桃能給人帶來正能量，還是文人墨客筆下的好題材，成就了許多著名的詩詞和美妙動人的故事，在民間廣為流傳。《三國演義》當中的「桃園三結義」，陶淵明筆下的《桃花源記》，吳承恩筆下的《西遊記》中齊天大聖孫悟空偷吃蟠桃的故事，皆是家喻戶曉。

我曾為香港浸會大學中藥標本中心請來一座鎮館之寶 —— 由 2,374 根人參組成的壽星公。壽星公形象栩栩如生，手上托着一個醒目的大壽桃。

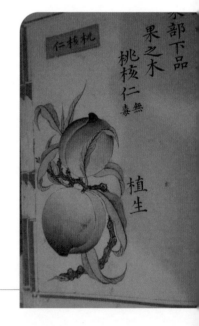

傳統觀念裏，桃符、桃木劍可以驅邪保平安。《本草綱目》中也收載了桃符，即門上掛的桃符。做桃符的習俗古已有之。早在《山海經》

桃核仁（摘自《本草品彙精要》羅馬本）

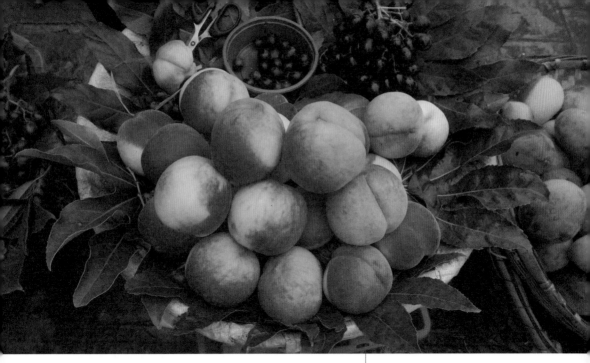

中已記載神荼和鬱壘兩位神仙，手持桃枝，專門捉妖拿怪。人們常常在桃木上雕刻這兩位神仙的肖像或他們的名字，做成桃符、桃木板，掛在門兩旁以驅邪。每逢過年時，家家戶戶都要從門框上撤下舊桃符，更換上新桃符。桃符可視為春聯和門神畫的前身。

在西方，聖誕節是盛大的節日，過聖誕節時家家戶戶都擺上一棵聖誕樹。在中國，過年是最重要的節日，特別是在嶺南地區過年的時候，家家都會擺上一棵專門觀賞的桃樹。因為紅色的桃花——紅桃，「紅桃」粵語的諧音似「大展鴻圖」的「鴻圖」，預示着米牛事業興旺。過年時擺放桃花，未婚的人希望新的一年有桃花運，找到心儀的人生伴侶；已經結婚的人，寄望來年有個好人緣。

/ 桃 的 故 鄉 /

南北朝時期賈思勰的《齊民要術》對桃的栽培有了詳細的記載。晉代陶淵明筆下的《桃花源記》、明末清初孔尚任的著作《桃花扇》、曹雪芹《紅樓夢》中林黛玉作的《桃花行》，其中桃的元素都為人們所熟知。

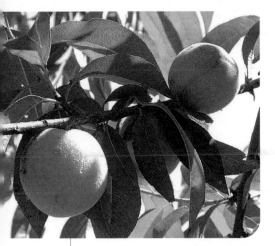

桃原植物

李時珍在《本草綱目》中記載，桃樹開花很早，容易種植，而且結的果實特別多。桃字左右結構，左邊一個木字，右邊一個兆字，「兆」就在表示數量甚多。

桃為薔薇科李屬植物，李屬李子表面比較光滑，而桃子表面有細細的絨毛。現在園藝品種多是桃和李的嫁接品種，稱為桃駁李或李駁桃。

有人說日本產的水蜜桃好吃。其實日本在150多年前還沒有桃子。1876年，日本岡山縣一家園藝場從中國上海、天津引進了水蜜桃的樹苗。由於他們不斷地改進栽培技術讓樹苗在適合當地自然條件下生長，才有了後來的新品種。日本還有個家喻戶曉的民間故事《桃太郎》，衍生出許多改編作品，它的故事就取材於岡山縣。

現在中國的桃子已經遍及世界，全世界栽培桃的品種不少於3,000種。我國現在有800多個桃的品種，栽培的面積和年產量都是世界之最，是名副其實的桃之故鄉。

/ 桃 的 應 用 /

雖然桃種類諸多，但根據不同的功能大致可分為3大類：觀賞的、食用的和藥用的。觀賞桃的品種主要是碧桃，在北京很常見，主要觀花，一般不結果或結的果不適合食用。

食用桃也有不同的種類，代表性的有多汁的水蜜桃、蟠桃、毛桃，爽脆的油桃、雪桃、鷹嘴桃。

《本草綱目》記載，新鮮的桃性溫，味甘，具有補中益氣，養陰生津，潤腸通便的功效。桃子特別有益於肺，民間常用桃子治療虛勞喘咳。

現代研究表明，桃子含有多種豐富的維生素、果酸和礦物質，

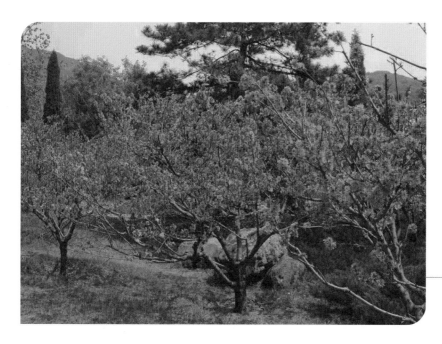

北京植物園
中觀賞的菊
花桃

特別是鐵的含量比較高，桃的鐵含量是蘋果和梨的 4～6 倍。此外，
鮮桃中膳食纖維和果膠也很多，有緩解便秘的作用。

桃子的保鮮期很短，有人叫它「隔夜愁」。成熟的桃子若儲存不好，
當一個筐裏有了一個爛桃子，很快會傳染到其他桃子一起爛掉。

/ 桃 仁 /

《本草綱目》記載，桃仁要取山中的毛桃，小而多毛，
果肉少，果仁卻豐富多脂，入藥可以破血散
瘀，潤腸通便。

漢代《傷寒論》記載的治療下焦蓄血
症的桃核承氣湯，明代《萬氏女科》
中治療瘀血內阻證的桃仁四物湯，清
代《醫林改錯》中治療胸中血瘀證的
血府逐瘀湯，桃仁都是其中重要的藥物
之一。

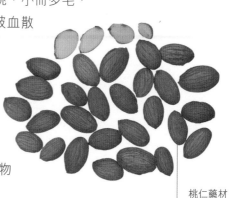

桃仁藥材

/ 桃花 /

除了桃仁可以藥用以外，桃花也可以藥用。唐代詩人崔護的《題都城南莊》中有「人面桃花相映紅」的詩句。在桃花盛開的季節，人影與桃花交織在一起，相互映襯。桃花因人而更有生氣，人面因花而更添嬌艷。

《本草綱目》中記載：桃花味苦，性平，無毒，可令人好顏色，潤澤顏面。同時引用了唐代筆記小說集《杜陽雜編》中的一則故事，並做分析。一婦女中年喪夫而發了狂。家裏人把她鎖在屋中，使她的病情加重了。一天夜裏她將窗櫺弄斷，逃出屋子，登上桃樹吃了幾乎整樹的桃花，癲狂之症不治自癒了。李時珍分析，這位婦人的病乃因驚怒傷肝氣所致，而桃花利痰飲和散滯血的功效恰中病機，故癲狂得癒。

桃花與張仲景的桃核承氣湯都能用來治療蓄血發狂，二者有異曲同工之效。

紅艷的桃花

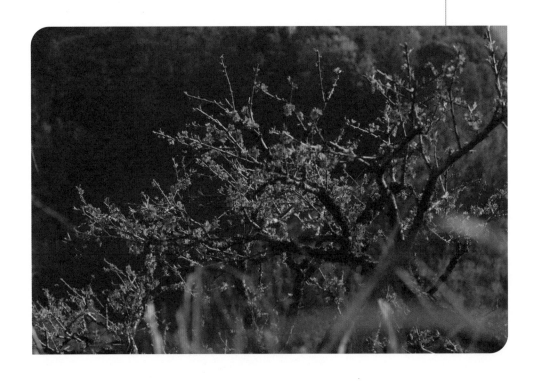

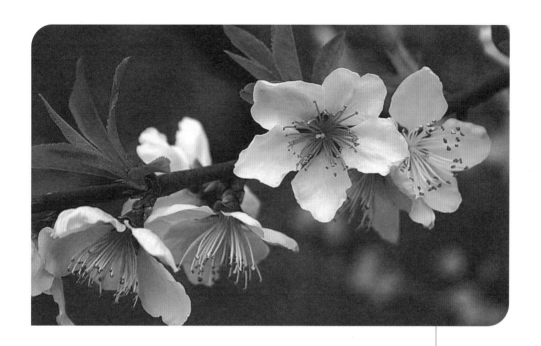

《本草綱目》記載，用桃花拌上白雪來洗臉，可使人的顏面光潤。農諺中有一句：「三月還有桃花雪，四月還有麥秸霜。」此景不多見，桃花季節若能見到雪可算極為珍貴了。

《本草綱目》還有一個用桃花治療雀斑的外用小方，將桃花與冬瓜仁分別研末，用蜂蜜調好，敷在臉上。

另外，桃花不能久服。李時珍提到，桃花若久服，即耗人陰血，損元氣。元氣都傷了，便保養不好身體了。

／ 桃 葉 桃 枝 ／

李時珍在《本草綱目》中也有對於桃葉的記載，在有關預防與治療瘟疫的內容中，桃葉的相關條目有 80 餘條。其中有一個桃葉熬湯熏法，隔着竹席子用桃葉熬湯的蒸汽來熏蒸。《本草綱目》還記載了用桃枝煎水沐浴的方法。此類方法類似現在的藥蒸、藥浴。我在廣西的瑤寨嘗試過草藥的熏蒸療法，草藥熏蒸使我全天進山考察的疲憊和倦意全消。

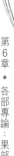

俗話説：「桃養人，杏傷人。」桃是藥食兩用的水果，但食用也要適度。因為桃子性偏溫熱，多食易令人生熱、上火，尤其是沒有成熟的桃子更不能多吃。

剛出生幾個月的嬰兒最好不要吃桃，嬰兒無法消化桃子裏大量的大分子物質，容易造成過敏反應。

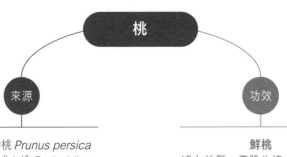

桃

來源

功效

薔薇科植物桃 *Prunus persica*
(L.) Batsch 或山桃 *P. davidiana*
(Carr.) Franch.

鮮桃
補中益氣，養陰生津，潤腸通便
桃仁
破血散瘀，潤腸通便
桃花
潤澤顏面
桃葉
民間用於防治瘟疫
桃枝
煎水沐浴

杏林文化

杏的諸多典故中最著名的要數杏林的傳說。據《神仙傳》記載，三國時期的名醫董奉給人治病從不收取診金，面對病患不斷送來的謝意，他説：「若要酬謝，重病患者病好了後可在我家門前栽種 5 棵杏樹苗，輕病患者病好了栽 1 棵杏樹苗。」年復一年，董奉治癒的患者不計其數，他家門前的杏樹也蔚然成林。後來，人們就用「杏林」作為中醫藥學界的代名詞。

杏和桃一樣都原產於中國，是我國最古老的栽培果樹之一。早在三四千年前殷商時代的甲骨文中已有「杏」字。

《黃帝內經》提出「五穀為養」、「五果為助」，桃、杏、李、棗、栗被列為五果。大約在公元前 2 世紀，杏經由絲綢之路傳到波斯，也就是今天的伊朗一帶。如今，杏樹已經遍佈世界各地。

著名唐代大詩人杜牧有詩：「借問酒家何處有？牧童遙指杏花村。」在我國傳統文化中，關於杏樹、杏花的典故不勝枚舉。

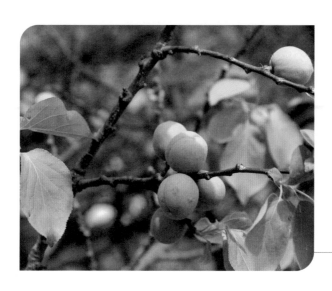

杏原植物

121

杏

虎守杏林佳話傳

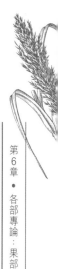

/ 梅杏桃李 /

杏主要分佈在我國的北方，古時候有「南梅北杏」之説。《本草綱目》裏記載：「梅，杏類也。」桃、李、梅、杏、梨，還有櫻花都是「親戚」，現代植物分類學將它們歸類於薔薇科。這一組植物的共同特點是花通常呈白色或者粉紅色，花瓣和萼片都是 5 個。由於花形、花色、開花時間很相近，一般很難區分。

我有一個口訣：「櫻、李、梨，花梗長。桃、杏、梅，貼枝長。」等到開花的時候，單看花是貼在樹幹樹枝上的，還是有長花梗的，便可大致將它們分開。

藥用桃仁和杏仁比較容易混淆。桃仁呈扁的長卵形，中部膨大；藥用的苦杏仁呈扁心形，一端鈍圓，比較肥厚。

/ 南杏北杏 /

杏仁分為甜杏仁和苦杏仁兩類，也就是嶺南地區常説的南杏和北杏。南杏仁就是甜杏仁，主要做食品。北杏仁是苦杏仁，主要入藥，是止咳平喘的代表藥。

杏有野生的和栽培的。按《中國藥典》所錄，苦杏仁主要來自山杏 *Prunus armeniaca* L. var. *ansu* Maxim.、西伯利亞杏 *P. sibirica* L.、東北杏 *P. mandshurica* (Maxim.) Koehne 或杏 *P. armeniaca* L. 的乾燥成熟種子。

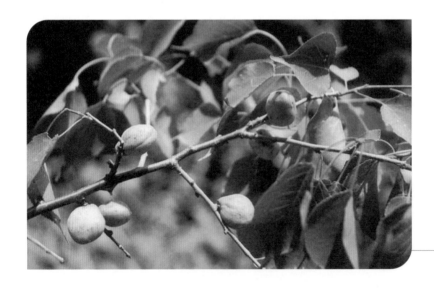

山杏原植物

山杏個頭不大，但杏仁個頭很大，主要入藥用。我小時候吃杏都捨不得扔掉果仁，吃完果肉把果核砸開，取出杏仁來吃。雖然大人已經叮囑孩子不要吃杏仁，但孩子們還是好奇，總要嘗一嘗，哪怕是嘗到苦味後再吐出來。

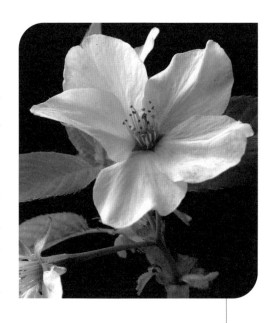

苦杏仁吃着苦味很重，而且生吃是有危險的，因為未加工過的苦杏仁毒性比較大，兒童吃 10～20 粒或成人吃 40～60 粒，就可能引起中毒。每年都會發生因吃生苦杏仁導致的中毒事件，嚴重的甚至可致死。

杏花

苦杏仁中毒之後的處理方法在《本草綱目》中也有記載，傳統方法是將杏樹的根切碎煎湯，即可化解。這個方法我沒試過，在中藥當中，同一種植物的不同藥用部位藥性相反的例子還是不少的。比如，麻黃的地上部分發汗、地下部位斂汗。植物自身就帶有解藥，這倒是一個值得深入探索的課題。但是現在如果遇到這種食物中毒的情況，應該趕快送醫急救。

栽培的杏有的偏酸，有的偏甜，主要供生食。在華北、西北各地的栽培品種有 200 個以上。北京較常見的有黃杏、大白杏。

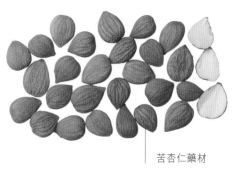

苦杏仁藥材

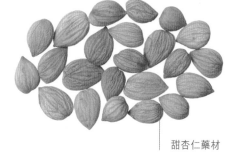

甜杏仁藥材

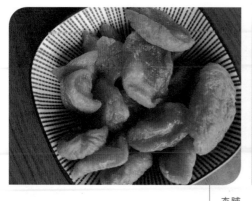

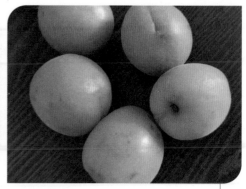

| | 杏脯 | | 杏 |

《本草綱目》記載，杏具有生津止渴，潤肺定喘的功效。成語有望梅止渴，其實凡是吃過酸杏的人都會説杏也不亞於梅。

杏雖好吃，但不能吃多。《本草綱目》當中記載了過量食用的不良反應。杏屬熱性的食物，體質實熱的人，多食就容易上火，可能導致口舌生瘡，加重口乾舌燥、便秘。

桃、杏、李 3 種水果常放在一起比較，他們的性味可説是一個比一個偏性大。

《本草綱目》還記載可以將杏曬成杏脯，製成蜜餞。蜜餞中有一種嘉應子，簡稱應子，它是李子製成的蜜餞。名叫嘉應子是因為產自廣東嘉應州（現廣東省梅州市）。嘉應子呈咖啡色，色澤發亮，肉質細膩，硬軟適中，甜酸可口，具有開胃，止咳的功效。不但在嶺南地區，在我國大江南北，甚至在整個東南亞都特別受歡迎。

在中國香港看中醫，診所抓好藥之後常常會送一包嘉應子或者山楂片。喝完藥湯吃一粒，嘴裏殘留的中藥味可以很快消除，給嘴裏加點甜味。

| 杏 仁 功 效 |

杏仁具有降氣止咳平喘，潤腸通便的功效。杏仁中含大量不飽和脂肪酸，對人體健康有益。李時珍記載：「杏仁能散、能降。」中醫理論認為，肺主宣發和肅降，一升一降。但凡咳喘往往都是與肺氣不能正常升降有關。

中醫治咳喘最常用的組合要數麻黃和杏仁，一對經典藥對。麻黃宣發，杏仁肅降。它們常出現在治咳喘的經典方劑和中成藥裏，比如，麻黃湯、麻杏甘石湯等。

杏仁除了和麻黃搭檔之外，也經常和紫蘇葉、桑葉一起使用。在秋天用來治療涼燥和溫燥感冒咳嗽的杏蘇散和桑杏湯，杏仁在其中以降肺氣著稱。

另外，杏仁潤腸通便的作用顯著。一般苦杏仁只用幾粒，甜杏仁用一小把即可見效。甜杏仁主要用於食品，具有很高的營養價值，偏重於滋潤及養護肺氣，作用也比較和緩。

嶺南人常把兩種杏仁一起煲湯或煮糖水，南北杏煲豬肺就是取其止咳平喘之功。嶺南的煲湯十分智慧，先把苦杏仁放在開水裏煮上幾分鐘，直到可輕鬆地搓去外皮。這種水煮去皮的方法其實是從古流傳至今的中藥炮製方法 —— 燀（chǎn）法。燀字帶着火字邊，卻不是直接用火，而是用沸水。燀苦杏仁現在仍是《中國藥典》收載的處理苦杏仁飲片的方法。

杏仁引起中毒的原因，與其含有的苦杏仁苷和苦杏仁酶有關。苦杏仁酶能水解苦杏仁苷，產生劇毒的氫氰酸。但苦杏仁酶不耐高溫，用開水燀一燀，就可以破壞苦杏仁酶，將這個中間環節切斷，酶發揮不了作用，也就不會產生毒性成分氫氰酸了，服用杏仁也就安全了。

杏仁雖有毒，但用水泡到沒有苦味了以後，再來醃鹹菜則非常可口、非常脆，北京的八寶菜中就有一味杏仁。

除了南北杏仁，《本草綱目》裏也見巴旦杏的記載，巴旦杏出回回舊地。巴旦是由波斯語 Badam 而來的，它的果實稱為巴旦杏，正規的學名是扁桃 *Amygdalus communis* L.。現在商品中經常見到標示着「美國大杏仁」的，其實有的就是巴旦杏仁。它的果肉一般不作食品，主要吃的是果子裏邊的種仁。

不論華人走到哪裏，杏林文化都隨之弘揚。我在美國西部到訪過一間一百多年前大淘金時代的中醫診所——金華昌。金華昌的大門前，有一棵高達七八米枝繁葉茂的杏樹，好像是一面在北美飄揚的不落錦旗，頌揚着海外中醫精湛的醫術和高尚的醫德。

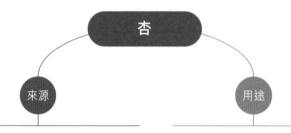

杏

來源

甜杏仁
薔薇科植物杏 *Prunus armeniaca* L. 或山杏 *P. armeniaca* L. var. *ansu* Maxim. 的部分栽培種味甜的乾燥成熟種子

苦杏仁
薔薇科植物山杏 *P. armeniaca* L. var. *ansu* Maxim.、西伯利亞杏 *P. sibirica* L.、東北杏 *P. mandshurica* (Maxim.) Koehne 或杏 *P. armeniaca* L. 的乾燥成熟種子

巴旦杏仁
薔薇科植物扁桃 *Amygdalus communis* L. 的乾燥成熟種子

用途

杏
藥用：生津止渴，潤肺定喘

甜杏仁
主要食用

苦杏仁
主要藥用：降氣止咳平喘，潤腸通便

巴旦杏
「美國大杏仁」，主要食用種仁

/ 梅 的 文 化 /

梅起初產自中國南方，現在各地都有栽培，長江以南地區為多。中國人對梅的利用和栽培，至少有 3,000 多年的歷史。《三國演義》杜撰了一段《青梅煮酒論英雄》的故事。曹操與劉備兩人，在青梅時節一邊飲酒一邊談論天下大勢，品評誰是天下英雄。書中寫道：「隨至小亭，已設樽俎。盤置青梅，一樽煮酒。」可見青梅是下酒之物。

比起青梅煮酒的故事，成語典故望梅止渴也許更能展現梅子的功能。曹操率領大軍出征的路上，天氣炎熱，士兵們口乾舌燥，體力漸漸不支。曹操騎在高頭大馬上，揚鞭朝前方一指，對士兵們說：「前面有一大片梅林，結滿了梅子，又酸又甜可以解渴。」士兵們聽了之後，不自覺口舌生津，又有了行動力，撐到了前方的水源地。

梅雨季節一般指農曆的五月，也就是陽曆的 6，7 月。這個時間正是梅子果實慢慢成熟的時候，也是江南地區陰雨連綿的時節，衣物、食品都很容易發霉，所以梅雨別名又叫「霉雨」。

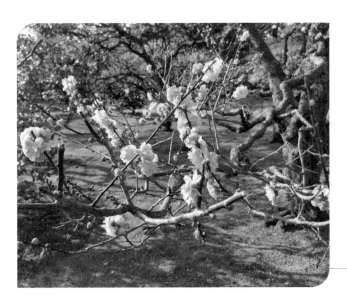

梅花

第 6 章 ● 各部專論：果部

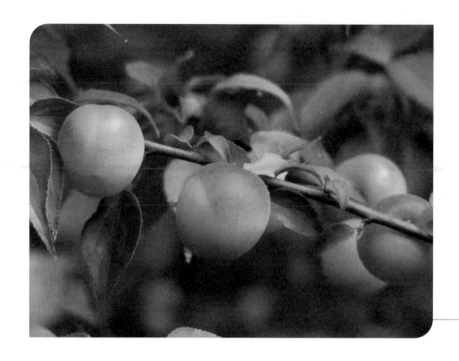

梅原植物

《本草綱目》記載了一個洗衣方法，用梅樹葉煎的湯可以洗去衣服上的霉點，梅雨季節來時或許可以一試。

/ 酸 梅 湯 /

酸梅湯是北京人童年酸甜的記憶，我們小時候特別盼望着過夏天。大人怕小孩中暑，就會買來酸梅湯，那時候酸梅湯可是奢侈品。現在的酸梅湯已經是風靡全國的飲料了，還走出了國門，無論天氣熱還是不熱，想喝就能喝到。

酸梅湯雖好喝，也不能喝太多。胃酸過多的人不適合喝，且喝完要及時用清水漱口，以免太酸傷了牙齒。

酸梅湯的主要原料是烏梅、山楂、甘草、冰糖，有時還會加上些桂花來增加香味。這裏用的烏梅就是中藥烏梅。烏梅是經過加工的，使青梅變成烏黑色。《本草綱目》裏寫道：「梅實採半黃者，以煙熏之為烏梅。」十幾年前，香港的亞洲電視台《芳草尋源》欄目，邀請我做學術顧問，期間拍攝過烏梅加工的全過程，讓我對烏梅也有了更全面的了解。

/ 烏 梅 /

根據《中國藥典》的記錄,梅子需要在近成熟時採收下來,炮製成烏梅需低溫烘乾,再悶至顏色變黑。

各地的烏梅加工方法有差別。根據福建中醫藥大學華碧春教授介紹,她的故鄉福建上杭是著名的道地藥材杭梅的產地,當地製作烏梅不塗木炭灰,而是直接慢慢熏烤成烏黑色。

梅的拉丁學名 *Prunus mume* (Sieb.) Sieb. et Zucc. 中的 *mume* 就來自烏梅的漢語發音。杏和梅在青澀的時候表面看着是一樣的,如果用同樣的方法來製作「烏杏」,外觀可能也差不多。而剖開杏和梅觀察果核,即可分辨二者。杏核表面光滑,梅核表面凹凸不平,無論表面怎麼「化妝」,果核都是無法改變的。

烏梅是一種常用中藥,它的主要功效是生津,安蛔,澀腸,止咳。出自漢代張仲景的《傷寒論》名方 —— 烏梅丸可治療蛔蟲病。

記得我在北京中醫藥大學上學時,宋老師在方劑學課上講了一個用烏梅丸治病的案例。老師講到他在讀書時有一年暑假回老家,見到

青梅

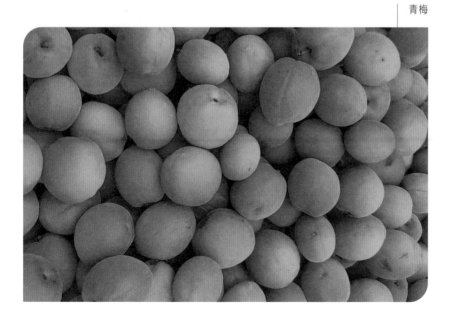

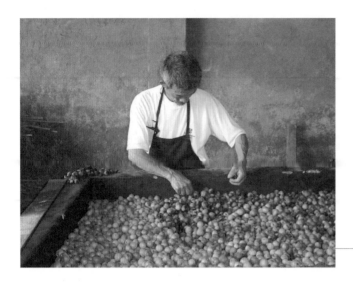

熏烤梅子

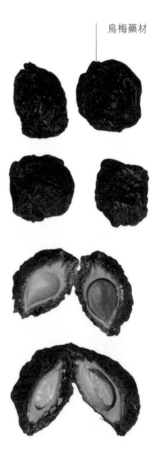

烏梅藥材

一位本家的嫂子，肚子疼得滿炕打滾，患的就是膽道蛔蟲病。他給患者開了一劑剛學的烏梅丸，藥一吃下去，立刻奏效。這位當時還沒畢業的年輕人成了村裏的名醫。

古人總結得已十分到位：「蛔得酸則靜，得辛則伏，得苦則下。」單用一味烏梅還不能祛蛔，只能安蛔。烏梅丸裏的烏梅是酸的，用苦酒也就是醋，泡一個晚上。烏梅加醋服下後，在病患肚子裏的蛔蟲馬上就「安靜」了下來。烏梅丸裏還有花椒、細辛協同作用可麻痹蟲體，最後把被麻痹的蛔蟲順利排出體外。

李時珍還記載烏梅斂肺，止久嗽。二陳湯是由陳皮、半夏為主組成的，主要用來燥濕化痰，理氣和中。

二陳湯原始的歌訣是：

> 二陳湯用半夏陳，
> 益以茯苓甘草成。
> 理氣和中兼燥濕，
> 一切痰飲此方珍。

二陳湯出自宋代官修的《太平惠民和劑局方》，原書中提到在煎煮二陳湯的時候，要加上生薑七片，烏梅一粒。小小的一粒烏梅如同畫龍點睛的一筆。

我個人看來二陳湯的歌訣可把第二句改成：苓草梅薑一並存。這樣烏梅就不會被丟下了。

記錄在《本草綱目》中的白梅，又名鹽梅、霜梅。主治瀉痢煩渴，功同烏梅。《本草綱目》記載了白梅的炮製方法：取青梅用鹽水浸泡，白天撈出放在陽光下曬，晚上再放入鹽水中浸泡，如此反覆10來天，白梅就製成了。日久天長，梅子的表面會析出一層白色的鹽霜。

另外，白梅還可以外用，可和藥點痣、腐蝕惡肉。但若使用烏梅治療息肉，需要在醫師指導下使用，自己不要盲目嘗試。

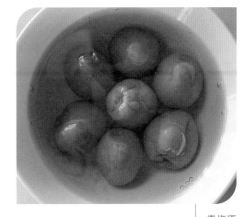

烏梅丸（摘自《百方圖解》）

/ 酸 梅 /

梅子可被當作酸味的調料使用，歷史可以追溯到《尚書》中的記載。

商王武丁曾對手下大臣傅說（yuè）言道：「你是我的好臣子，我要釀酒，你就是酒麴；我要做肉羹，你就是調味的鹽和梅子。」鹽梅在古代也是賢良臣子的代稱。

釀醋的工藝逐漸成熟精良，調味料梅子慢慢不常用了。

青梅酒

嶺南地區的名菜燒鵝，做法非常考究，吃的時候必須蘸上酸梅醬，別具風味。酸梅醬就源於 3,000 多年前的梅醬。燒鵝通常個頭很大，油脂非常豐富，燒製後皮脆肉滑，皮下還有一層厚厚的脂肪，蘸酸梅醬正好解膩。同理，吃北京烤鴨需要在小薄餅上抹一層解膩的甜麵醬以及少許大葱絲。

話梅是常見的零食，特別開胃。如果容易暈車暈船的話，可以在搭車乘船的時候含上一粒話梅，常能緩解症狀。

梅還能釀酒，日本的青梅酒很出名。我曾到過日本的青梅市，賞梅並品嘗梅酒。日本人的飯團裏，一般都會放一顆梅子，這裏主要是起防腐作用。

/ 蠟梅 /

臘月開的蠟梅，其實是蠟梅科的植物 *Chimonanthus praecox* (L.) Link，不是梅花所屬的薔薇科植物。蠟梅開花也比梅花早。蠟梅的花朵基本是蠟黃色的；梅花的花色有白、粉、紅、紫紅色等。除觀賞外，蠟梅還可作香料，也可提取精油。

蠟梅

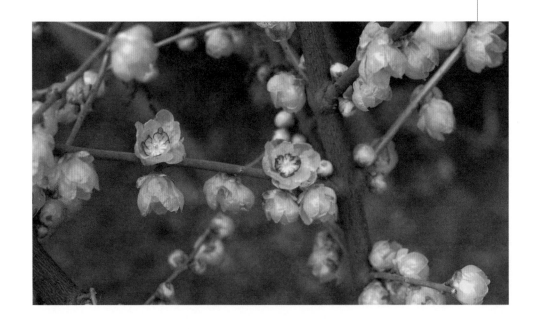

梅花是我國十大名花之一，又與蘭、竹、菊並稱「花中四君子」，與松、竹並稱為「歲寒三友」。從古至今，梅一直是我國經典的觀賞樹木。梅為花中壽星，樹齡可超過千年。梅花香自苦寒來，傲雪凌霜，它是堅強、毅力的象徵。

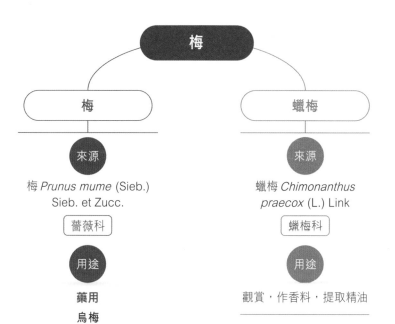

梅

梅

來源

梅 *Prunus mume* (Sieb.) Sieb. et Zucc.

薔薇科

用途

藥用

烏梅
生津，安蛔，澀腸，止咳

白梅（鹽梅、霜梅）
內服：主治瀉痢煩渴
外用：和藥點痣，腐蝕惡肉

食用
酸梅醬，話梅，梅子酒等

蠟梅

來源

蠟梅 *Chimonanthus praecox* (L.) Link

蠟梅科

用途

觀賞，作香料，提取精油

/ 柿柿如意 /

柿子被賦予了許多文化內涵。在中國北方，特別是在我熟悉的老家北京，寬敞些的四合院裏都種着大樹。不同的樹有不同的含義，種柿子寓意着紅紅火火，養石榴期待着多子多福，栽玉蘭、海棠代表着年年有餘、金玉滿堂。

每到秋天柿子熟了的時節，人們摘柿子時總會留幾個在樹上，等到冬天來餵鳥、餵喜鵲，人和動物和諧共處，圖個吉利。

《本草綱目》中記載了一段「柿有七絕」的説法：「一曰壽，二多陰，三無鳥窠，四無蟲蛀，五霜葉可觀，六嘉實可啖，七落葉肥大可以臨書。」一曰壽，二多陰，指的是柿子生命力強，壽命特別長，碩果纍纍，旱澇保收，屬容易栽的「鐵杆莊稼」。除此之外，柿樹還是一種非常好的木材，因為它的木質特別堅實，不容易開裂。三，意思是柿樹上沒有鳥築巢。四，柿樹的自我防禦功能強，幾乎沒有蟲蛀。五，賞柿子也是一景，經霜一打柿樹葉特別紅，秋天可賞紅葉。六，柿子味美。七，指柿樹葉革質，可以在葉面上寫字。

柿子在我國各地廣泛栽培，華北地區是主要產區。紅彤彤的柿子是深秋的當令水果。

柿樹被明太祖朱元璋賜封「凌霜侯」的名號，在一眾果樹中比較有地位。據清代《燕京歲時記》記載，

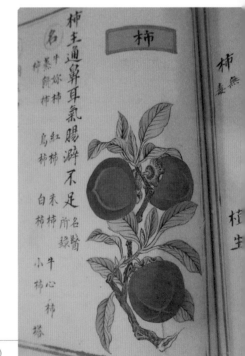

柿子（摘自《本草品彙精要》羅馬本）

123
柿子

凌霜紅染有七絕

明太祖朱元璋少年時當過和尚，也沿街討過飯。一次他經過一個村莊，兩天湯米未進，看到一棵柿樹長滿了柿子，他摘下柿子就往嘴裏填，一口氣吃了 10 多個，解了腹中難耐的飢餓。後來他當上了皇帝，不忘柿樹的救命之恩，封柿樹為「凌霜侯」。

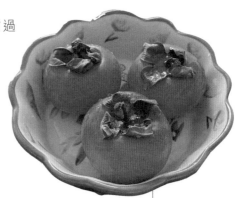

新鮮柿子

| 柿子與黑棗 |

柿 *Diospyros kaki* Thunb. 是柿樹科的落葉喬木，最高可長到 15 米。中國是柿樹的故鄉，也是世界上出產柿子最多的國家，柿子的栽培品種成百上千。從古到今，柿子的培育在不斷創新，品種數量不斷增加。

中國栽培柿樹的歷史已經超過 3,000 年。在先秦時期，柿子就是一種很受歡迎的水果，湖南長沙馬王堆漢墓出土過柿子核。宋代蘇頌的著作《本草圖經》附上了精美的柿子圖，可見在那時，柿子的栽培已經相當普遍了。但柿子栽培有一個特點，就是需要嫁接，而嫁接的母本是軟棗。軟棗的正名是君遷子 *D. lotus* L.，是最理想的嫁接柿樹的砧木。君遷子的果實形態與棗類似，所以名中有「棗」，果實成熟時呈紫黑色，別名又叫黑棗。

柿原植物

甘柿與澀柿

南北朝時期，賈思勰的《齊民要術》已記載了有關柿的嫁接及脫澀加工方法。脫澀，即去掉柿子裏的苦澀味。柿子的品種大致可以分為兩類，「甘柿」和「澀柿」。甘柿又稱為甜柿、脆柿，口感又甜又脆，受人歡迎。澀柿的果肉則帶有澀味，因其果肉含有大量的鞣酸，需脫澀後才可食用。我國栽培的品種大多屬澀柿的品系。

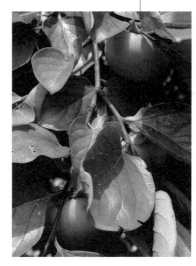

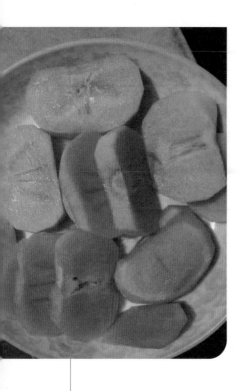

脆柿子

有一種自然的脫澀方法，就是東北、北京地區常見的「凍柿子」。柿子被凍硬後，再放到涼水中慢慢地化開，柿子周圍會形成一個大冰坨，但一定不能用開水燙，開水一燙柿子就爛了。凍柿子的味道比蜜汁還甜美，咬開一個小口嘬着果汁吃，或者用吸管吸着吃。

還有一種脫澀方法，就是把柿子和成熟的蘋果、梨、獼猴桃放在一起，利用其他水果釋放出的乙烯來催熟柿子。人工脫澀還有熱水捂、噴灑酒精、石灰水甚至乙烯利等手段，通常 2～4 天能完成脫澀。

秋季養生有一個核心點，就是滋陰潤燥。柿子是治療秋燥的一劑良方。坊間一直有個説法，秋冬吃了柿子不容易感冒。

／柿餅、柿霜、柿蒂、柿葉／

為了便於保存和運輸，人們創造出了很多種處理柿子的方法，其中之一就是把柿子做成柿餅。《本草綱目》中記載：「曬乾者，謂之白柿。」、「白柿即乾柿生霜者。」李時珍這裏説的白柿其實就是柿餅。北京出柿餅，我便比較熟悉這種美味的小吃。

我也曾到陝西秦嶺的柿子產區參觀過當地加工柿餅的過程。果農用鐵片製成的小旋刀，飛快地刮掉柿子表皮，果肉上只留柿子把，也就是柿蒂。然後用麻繩把柿子拴起來，讓它自然風乾，乾燥過程中得時不時用手捏一捏，檢查是否變軟。等柿子變軟以後，輕輕地用手把柿子壓扁。柿子表面滲出的白霜就是柿霜。

柿餅有潤肺，健脾，澀腸的功效。李時珍在《本草綱目》中記載了這樣一個病例。有一戶人家，三代人都患有胃反，即反

胃、脾胃虛寒、消化不良的症狀，天
天如此，頗是煎熬。三代人當中兩代
人都被病魔奪去了生命，到了孫子這
一輩，幸運地得到了一個驗方，就是
天天吃柿餅，和着飯一起吃，慢慢地
病就治好了。如遇到脾胃不好，經常
反胃、腹瀉的話，或許可以試試每天
吃一個柿餅。但如果有便秘的症狀，
那就不要嘗試了。

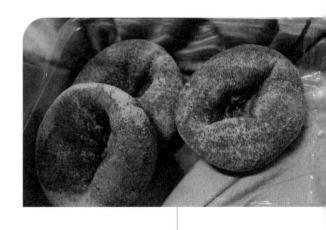

掛着柿霜的
柿餅

柿霜是一種炮製後的產物，乾燥過程中滲出的糖分在表面凝結
成結晶，似蒙着一層白霜。柿霜的味道是甜的，具有止咳，化
痰，潤肺的功效。有些人不了解柿霜的形成過程，見到柿子表
面的白霜以為是灰或髒東西，用水洗掉後再吃。那就把精華洗
走了。其他中藥也有類似情況，這些霜是優質藥材的表現，析
出的「霜」也是有效成分。

柿蒂藥材

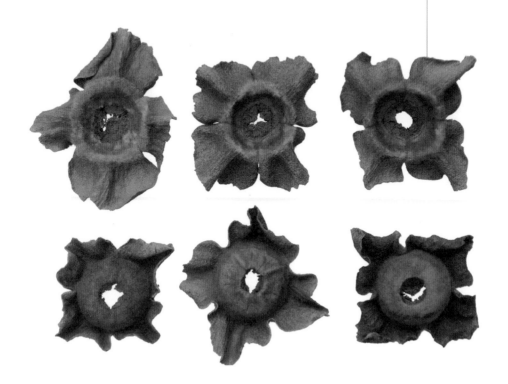

149

柿蒂是柿子身上一味很常用的中藥，擅長治療呃逆、噯氣。這種氣逆上沖的問題是自身無法控制的，治療這類症狀的成本很低，方法也很簡單。用 5～10 個柿蒂，浸泡 15 分鐘，然後煮開，煮開後繼續保持小火沸騰 10 分鐘，就可以喝了。如果因為吃了冷東西造成打嗝的話，煎煮時可以加幾片生薑，效果更好。

柿葉寬而厚，可以當茶葉沖泡來喝。柿葉中富含單寧，泡出的茶呈弱酸性，有潤燥通便，生津，化痰止咳的功效。

/ 飲食禁忌 /

民間有一種說法：「一個柿子十副藥。」其實這句話有兩層含義。第一層含義是指柿子有很多功能，成熟的柿子對身體很有益處，吃一個柿子相當於吃了 10 副補藥。第二層含義是指柿子食用不當會惹出毛病，還要再搭上 10 副藥才能調理好。

柿子不能多吃，也不能空腹吃。柿子中含有果膠、樹膠和鞣酸，遇到胃酸後容易凝集，沉澱在胃裏形成不溶於水的胃柿石，造成胃部不適。此外，柿子不能與螃蟹等海產品一起吃。李時珍特為此總結了古人的經驗：「凡柿同蟹食，令人腹痛作瀉，二者俱寒也。」古人的忠告，今人不能忘記。

我在和外國學者交流時，他們常常被中醫藥當中的一些不可思議的奇招妙招所吸引。中華民族是好客的民族，中醫藥是一個大家庭，兼容並蓄。在熱烈歡迎外來藥進入這個大家庭時，中國人習慣給它找個類比的對象，比如，西紅柿和柿子、番紅花和紅花、番木瓜和木瓜、胡桃和桃、番石榴和石榴、番木鱉和木鱉子、胡蘿蔔和蘿蔔。但有時候也不免亂點鴛鴦譜，造成一些誤解。澄清品種來源一直是使用藥材、食材前必要的工序。

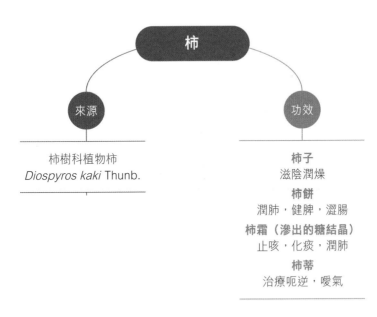

柿

來源

功效

柿樹科植物柿
Diospyros kaki Thunb.

柿子
滋陰潤燥
柿餅
潤肺，健脾，澀腸
柿霜（滲出的糖結晶）
止咳，化痰，潤肺
柿蒂
治療呃逆，噯氣

/ 棗的文化 /

「大紅棗兒甜又香，送給咱親人嘗一嘗。」棗是我國最早的水果種類之一，中華民族對棗的感情非同一般。在很早以前，中華大地上就誕生了與棗相關的文化。成語中有「讓棗推梨」，比喻兄弟友愛。

中國的民俗中，遇到新婚喜事，親友們也會送上一把大棗，再加上花生、桂圓、蓮子，寓意「早生貴子」。

棗樹的樹幹十分堅硬。古代雕版印刷常用棗木、梨木，後用「棗梨」代指印書。古書的序言中常說到「付諸棗梨」、「謀之棗梨」，就意味着這本書準備出版了。作者有時謙虛地表達自己的水平還不夠高，會謙稱「災及棗梨」。

/ 棗的家族 /

李時珍將棗放在了《本草綱目》第 29 卷的果部裏，棗是相當常用的一味中藥，乾鮮兩相宜。

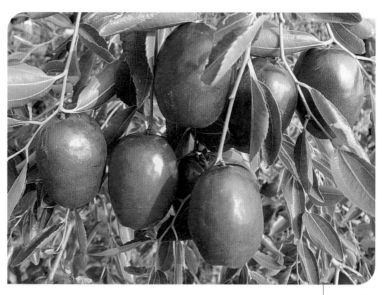

棗原植物

棗其實是鼠李科棗屬多種植物的統稱，該屬植物在全世界約有 100 種，主要分佈在亞洲和美洲，中國有 12 種。

藥用大棗的植物拉丁學名 *Ziziphus jujuba* Mill.，它的發音有點可愛。每次在上課時，我念出拉丁名 *jujuba* 時，同學們都不免發笑，就這樣説一遍就記住了。

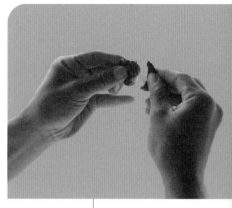

一般北方乾旱地區的棗最好，有句農諺「旱棗澇梨」，指的是較乾旱的氣候利於大棗生長，水分多利於梨的生長。棗樹的生命力很強，無論旱地、鹹地、山區、平原、河灘、荒漠都能生長，壽命也長，可活數百年。

山西的稷山板棗，掰開即見金色糖絲

大棗原產中國，以山東、山西、陝西、河北最多。李時珍在《本草綱目》中記載：「大棗南北皆有，惟青、晉所出者肥大甘美，入藥為良。」

大棗的大小與功效不一定有直接關係，而是各有特色。比如，山西的稷山板棗，雖然比新疆、陝北產的外形小很多，但肉厚、甜度高，掰開果肉，可以見到金黃色的糖絲。後起之秀還有近年引種到新疆的和田大棗，個頭很大。鮮的時候和乒乓球一樣大，形狀不太圓，果肉也厚。

《傷寒論》所載處方中的棗都以「枚」為單位。個頭大的和個頭小的大棗，在劑量上會有很大的差別。所以，具體用幾枚、怎樣用，要詢問中醫醫生的專業建議。

| 棗之應用 |

李時珍在《本草綱目》記述：「棗為脾之果，故脾病宜食之。」大棗入脾，脾在味為甘。大棗的營養物質十分豐富，現代藥理研究表明，大棗具有增強免疫、改善造血功能、抗衰老、抗腫瘤等作用。

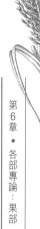

第 6 章 · 各部專論：果部

大棗可鮮食，也可乾用，還可製成醉棗、脆棗、蜜餞等。但是，鮮棗不能多吃。《本草綱目》中提到吃太多鮮棗，易助長濕熱，引起消化不良，尤其是青棗。脾胃虛弱的人更不宜多吃鮮棗，吃鮮棗後脾胃會更不舒服。食用時也不能「囫圇吞棗」，要細嚼慢嚥。

《神農本草經》將大棗列為上品。其性味甘平，具有健脾益氣，養血安神的功效。在中國很多地區，婦女坐月子時的餐食裏都會有大棗，用棗補氣血，如小米粥裏加大棗。

俗話說，一日食三棗，百歲不顯老。端午節的糉子、中秋節的棗泥月餅、臘八的八寶粥、過年的年糕等應節食品中更少不了棗。現在以棗為原料的保健品已經多得數不勝數了。

/ 甘麥大棗湯 /

關於棗的複方，僅僅《傷寒論》和《金匱要略》中的加在一起就有58首。《傷寒論》中的桂枝湯為解表劑，運用至今，其中除了用桂枝和芍藥，還用了生薑和大棗這個經典組合，主要治療營衞不和的虛人外感。

在張仲景的方劑裏，往往薑棗同用，調和脾胃，扶正祛寒。現在一到夏天，很多人長期待在空調房裏，或喝冰箱裏的生冷飲料導致脾胃不適，可用薑棗茶來調理。

甘麥大棗湯也是張仲景的名方，方中只有甘草、小麥和大棗 3 味藥，可養心安神。這個方可以治療臟躁，即精神抑鬱，心中煩亂。李時珍引用了南宋陳自明《婦人良方》的一則醫案。南宋時，有一位叫程虎卿的人，他的夫人懷孕四五個月時，悲傷難過，找了很多名醫都沒有改善。正當不知所措之時，他的朋友給他推薦了甘麥大棗湯，一劑藥下去馬上見效。

我的一位美國友人曾受更年期綜合症困擾多年，她服用過不少西藥，卻都不見效。我就向她推薦了甘麥大棗湯，效果十分顯著。對了症，中醫古方的療效就能立竿見影。

| 大棗與紅棗 |

大棗是不是紅棗？這是我常被問到的一個問題。

在北方藥材市場，大棗和紅棗就是同一種東西，沒有區別。可在中國香港的市場上，他們被分為兩種商品。為此我向行內人士請教，終於找到了答案。

在嶺南地區，早年商家都是前店後廠，多為小作坊。商家進貨後，按棗的大小分類，個頭小的，稱為紅棗。個頭大的，經過水煮、窯熏、陰乾加工，叫作大棗、烏棗或熏棗，形成了新的商品規格。

目前在廣東和中國香港地區，中醫大夫如果開大棗，使用的便是炮製過的烏棗。日常餐飲、煲湯用的是個頭小的紅棗。

一般認為紅棗和大棗、烏棗功效的區別在於，紅棗性甘溫，可補脾和胃，補氣生津，調和營衛；大棗或烏棗，偏甘熱，除了補脾胃外，還有一定的滋補肝腎的作用。

由於南方的氣候和南方人普遍的體質情況，南方人過多食用紅棗易生痰濕，食用經過炮製後的大棗，可在一定程度上減少生痰濕的問題。

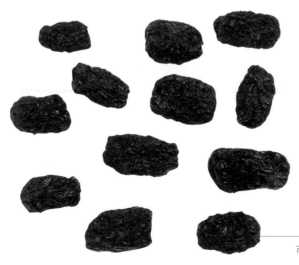

市售大棗（烏棗、熏棗）

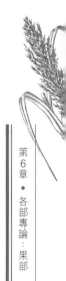

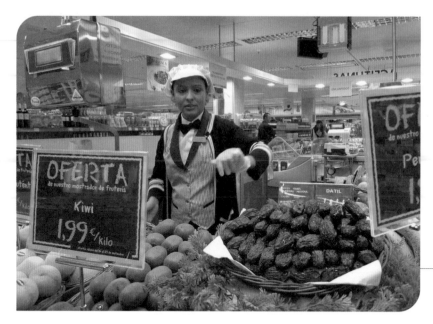

迪拜水果攤上的椰棗（伊拉克蜜棗）

現在內地不少加工廠家應市場需要，也加工生產烏棗，除供應港台地區及東南亞以外，內地市場也有需求。

常見的商品蜜棗有兩種。棕櫚科的伊拉克蜜棗，即椰棗，長 5～6 厘米。嶺南煲湯用的蜜棗是大棗的蜜餞，有些半透明，表面上有糖霜，還可見到明顯的縱向皺痕。

而黑棗，並不是前文中提到的烏棗，而是柿樹科植物，與大棗相去甚遠。

/ 小酸棗 /

大棗與酸棗是一對「親兄弟」，酸棗被放在《本草綱目》第 36 卷木部的灌木類中。酸棗樹有一個別名——棘。

酸棗生長得漫山遍野，本不值錢，但這些年人工費提高了，使得酸棗的價格也貴了起來。

植物分類學上，酸棗是棗的原變種，它的拉丁學名是 *Ziziphus jujuba* var. *spinosa* (Bge.) Hu ex H. F. Chow.，變種名意思是多刺的。

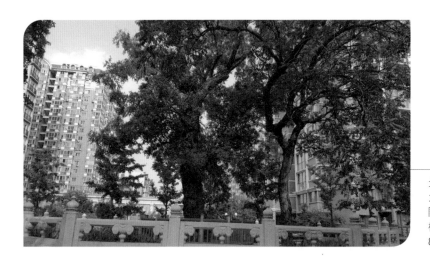

北京市花市
大街附近的
「酸棗王」，
樹齡已有
800 年

我上大學時因藥用植物科目的實習，去到了八達嶺
長城腳下。那是 6 月中旬，在灌木叢中就能看到很
多綠裏透紅、未成熟的小酸棗。

評劇名角小（筱）白玉霜在評劇《金沙江畔》中，
有一段經典唱段：「小酸棗滴溜溜的圓，紅彤彤
的掛滿懸崖邊，吃在嘴裏冒酸水，吃在嘴裏口不
乾。」

酸棗的果核大，雖説果肉少，口渴時嘗上幾粒，津
液頓生，那感覺勝過任何飲料。

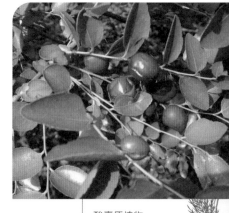

酸棗原植物

酸棗以乾燥成熟的種子入藥，叫
酸棗仁，有寧心安神，養肝斂汗
的功效，可用於失眠。酸棗仁用
於安神時，要用炮製過的炙品，
且需碾碎。酸棗仁湯是著名的安
神方劑，一共 5 味藥，酸棗仁是
君藥，複方用起來效果更好。我
本人在大學期間曾經長期失眠，
吃了酸棗仁症狀大為改善。

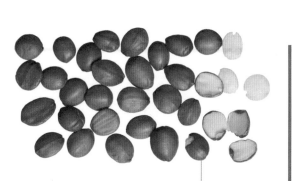

酸棗仁藥材

俗話説：有棗沒棗打三杆子。我小時候也打過棗，一竿子打過去，大棗連同小枝和棗葉一起噼哩啪啦地落下來，但不會傷到樹體。客觀上還能起到梳枝、剪枝的作用，第二年棗樹還會長得更好，結的棗也會更多。打棗時要戴個草帽，不然棗子掉下來砸到頭上生疼。童年的街巷已經時過境遷了，但每當回想起童年的大棗，我心裏都是美滋滋的，至今回味無窮。

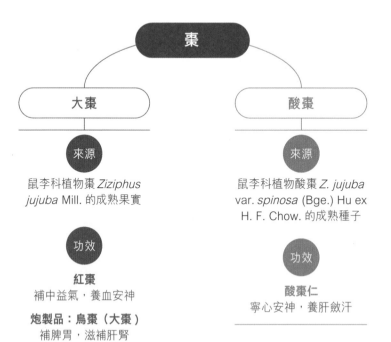

棗

大棗

酸棗

來源

鼠李科植物棗 *Ziziphus jujuba* Mill. 的成熟果實

來源

鼠李科植物酸棗 *Z. jujuba* var. *spinosa* (Bge.) Hu ex H. F. Chow. 的成熟種子

功效

紅棗
補中益氣，養血安神

炮製品：烏棗（大棗）
補脾胃，滋補肝腎

功效

酸棗仁
寧心安神，養肝斂汗

/ 話說核桃 /

有個謎語：「兩個小木盆，扣個皺臉人，木盆扣得緊，不砸不開門。」這謎語充滿童真稚趣，勾起了我的童年記憶。

核桃又叫胡桃，聽上去就像是外來的。的確，不少史書記載，核桃是張騫通西域時帶回中原的。近代也有研究表明，核桃原產在中亞，包括今天中國新疆一帶，所以中國有土生土長的核桃，只不過它的起源不在中原腹地。

核桃植物學名是 *Juglans regia* L.，胡桃科胡桃屬胡桃。該屬植物遍佈整個亞洲溫帶地區。核桃在 15 世紀傳入了英國，又在 18 世紀傳入美國，如今核桃已經成了世界上最重要的乾果之一。有統計表明，全世界有 50 多個國家和地區栽培核桃，其中產量最大的是中國，約佔總產量的 70%。

核桃同時是一種染色劑的原料。染色用的是核桃青色的果皮，不是種仁。

新鮮核桃的外果皮為黃綠色，又生又澀。但青皮不容易剝除，接觸到的東西易被染黑。過去偷核桃的人輕易就被抓個現行，被染色的手就是證據。核桃的青色果皮中含有大量鞣

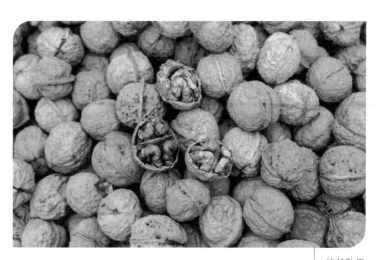

核桃乾果

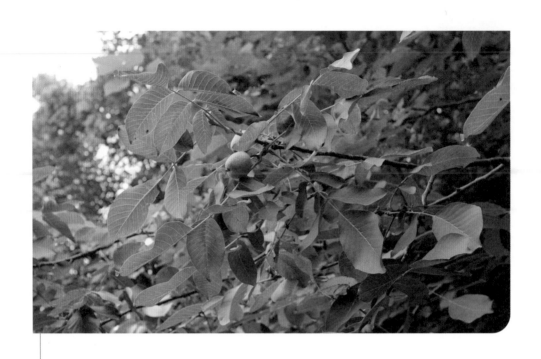

核桃原植物
胡桃

質和沒食子酸。這兩種物質在空氣中會被迅速氧化，而變成黑色的物質，着色力還很強，一個星期都洗不掉。

核桃木質地堅硬，可作為優質的建築、雕刻原料，更是優良的綠化樹種。摘下一片核桃葉，放在手裏揉一揉，味道特別清香。

文玩核桃

核桃採摘後去除果皮，才能露出那層黃色木質的內果皮，這才是市場上見到的帶殼的核桃，最裏面的種仁才是食用的核桃仁。

一般的核桃都需要用鉗子等金屬工具砸開才能享用。經過多年的選育、栽培，現有了皮薄、仁大、用手都能捏碎的紙皮核桃。

那種皮極厚、外形又好看的文玩核桃是傳統的「健身球」，在文玩市場裏是搶手貨。文玩核桃經過多年的把玩後，表面會形成包漿，顏色紅亮泛着油光。核桃雕刻也是傳統雕刻技藝的一種，屬上等工藝品。《核舟記》裏描寫的微雕核桃，在現實中是珍貴的文物。

/ 核桃仁 /

用核桃仁做的糕點、果子特別多。核桃仁營養價值很高,可以生吃,也可以炒食、油炸、蜜炙,還可以榨油。

李時珍認為,核桃仁味甘,性平、溫,有補腎固精,溫肺定喘,潤腸通便的功效。《本草綱目》記載了一個用核桃仁治療痰疾的案例,是一例有名有姓的真實病案。患者名叫洪邁雲,有痰疾。療法是以胡桃仁 3 顆和生薑 3 片,在睡覺之前一起吃下,第二天早上就見效了。

核桃仁形狀很像人腦,根據「以形補形」的說法,民間有「以腦補腦」之說。現代研究發現,核桃的營養確實很豐富,其中不飽和脂肪酸含量很高。核桃可為大腦提供充足的亞油酸、亞麻酸等成分,不過食用需適量。但這些有益的營養成分和作用,與「以腦補腦」無關。

核桃仁中間的木隔膜在藥用時有個中藥名:分心木,有固腎澀精的功效。用它來煮水代茶飲,能安定神志,可促進睡眠。

山核桃是山核桃屬(*Carya*)的植物 *Carya cathayensis* Sarg.,在我國東部地區(浙江、安徽)一帶分佈較多。果實是四棱的堅果,比核桃要小得多,俗稱小核桃,也很受歡迎。

核桃和山核桃還有個「洋親戚」,就是美國山核桃 *C. illinoinensis* (Wangenheim) K. Koch,即碧根果。它也來源於山核桃屬,市場上的名氣也不小,碧根果的形狀像是山核桃的「拉長版」,又名薄殼山核桃、

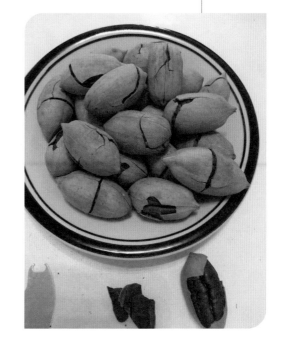

碧根果(美國山核桃)

長山核桃。與核桃一樣，碧根果也是世界上暢銷的堅果之一
了，現在我國不少地區已開始栽培了。

/ 栗 子 /

每到秋冬時節，北京街頭總能見到賣糖炒栗子的小攤，剛出鍋
的栗子直燙手，趁熱剝開栗子殼，吃上一口，熱乎乎、香噴
噴、甜蜜蜜的，就是這燙嘴的甜味，在供暖沒普及的時期，帶
給北方老百姓冬日裏難得的暖意。

有一年我到土耳其考察，發現他們街頭也有賣炒栗子的。他們
那裏產的栗子比中國的栗子還大一號，兩個栗子頂一個雞蛋
大。

但中國人更會吃，中國人用糖炒栗子，烹調手法如同中藥的炮
製工藝。用大砂粒拌着栗子翻炒，過程中加入麥芽糖、蜂蜜、
植物油，高溫加熱下栗子的香氣慢慢地全都被釋放了出來。

土耳其街頭烤
栗子攤

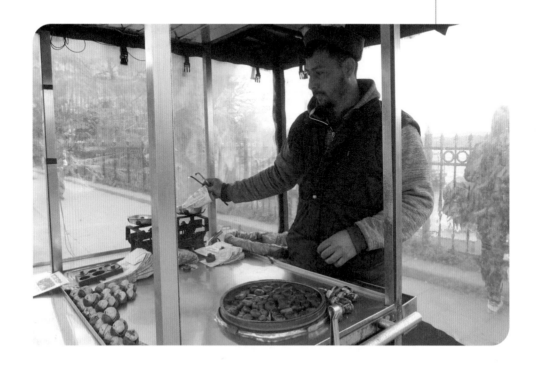

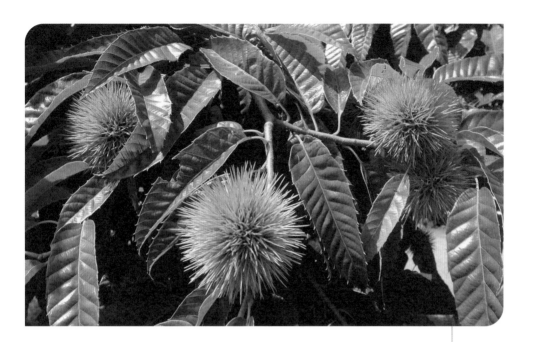

土耳其人吃栗子也有特色，他們用刀把大栗子切個小口，能避免啪的一下烤爆了。然後放在火上慢慢烤，只是乾烤。倒是也能烤得熟，但烤不出栗子的香糯口感，和中國的糖炒栗子無法相比。

栗子有「乾果之王」的稱號，是中國土生土長的植物，來源於殼斗科栗屬的栗 *Castanea mollissima* Blume。

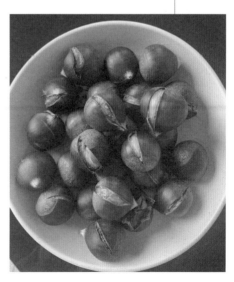

栗子在我國南北各地都有分佈，種植的歷史可以追溯到 2,000 多年前。早在《詩經》裏已有板栗的篇章——《定之方中》。「定之方中，作於楚宮。揆之以日，作於楚室。樹之榛栗，椅桐梓漆，爰伐琴瑟。」

之前我在日本生活時，發現日本商場裏常見「天津糖炒栗子」的招牌。

第6章 • 各部專論：果部

163

天津靠海，地形大部分是平原。天津並不是栗子的主產地，但天津是進出口的港口。特別在近現代，天津在中醫藥貿易中發揮了重要的作用，很多中成藥都打上了天津的商標，栗子經過天津銷向日本便成為「天津栗子」。

栗子長在山林裏。中國栗子出名的產地在湖北大別山羅田縣，那裏產的栗子稱羅田板栗。我研究中藥辛夷時，曾經 3 次去到羅田，見到了當地的栗子。那裏離李時珍故鄉不遠，李時珍對栗子做了很多研究，在《本草綱目》裏詳細記錄了栗子的分類、產地等，和現在植物分類學的描述基本一致。

/ 蘇轍與板栗 /

李時珍認為，栗子性溫，味甘，有健脾補肝，益氣補腎的功效，所以栗子得了「腎之果」的美譽。

《本草綱目》裏記載了一則蘇轍與板栗的故事。蘇轍晚年身患腰腳痛、足跟痛的毛病，機緣巧合之下，經人傳授了一個秘方，就是嚼食生栗子。每天早晨和晚上睡覺前，慢慢地嚼幾顆新鮮的栗子，將栗子咀嚼到化成白漿——這可能是沒有凝固的新鮮澱粉漿。我自己也試過這個方法，新鮮的栗子口感很好、香甜多汁。

蘇轍寫下一首七律《服栗》，為自己食栗養生留下心得。

老去日添腰腳病，山翁服栗舊傳方。

經霜斧刃全金氣，插手丹田借火光。

入口鏘鳴初未熟，低頭咀嚼不容忙。

客來為說晨興晚，三咽徐收白玉漿。

《本草綱目》還記載了一例關於寒瀉的病案。一位患者因體寒，引發了腹瀉，狂瀉如水注。李時珍就讓患者吃下二三十顆烘烤的熟栗子，很快腹瀉就止住了。

栗子可生吃、炒食、煮食、燉食。除了糖炒栗子，還有栗子羹等小吃。板栗燉肉、板栗燉雞也都是美味菜餚，用栗子和大白菜一起燉的素菜味道也不錯。栗子粥也是較易做的膳食，栗子、山藥、小米、紅棗一起熬，對調理脾胃有益處。

核桃和栗子兩大堅果都是不苦口的良藥，但一次不宜吃得太多。栗子生吃不易消化，特別是小孩和脾胃不適者。而核桃如果存放時間過久，或者存放方式不當，容易出現「走油」的情況，也就是俗話說的「哈喇了」、「敗油」，發出難聞的氣味，這種變質的情況一出現就不可再食用了。

核桃與栗子

核桃

栗子

核桃

應用

核桃的果肉
染色劑的原料

核桃的種仁（核桃仁）

- **食用**：零食、糕點
- **藥用**：補腎固精，溫肺定喘，潤腸

核桃仁中間的木隔膜（分心木）
固腎澀精，煮水代茶飲，能安定神志，
可促進睡眠

> 胡桃科
> 胡桃屬

山核桃
又稱小核桃

美國山核桃
又稱碧根果

> 胡桃科
> 山胡桃屬

藥食兩用

食用：生吃、炒食、煮食、燉食
糖炒栗子可以看出，炮製是國粹之一

藥用：健脾補肝、益氣補腎
食療方：栗子粥，調理脾胃

> 殼斗科
> 栗屬

/ 梨文化 /

古往今來，人們對梨的讚賞比比皆是，故事也家喻戶曉。《三字經》講道：「融四歲，能讓梨。」孔融讓梨、推梨讓棗，各種梨的故事都在講述傳統美德。

中醫和京劇都是中國的國粹。京劇又稱為梨園行。梨園，原是唐代長安城內一個種滿梨樹的果園。開梨花的時候，如同下雪一般晶瑩美麗。唐玄宗酷愛舞蹈、音樂，並在這方面十分有建樹。他在梨園開了一個「藝術人才培訓班」，後來人們便以梨園來代稱戲班、劇團了。唐玄宗李隆基也被尊為梨園祖師。

梨是薔薇科梨屬（Pyrus）多種植物的統稱，包括了眾多品種，如雪梨、白梨、秋子梨、庫爾勒香梨、西洋梨、蘋果梨等。

簡而言之，根據品種的產地，梨可以分成兩大類，西方梨和東方梨。西方梨主要來自歐洲，口感比較綿軟多汁，常見的吃法是做熟了吃。東方梨指以亞洲為中心分佈的一組梨，口感脆甜，生吃較多。

中國是梨屬植物的起源中心。司馬遷的《史記》中提到：「燕秦千樹栗……河濟之間千樹梨。」燕秦指現在河北省的寧晉、趙縣一帶。梨的適應能力很強，無論南方或北方、山地丘陵或沙荒，都能生長。

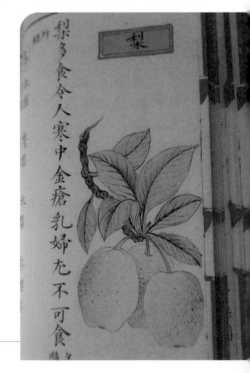

梨（摘自《本草品彙精要》羅馬本）

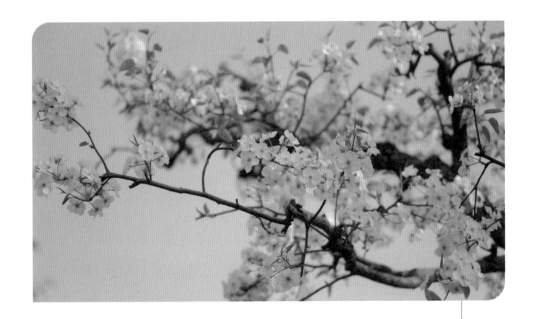

/ 秋梨膏 /

相傳名醫扁鵲有一天帶着兩個徒弟到外邊出診，路途中感到特別口渴，徒弟便從山上採了一個野梨給師傅解渴。扁鵲吃後很高興，就對徒弟說這個果子的果肉潔白如玉，甘甜如乳汁，此乃玉乳也。於是梨有了玉乳的別名。

李時珍在《本草綱目》中描述：「梨有青、黃、紅、紫四色。乳梨，即雪梨；鵝梨，即綿梨；消梨，即香水梨也。俱為上品，可以治病。」梨是藥食兩用的代表性水果。

有一則歷史傳說，唐武宗李炎有一次得病，終日口乾舌燥，咳嗽痰喘，吃了很多藥都不見效，御醫們束手無策。這個時候從四川青城山來了一位道士，他自稱帶着靈丹妙藥，可以治皇帝的病。其實道士的方子很簡單，就是將秋梨絞成汁，配上蜂蜜製成膏。皇帝吃了沒幾天，病果然好了。這個方子就是流傳至今的秋梨膏。

古代用梨治病的醫案很多，梨的主要功效是生津清熱，潤肺化痰。歷代醫家常用梨入藥，治療秋燥、陰虛咳嗽和熱病傷陰證。

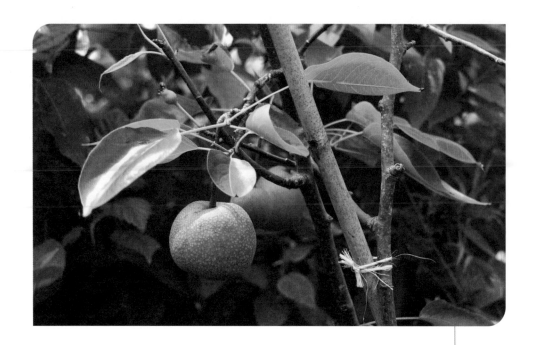

治療咳嗽、咽痛、聲音嘶啞的民間驗方裏用梨常留皮也可不留皮，有時再加入菊花和冰糖一起熬煮，既能清肺潤肺，又不會太寒涼。

李時珍在《本草綱目》中把秋梨膏的製法和用法詳細記錄了下來。且有記載，梨性偏寒，多食容易傷陽氣，有脾虛泄瀉、消化不良的人，應當少吃。

╱ 三 個 蘋 果 ╱

西方有一種說法，3 個蘋果改變了世界：《聖經》裏的蘋果、砸到牛頓的蘋果，還有被咬了一口的蘋果公司的「蘋果」。

《聖經》裏亞當和夏娃偷吃禁果，被趕出了伊甸園，這個禁果就是蘋果。蘋果早已融入西方文化中，幾乎無人不知。牛頓因為偶然被蘋果砸中了腦袋，受到了啟示，發現了萬有引力定律。現在牛頓學習生活過的劍橋大學三一學院門前，仍然有很多人在那棵蘋果樹下留影，更希望能幸運地被樹上掉下來的蘋果砸一下，也許還能悟出新的道理。

中國歷史上有不少關於梨、棗、橘子的典故，但難覓蘋果。

《本草綱目》裏邊也沒有「蘋果」的字眼，古代的蘋果另有稱呼。《本草綱目》中記載「蘋果」為「奈」。

奈，又名頻婆。頻婆的發音和蘋果比較接近。李時珍在《本草綱目》中記載：「梵言謂之頻婆，今北人亦呼之。」據考證，頻婆應該是元代後期從西域輸入的一個新品種綿蘋果，主要由新疆野蘋果 *Malus sieversii* (Ledeb.) Roem. 經過長期馴化栽培而來的，也是一大類蘋果的統稱。

李時珍在《本草綱目》中還記載了其另一別名，林檎。李時珍在奈的條目下寫道：「奈與林檎，一類二種也。」在林檎的條目下明言：「林檎，即奈之小而圓者。」林檎乃小蘋果。李時珍在林檎項下解釋道：「此果味甘，能來眾禽於林，故有林

筆者也來到劍橋大學的牛頓蘋果樹下，想碰碰運氣

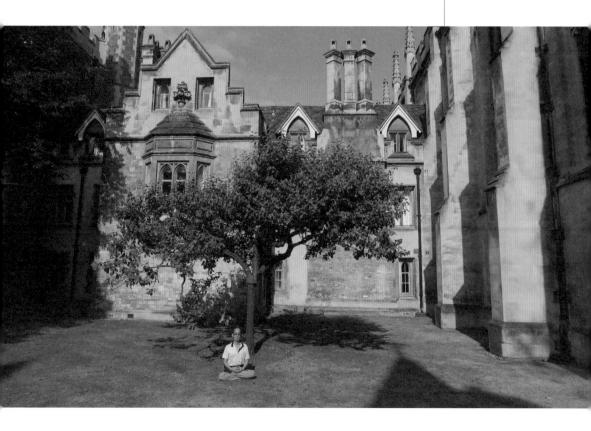

169

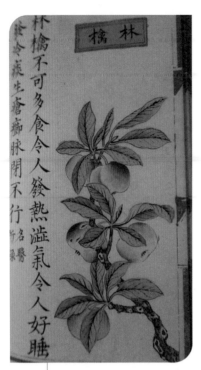

林檎（摘自《本草品彙精要》羅馬本）

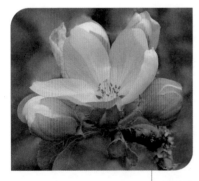

蘋果花

禽、來禽之名。」蘋果能吸引很多鳥來啄食果實，因此被梱為林檎。

日語的蘋果沿用了漢字「林檎」，日本人仕說蘋果時也會直接用片假名來標音：リンゴ，讀音近漢語「林檎」。

/ 栽培蘋果美味多 /

從植物學的角度看，蘋果來源於薔薇科蘋果屬的植物 *Malus pumila* Mill.。

如今，我國出產的既有中國蘋果也有西洋蘋果。中國蘋果又俗稱綿蘋果，它的祖先就是新疆野蘋果。

蘋果和梨有一點正好相反，過去中國更多的是綿蘋果與脆梨，西洋的蘋果原主產自歐洲中部、東南部及中亞，更多的是綿梨與脆蘋果。

蘋果是人類最早採食的野果之一，古埃及的壁畫裏就有蘋果的圖案。1492 年哥倫布發現新大陸以後，歐洲移民把蘋果帶到了北美洲。北美洲的氣候、土壤非常適合蘋果生長，19 世紀以後，美國的蘋果種植業不僅得到了大幅發展，還培育出了很多新品種。日本在明治維新後，開始從歐洲引種蘋果，又將它們傳入亞洲其他國家，澳洲、非洲也相繼引進。

中國現在的蘋果栽培主要是發展西洋蘋果品種，先後從日本、美國引進了國光、紅玉、富士等品種。

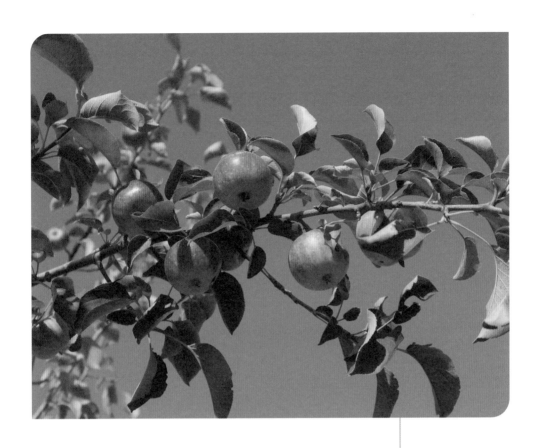

千百年來，人類培育出的蘋果品種數不勝數。蘋果越來越好吃，營養也越來越豐富。今天野生的、發澀的小蘋果已經鮮有人惠顧了。

古希臘人把蘋果稱為「青春劑」。英語中有一句大家熟悉的諺語：「An apple a day，keeps the doctor away.」翻譯成中文就是：「一天一蘋果，醫生遠離我。」

中醫理論認為，蘋果可以補心益氣，健脾消食，生津除煩。不過，生蘋果偏寒涼，吃多了容易引起腹脹、腹瀉，胃寒及胃潰瘍的人不宜多吃。有一種方法能減少寒性，將蘋果去核後切成小塊，放在水中煮幾分鐘，它的性質就變了，具有收斂，止瀉的功效。

第 6 章 • 各部專論：果部

171

古希臘的智者希波克拉底，曾留下一句名言，大概意思是食物用好了就是藥物，反之則不然。蘋果和梨是薔薇科梨亞科的植物，同亞科中還有中藥木瓜和山楂，它們都是常見、易得、有營養的「水果藥物」。

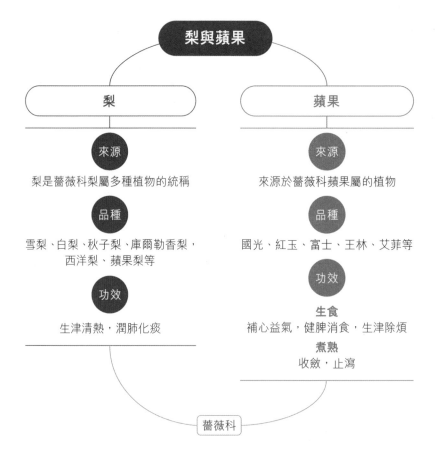

梨與蘋果

梨

來源
梨是薔薇科梨屬多種植物的統稱

品種
雪梨、白梨、秋子梨、庫爾勒香梨，西洋梨、蘋果梨等

功效
生津清熱，潤肺化痰

蘋果

來源
來源於薔薇科蘋果屬的植物

品種
國光、紅玉、富士、王林、艾菲等

功效
生食
補心益氣，健脾消食，生津除煩
煮熟
收斂，止瀉

薔薇科

/ 柑橘故鄉 /

柑橘類果子被收錄在《本草綱目》果部第 30 卷。平常普遍稱呼為柑橘的其實包括芸香科柑橘屬（*Citrus* spp.）多種果實，這個屬是一個龐大的家族。柑橘屬的小喬木成員有比較好剝皮的橘、不好剝皮的柑，以及橙子、柚子、檸檬、香櫞、佛手等。

芸香科植物果實看一眼就認識，好幾種果子英文都統稱 Orange，但要細分就不容易了。它們的主要特徵是果實結構特殊，被稱為柑果。芸香科柑橘屬植物的葉子具有典型的特徵。柑橘的葉子是複葉，雖然看起來像單葉，但葉柄與葉片之間有明顯的關節，這樣的複葉叫作單身複葉。

中國是柑橘的故鄉，有 4,000 多年的歷史。歷史中有許多文人寫下了與柑橘有關的詩篇，其中最具有代表性的要數戰國時期屈原的《橘頌》：「秉德無私，參天地兮。願歲並謝，與長友兮。」橘無私的品行，可與天地相比。我願在花果凋零的歲寒之際，與你為友，與你相伴。

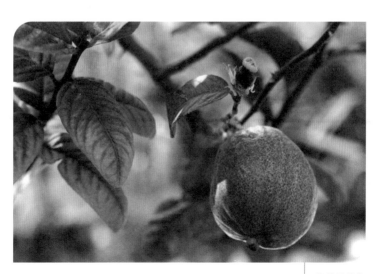

枸櫞原植物

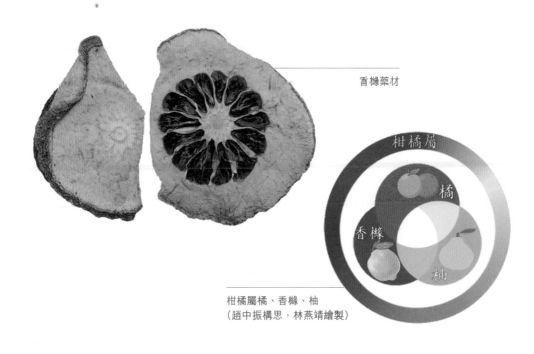

香櫞藥材

柑橘屬橘、香櫞、柚
（趙中振構思，林燕靖繪製）

到了南宋，韓彥直撰寫的《橘錄》是第一部柑橘栽培學專著，記錄了 27 個柑橘品種，根據記載可以看出當時的柑橘種植已經採用嫁接技術了。

「南橘北枳」出自戰國時期《晏子使楚》的一個典故。晏子對楚王說：「橘生淮南則為橘，生於淮北則為枳。」同一植物因環境條件不同而發生變異，以此借喻同一個人在社會風氣不好的地方也會學壞。

但從植物分類學的角度講，晏子的「南橘北枳」似有誤導之嫌，因為橘與枳其實是兩種不同的植物。對於柑橘的品種，春秋戰國時代的人分不清情有可原，就是到了現在，非專業人員有時也很難分辨。

紅、綠、藍是光學的三原色，按一定比例混合可以呈現出各種光色。柑橘類也有三大源頭，像三原色一樣——橘子、柚子、香櫞，其他的柑或橘都可看成是它們相互雜交產生的後代。

/ 一橘多藥 /

橘皮、橘肉、橘核、橘絡、橘葉都是常用中藥。李時珍在《本草綱目》中記載，橘皮在處方裏「同補藥則補，同瀉藥則瀉，同升藥則升，同降藥則降」。說明橘皮合作能力很強，能與其他藥物精誠協作。

橘皮入藥以陳久者良，所以被稱為陳皮。有一首燥濕化痰的名方二陳湯，君藥橘皮、半夏都是陳者更佳，從而得名「二陳」。

中藥用的陳皮可分為兩種，陳皮和廣陳皮。橘有許多的栽培變種，中藥常用的溫州蜜柑、福橘等的成熟果皮乾燥後都是陳皮。橘子的栽培變種茶枝柑 *Citrus reticulata* cv.'Chachiensis' 的成熟果皮乾燥後是廣陳皮，又叫作新會陳皮。茶枝柑主產地在廣東新會，就是戊戌變法領袖梁啟超的故鄉。

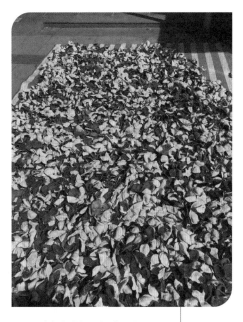

陳皮藥材

我也是到了新會才知道，當地人收柑橘的時候只要皮不要瓤。橘子的果肉剝出來以後就隨意堆放在果攤前。我一開始看到人家連橘子都剝好了，還感歎服務真到位，並開口問人家，剝好了的橘子多少錢一斤。小販看了我，笑著說，你拿去吧，這個不要錢，我們只留橘子皮。那次我從新會回來，除了帶回些陳皮，還裝了一口袋免費的橘子肉。

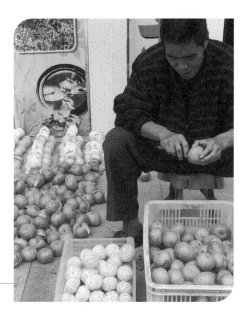

在廣東新會，當地人「要果皮不要果肉」

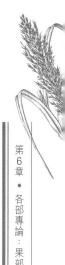

《本草綱目》中記載了一個簡便的方子，橘皮湯，用於治療嘔吐、乾噦。做法簡單，將橘皮、生薑一起煎煮，趁熱慢慢飲下，症狀就會緩解。

橘皮也是食品工業香料來源之一，可製成鹽漬的果子蜜餞。如果在屋裏點燃乾橘皮，能散發出撲鼻的清香，能清除異味。為了防止暈車、暈船，可把一小塊新鮮的橘皮卷成卷，塞入鼻孔內或者帶在身上不時聞一聞。

橘紅，即橘皮外層的紅色薄皮。《本草綱目》記載橘紅乃佳品，利氣，化痰，止咳之功倍於他藥。

橘絡是附着在橘子瓣上的白色筋絡，有行氣止痛，活血通絡，化痰的功效。

橘核為橘的乾燥成熟種子。現在有無核的水果橘子，但中藥還是用保留橘核的。橘核有理氣，止痛，散結的功效，可以治療疝氣、睾丸腫痛等證。

廣東新會橘皮

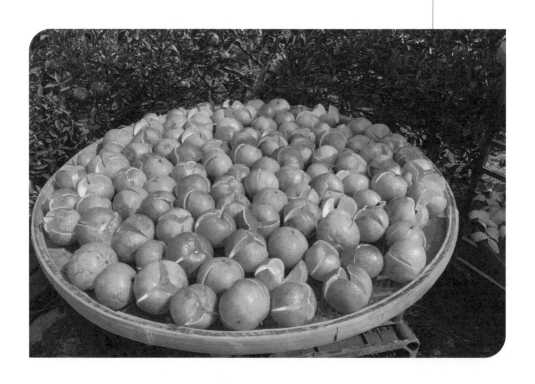

橘葉可以行氣，解鬱，散結，它
有一段譽滿寰中的傳說。那就
是橘井的故事。西漢時湖南
有一位叫蘇耽的道人，身
懷絕技，且對母親極為孝
順，後得道成仙。在他離
開凡間之前叮嚀母親，明年
在咱們這個地方將有疾疫流
行，到時候把院子裏橘子樹上
的葉子摘下來，丟入井中，喝井水
就可以防止瘟疫。果不其然，第二年
發生了大瘟疫，他的母親便按照他說的方法喝了橘葉井水，還分
給鄰里鄉親喝，平安度過瘟疫。自此橘井被傳為佳話。

青皮藥材

橘子吃多了可能會出現牙周炎、口腔潰瘍、便秘等症狀，這些都
是平時人們說的上火的情況。其實橘子自身帶着解藥，把剝下來
的橘子皮留着泡水喝，水中有些苦味，但很清爽，可以敗火。

青皮為橘的乾燥幼果或未成熟果實的皮，因顏色發青而得名。它
具有疏肝破氣，散結化滯的功效。青皮的藥力比較猛，俗稱「愣
頭青」。

/ 柚子與化橘紅 /

柚子在柑橘屬中個頭最大，辨識度最高，而且柚子皮和柚子肉不
像橘子那樣易剝離，剝起來要費點兒力氣。柚子是秋季、中秋節
的時令佳果，外形也很好看，賞心悅目。

要說和中藥密切相關的柚子，首推化橘紅。化橘紅和前文的橘紅
並不是同一種藥。

化橘紅來自廣東化州產的化州柚的乾燥外層果皮，被譽為「化痰
聖藥」。化州柚的特點是其果皮上長着又細又密的茸毛，而且這
個特徵是化州當地化州柚獨有的。假如把化州柚移栽到化州以外

的地方，結出的果實表面的茸毛會一年比一年少，直至最後完全消失，化痰的效果也會大打折扣。道地藥材的特性也體現於此。

化州柚未成熟或近成熟的果實，切開後除去果瓤和部分中果皮，外層果皮會被切成五瓣的或七瓣的，通常稱為「五爪」和「七爪」。

普通的柚子除了能當水果吃，還可以作為蜂蜜柚子茶這類的飲品原料，另外也可以入菜，烹調成佳餚，如柚子皮燒肉。

/ 水手與檸檬人 /

檸檬英文 Lemon，一般容易和柑橘類的香櫞混為一談，它們的親緣關係確實很近。

化州柚原植物

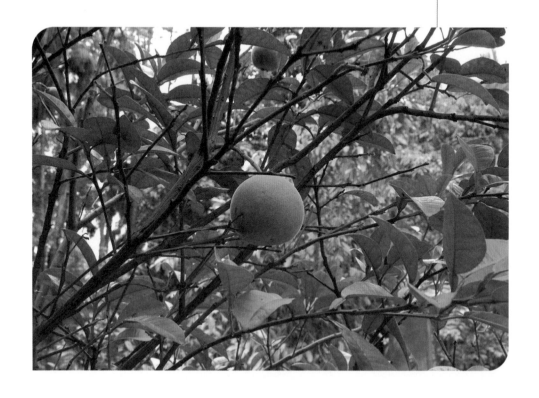

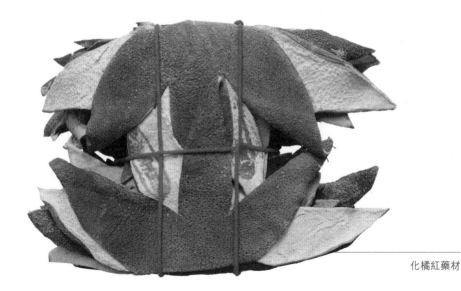

化橘紅藥材

從 15 世紀開始，人類迎來了大航海時代，歐洲的冒險家們為了尋求香料和黃金，乘船出海，冒着生命危險，出沒於驚濤駭浪之中，對船員威脅更大的是長期的海上生活。長期吃不到新鮮果蔬容易得上壞血病，又叫水手病。1593 年，英國死於壞血病的海員就有 1 萬多人。

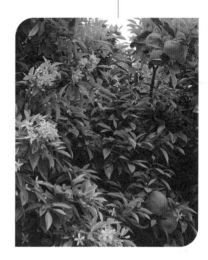

在土耳其街道兩旁的橘子樹

到了 18 世紀中葉，有人發現，檸檬如仙丹妙藥一樣對壞血病有奇效，可以消除病魔，讓水手們恢復健康，出海時帶着吃可保平安。後來，英國海軍規定，凡士兵出海期間，每天每人都必須飲用檸檬水。從那以後，海員們不再擔心壞血病了。英國人到現在仍把水手稱為「檸檬人」。

直到 20 世紀 30 年代，人們終於發現了檸檬治療壞血病的奧秘，原來是因為檸檬裏面含有豐富的維生素 C。

現在人們都喜歡把檸檬的鮮果切片，做成加冰的凍檸檬水，或加入紅茶做熱檸檬茶來享用。

柑橘家族

橘子

橘皮

陳皮

來源：陳皮來源於溫州蜜柑、
福橘；
廣陳皮來源於橘子的栽
培變種茶枝柑

應用
- **藥用**：燥濕化痰——二陳湯
- 工業香料、果子蜜餞

> 成熟果實的果皮

青皮

來源：橘的乾燥幼果或未成熟
果實的果皮
功效：疏肝破氣，散結化滯

> 幼果或未成熟果
> 實的果皮

橘紅
來源：橘皮外層的紅色薄皮
功效：利氣，化痰，止咳

橘絡
來源：橘子瓣上邊白色的筋絡
功效：行氣止痛，活血通絡，
化痰

橘核
來源：橘的乾燥成熟種子
功效：理氣，止痛，散結

橘葉
來源：橘的葉子
功效：行氣，解鬱，散結

柚子

化橘紅

來源：化州柚未成熟或
近成熟果實的
乾燥外層果皮
功效：化痰聖藥

香櫞或檸檬

檸檬含有豐富的維生素 C，可
治療壞血病

**芸香科柑橘屬植物的果
實，葉子是單身複葉**

柑橘家族的水果實在是多，通
過雜交等方式培育出來的醜
橙、臍橙、血橙、佛手等，香
甜又好看。我相信在未來，隨
著農藝技術的發展，柑橘屬的
家族還會再壯大。

/ 孑遺植物 /

植物分類裏面的科有大有小，菊科、蘭科、薔薇科等都是大科，每一科都有成千上萬種植物。而有些科裏只有一種植物，如銀杏，獨科獨屬獨種。

銀杏是中國的特有樹種，算得上正宗的國寶。我國的國樹和國花都尚未確定，牡丹作國花、銀杏作國樹可能是很多人心中的首選。如果投票，我一定會投銀杏一票。因為銀杏不但是中國特有的，而且是非常古老的。

野生的銀杏主要分佈在長江中下游地區。早在 2 億 7 千萬年前的二疊紀銀杏就出現了，比人類的歷史早得多，所以銀杏又被稱為植物界的「活化石」、植物界的「大熊貓」。

相傳佛祖釋迦牟尼在菩提樹下頓悟成佛。佛教在東漢末年傳入中國，後逐步流行開來，大量的廟宇興建了起來，每座寺廟一般都會種植一棵菩提樹。但菩提樹是熱帶、亞熱帶的常綠植物，在北方種較難存活，於是唐代高僧選擇了適應性強的銀杏樹來取代菩提樹。漸漸地銀杏在我國各地佛教寺廟被廣為種植，銀杏樹也就成了中國的「菩提樹」。

古時候，北京一帶曾被劃歸幽州。有句老話：「先有潭柘，後有幽州。」北京郊外潭柘寺的歷史比北京城的歷史還要久遠。潭

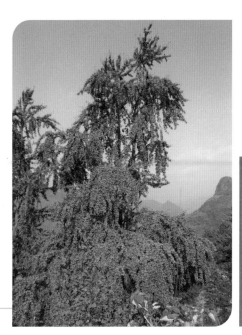

廣西銀杏樹

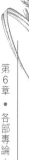

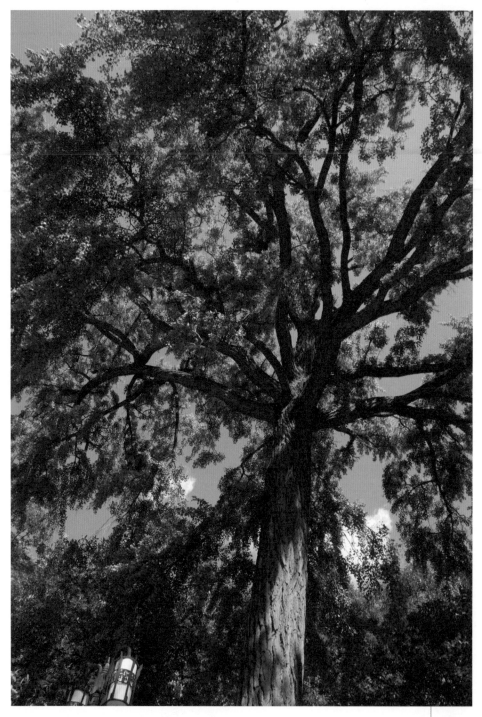

銀杏樹

柘寺是一座西晉時期的名寺，寺裏有一棵被美譽為「帝王樹」的大銀杏。相傳這棵帝王樹是唐代貞觀年間栽種的，帝王樹的名字是清代乾隆皇帝封的。每年到了金秋時節，帝王樹換上金色的盛裝，前來觀賞朝拜的人絡繹不絕。

除了佛教，道教對銀杏也是一樣的推崇。四川青城山天師洞就有一株老銀杏，公認的樹齡超過 1,800 年，胸徑有 2 米多。那裏是漢張陵天師修真、創教、顯道、仙葬之地，當地人都說那棵銀杏樹為張天師親手種植的。

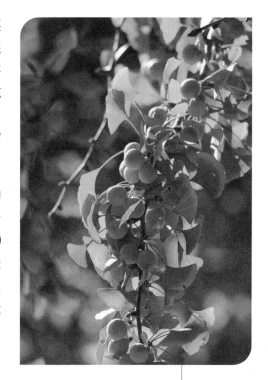

/ 銀 杏 不 是 杏 /

銀杏叫杏不是杏。李時珍的《本草綱目》也收錄了銀杏，記載了它的別名叫鴨腳。銀杏的拉丁學名 *Ginkgo biloba* L.，種加詞 *biloba* 是二裂的意思，指葉子中間開裂成兩半，就像李時珍說的葉子呈鴨掌形。*Ginkgo* 是拉丁文，英文、德文等語言沿用了此名，一喚出 *Ginkgo* 的大名，世界通用。

銀杏雌株（開花可結果）

銀杏樹另有一個稱呼，公孫樹，指爺爺輩種下來的樹，到孫子輩的時候才能結出果實。銀杏樹是雌雄異株的，有雌樹也有雄樹。李時珍說：「須雌雄同種，其樹相望乃結實。」

古時候，僅觀察未結果的銀杏樹很難分辨雌雄。銀杏樹生長緩慢，一般 20 年後才能結出果實，再分出雌雄。栽銀杏樹常常靠運氣。有的寺廟前栽了兩棵同一性別的樹，而且這種概率相當高。一般移栽樹會損傷樹根，只好再栽一棵小樹苗，給它們重新配對。又過了幾十年後一看，也可能又弄錯了。古廟前這

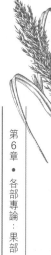

種「老夫少妻」或者是「老妻少夫」的現象並不在少數。

長成的銀杏樹軀幹高大，枝繁葉茂，春夏葉子翠綠，到了深秋，一片金黃。銀杏後來被引種到海外，先到亞洲其他國家，後在歐美都備受喜愛，東京、柏林、華盛頓都可見到，多地都以它作為行道樹。但無論在哪兒，它的故鄉仍是中國。

/ 白果不是果 /

銀杏以種仁入藥，稱為白果，但它叫果不是果。因為銀杏是裸子植物，種子裸露在外，沒有果實。人們見到樹上的黃白色小果是肉質的外種皮，裏邊硬的是中種皮，再往裏是膜質的內種皮。

銀杏雄株（只開花不結果）

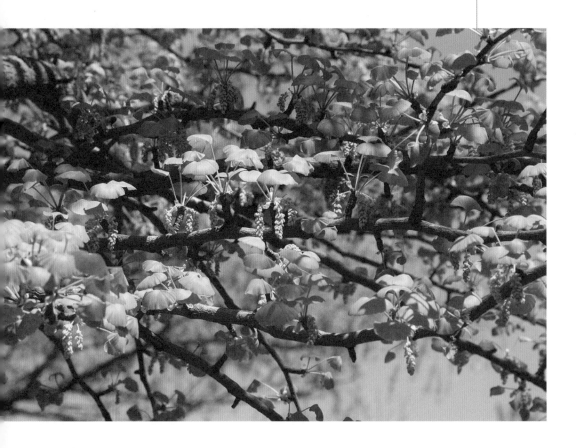

白果有斂肺定喘，止帶縮尿的功效。關於白果，有兩首著名的方劑。

第一首是出自明代《攝生眾妙方》的定喘湯。定喘湯一共有 9 味藥，麻黃與白果共為君藥。麻黃可以宣肺散邪；白果可以斂肺定喘。一散一收，有助於恢復肺臟功能，利其宣發和肅降。

第二首是來自傅山《傅青主女科》治療婦女帶下的易黃湯，方中用到白果 10 枚，和山藥、芡實配伍，具有固腎止帶，清熱祛濕的功效。傅山，字青主，明末清初著名醫家。在梁羽生的武俠小說《七劍下天山》裏還提到過傅青主，小說中他的形象不但醫術精妙，而且長於武功。在現實生活中，傅山的確好似一座高山，令人仰止，後人難以超越。傅山是山西太原人，精通儒、釋、道各家，音韻訓詁、書法繪畫多有涉獵，實乃一位奇人。他的醫書專著《傅青主女科》是我國歷史上的一部婦科學專著。以白朮為君藥的完帶湯，就是傅山所創。在我國公佈的第一批 100 首經典名方當中，收錄張仲景所創方子最多，排第二位的是張景岳，第三位就是傅山。

∕ 藥 食 兩 用 ∕

白果不僅可藥用，在日常生活中當作食品也用得不少。白果被收入國家公佈的藥食同源的中藥名單。北方人喜歡用白果燉湯，南方人喜歡喝白果糖水。白果腐竹糖水很常見，有止咳定喘作用。

雖然白果是藥食同源的，老少咸宜，但不能多吃，因為白果有小毒。銀杏不是杏，但它和苦杏仁有一方面的功效類似，都能止咳定喘，也都含有一類毒性成分——氰苷。白果生食有毒，易引起身體不適、食物中毒。

白果經水煮加熱後，能減輕部分毒性，所以食用之前，不但要去掉黃白色的外殼，而且要去掉內層的紅褐色薄皮以及中間的綠色心芽，一次也不可食用太多。

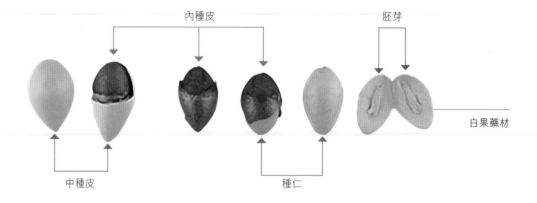

內種皮　　　　　　　　　胚芽

白果藥材

中種皮　　　　　　　　種仁

/ 銀 杏 葉 /

很多人喜歡收集銀杏的樹葉，壓在書裏當書籤，銀杏葉片做書籤非常精美、典雅，還有防蟲的作用。

銀杏的種子白果是中國傳統中藥，但對於銀杏葉，西方研究得比較深入。20 世紀 80 年代，德國舒培藥廠（Dr. Willmar Schwab）研發的銀杏葉製劑金納多（Tebonin），在治療阿爾茨海默病、心血管疾病方面廣為應用。

銀杏葉的現代應用起源自西方，《中國藥典》從 2000 年版起開始收錄銀杏葉。銀杏葉若入藥，不能用變黃了的葉子，更不能用掉在地上的落葉。藥用的銀杏葉要在秋季葉子還綠着的時候採收，並且要及時乾燥。現在經過改良供藥用的銀杏葉，來自矮化了的銀杏樹，更方便採摘。

銀杏葉不可以隨意採回來泡茶喝，因為銀杏葉裏的有效成分主要是雙黃酮和內酯類化合物，水溶性極差，必須用有機溶媒才能提取出來。如果用水煎煮，不但有效成分提不出來，反而白果酸這些有毒成分會被提取出來，喝了有害無益。這也可能是為甚麼我國古代僅用白果，而不用銀杏葉的原因吧。

中藥有輸出，也有外來，更有輾轉再回故鄉的。銀杏就是一個美麗的使者，它不但參與了「東學西漸」的隊伍，而且加入了「西學東漸」的大軍。

歌德的《浮士德》是德國文學的代表。《浮士德》與古希臘的《荷馬史詩》、意大利但丁的《神曲》和英國莎士比亞的《哈姆雷特》並稱歐洲文學史上的四大古典名著。之前我在採訪德國的漢學家文樹德教授時，他提起了歌德的一首銀杏詩，在這首詩背後，還有一段動人的愛情故事，這首詩已經被收錄到德國的中學課本裏。

歌德的這首詩讓銀杏這種來自東方的植物，在西方世界廣為人知。在德國千年古城魏瑪，有一座銀杏博物館。當地人把銀杏樹稱為「歌德樹」。有機會的話，我一定會去尋訪那裏的銀杏博物館，去了解歌德的「銀杏之緣」。

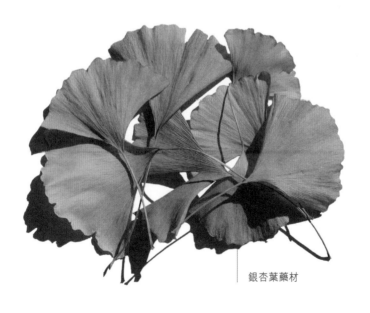

銀杏葉藥材

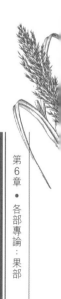

在中醫發展的歷史進程中，中藥的品種不斷地增加。從兩千年前《神農本草經》的 365 種，到《本草綱目》的 1,892 種，再到現在《中華本草》收錄的 1 萬多種。許多新的有效藥用部位也被不斷開發利用，成為造福人類健康的新成員。

銀杏

銀杏概覽

- 2 億 7 千萬年前出現，植物界的活化石
- 佛教、道教推崇銀杏樹
- 雌雄異株
- 銀杏的故鄉在中國

白果的藥食兩用

藥用

功效：斂肺定喘，止帶縮尿
- 定喘湯
- 易黃湯

食用

白果一定要煮熟再吃，且不宜過量

銀杏葉

- **銀杏葉**的研究開發，西方國家做得多且深入
- **有效成分**：主要為雙黃酮和內酯類化合物，水溶性極差

/ 冰 糖 葫 蘆 /

冰糖葫蘆是我的最愛,山楂就是串起思鄉之情的相思果。

1997 年,身在異國他鄉的我,從朋友手上借來了春節聯歡晚會的錄像帶,一首歌《冰糖葫蘆》勾起了我的童年記憶。那首歌我只聽了一遍,就刻在了腦子裏,想起了治病又解饞、伴隨着美好回憶的冰糖葫蘆。

年節期間,少不了大魚大肉,而集中的大吃大喝很容易造成食物堆積在胃腸道,出現消化不良的症狀。這個時候,冰糖葫蘆就可以登場了。

還記得小時候,每逢春節,大人們帶着小孩逛廟會,都愛給孩子買冰糖葫蘆吃。手頭寬裕的,來一串長長的糖葫蘆,手頭緊的也要花 5 分錢買上一串 4 個果的短糖葫蘆解個饞。

冰糖葫蘆的製作過程其實不難。先用竹簽把山楂果一個個串起來,可以事先把山楂核去掉,蘸上熬化的白糖稀或麥芽糖稀,在一塊鐵板上一拍,手按住簽子往後一拉,就會形成一大片長出來的糖片嘎巴。糖稀一遇冷會迅速凝固變硬,包裹着圓圓的山楂果,又酸又甜又脆。現在生產的冰糖葫蘆外面還包上一層薄薄的江米紙,都是可以一塊吃的。

過去,北京的藥舖都有賣紅棕色的山楂丸的,3 分錢一丸,又酸又甜,嚼着嚼着濃濃的中藥味就出來了,越嚼越濃。據說清朝末代皇帝溥儀從小體弱多病,易患感冒和消化不良,一日三餐都要吃大山楂丸。他長期堅持餐後服用山楂丸,整個身體狀況也有所改善。

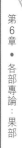

糖葫蘆

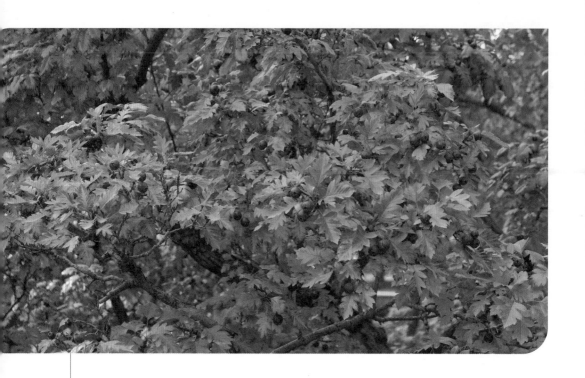

金秋山楂滿
枝頭

/ 百泉藥市 /

山楂，從名字就能知道，它生長在山裏。拿北京來説，北京三面環山，房山、密雲、懷柔地區都有不少野生或栽培的山楂。河北興隆、山東青州、遼寧鞍山等地也有非常優質的山楂品種。位於太行山脈的百泉也是出山楂的名產區。百泉的秋天那滿山遍野的艷紅，便是山裏紅了。據説那邊的山中曾有100個泉眼，故而取名百泉。百泉不僅山楂有名，還是我國古代重要的藥材集散地之一。全國的藥市各有特色，但其中文物保存最完好的應首推百泉。

藥都百泉靈山活水，匯聚了名人奇事，也匯聚了自然、文化、歷史、醫藥諸多元素。百泉始自殷商，成熟於唐宋，聞名於明清，現在隸屬新鄉市輝縣。那裏曾經是晉朝竹林七賢縱歌飲酒的地方，蘇東坡、岳飛、唐伯虎、乾隆皇帝等眾多歷史名人都曾駐足於此。

與百泉相鄰的郭亮村，起源於漢代一位農民起義領袖郭亮，他曾駐守此地。那裏有一條掛壁公路，被稱為世界上最奇特的 18 條公路之一。從 1972 年至 1977 年，整整 5 年的時間，13 壯士用大錘、鋼釺、炸藥等最原始的工具與方法，以愚公移山的精神，開鑿出長達 1,250 多米的「絕壁長廊」。後來很多影視劇都來到此地取景，它的名氣就越來越大了。

2018 年，我與英國倫敦大學國王學院的徐啟河博士，一起到百泉進行實地考察。徐博士是河南新鄉人，他的老家離百泉不遠，算是半個東道主，他便做了考察團中的嚮導。

百泉有保存完好的碑林，碑林中有碑刻記錄着完整的百泉藥市的介紹。百泉藥交會興起於明朝洪武八年，朱元璋曾到此祭祀。此後每年四月初八，百泉都要舉行藥材盛會，而且規模不斷擴大。民間有這樣的説法：「春暖花開到百泉，不到百泉藥不全。」1980 年，國家有關部門將百泉藥交會列為全國三大藥品交易會之一。2008 年，百泉藥交會被國務院列為國家級非物質文化遺產。

百泉藥王廟

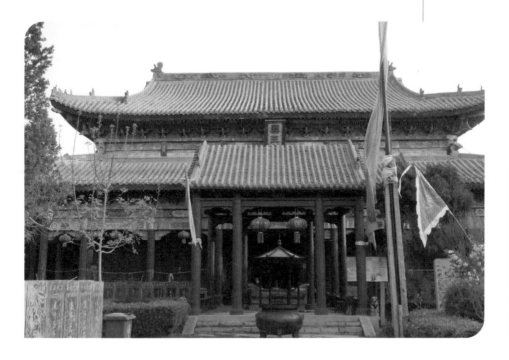

我們在百泉考察期間，與輝縣市政府有關負責人員舉行了座談會，共同探討了如何開發山楂等藥食兩用中藥材、開拓健康旅遊產業等問題，同時也提出了我們的建議。2020 年輝縣入圍「全國旅遊發展潛力百強縣市」，大家都希望百泉的山楂也能與輝縣一起走出大山，走向全國，走向世界。

/ 山楂丸 /

山楂原產自中國，自古就有栽培。《中國藥典》規定山楂正品為薔薇科植物山裏紅 *Crataegus pinnatifida* Bge. var. *major* N. E. Br. 或山楂 *C. pinnatifida* Bge. 的乾燥成熟果實。山楂和山裏紅是「親兄弟」，只是有大小之分。山裏紅是個頭偏大的變種，我國北方有的地方稱之為紅果。山楂和山裏紅兩個植物的果子，都可以當「山楂」使用，一般當水果、做冰糖葫蘆的都是個頭比較大的山裏紅。同屬的植物還有一種野山楂 *C. cuneata* Sieb. et Zucc.，個頭比山楂小得多，入藥稱南山楂，和山楂有類似的功效。

最早將這種藥以山楂之名收載到本草書籍中的，就是李時珍的《本草綱目》。《本草綱目》記載山楂名稱的由來：「猴、鼠喜食之，故又有諸名（如猴楂、鼠楂）也。」據説猴子、松鼠這些山林裏的小動物都喜歡吃山楂。

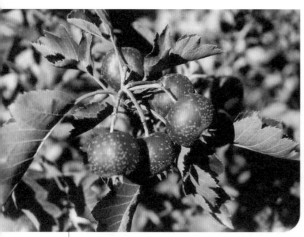

| 山裏紅原植物

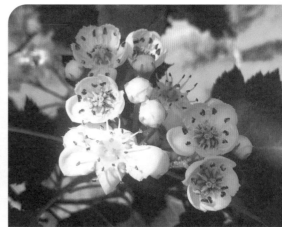

| 山楂花

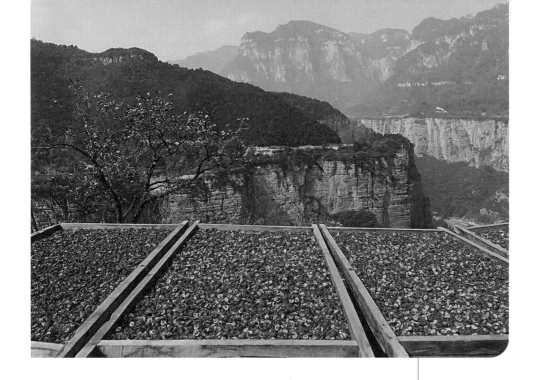

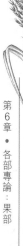

山楂生在大山間，豐收時節晾曬忙

在此之前，山楂多以其他的名稱記載，如唐代的《新修本草》在木部中稱之為「赤爪木」，宋代的《本草圖經》中稱之為「棠梂子」。李時珍考證歷代本草及有關文章，將眾多的別名統一到《本草綱目》果部山楂項下。

《本草綱目》記載：「山楂可消化飲食，消肉積……消滯血，痛脹。」

按照中醫理論，山楂助消化的作用是通過其「破氣」之功。如果吃得太多，易傷中氣。因此對於脾胃虛弱，沒有食積的人，就不要經常吃山楂了。李時珍記載，凡脾弱飲食物不消化，胸腹脹悶者，可在飯後嚼服兩三顆，可緩解症狀。但不可多用，多用反而可能會克伐脾胃。

食用太多生山楂容易傷脾胃，它的酸度很高，對牙齒也不好，尤其是有齲齒的人不宜吃生山楂。

通過炮製可降低山楂的酸味，炙品炒山楂、焦山楂、山楂炭，它們的炮製程度、焦糊的程度不一樣，適用於不同情況。

炒山楂能緩和藥性。焦山楂在炒山楂的基礎上加大炮製力度，從而可兼治腹瀉。山楂炭是將山楂炒成碳化程度，具有止血功能。

含有山楂的傳統中成藥有很多，比如，萬應山楂丸、山楂內消丸、山楂丸、大山楂丸。這些藥全國各地都在生產，組方之間小有出入，但君藥都是山楂。現在的製劑中含有山楂的就更多了。日常的零食中最常見的就是山楂片和果丹皮了。有個簡單的自製山楂糕的做法：將山楂洗乾淨、煮熟，然後放入適量冰糖，小火熬煮，一邊煮一邊攪拌，避免粘鍋，直到山楂煮爛煮熟關火，再放涼即可，盛出來放在冰箱裏儲存，隨時可以享用。

/ 山裏紅與山裏黃 /

通常人們默認山楂是紅彤彤的，其實山楂的「親戚」中也有黃色的。有一種「山裏黃」，是產自墨西哥的一種黃山楂。我在墨西哥考察的時候，生活在那兒的「墨西哥通」王維波先生，帶我品嘗了一下黃山楂。黃山楂果實成熟後保持黃色，又圓又大，味道與山裏紅差不多。

山楂在海外也很常見，一提起山楂的英文 Hawthorn，人們都知道。國外歐山楂的果實很小，比中國的南山楂還小，它作為西草藥在《歐盟藥典》、《美國藥典》中都有收載。歐山楂，原產於歐洲東南部，一般用來做果醬。他們連山楂葉也一起用，作為一種食品添加劑。

現代很多研究數據都證明，山楂對於心血管疾病患者是有益的。因為山楂內含有類黃酮物質，能夠擴張冠狀動脈。而且山楂還含有大分子的單寧，能減緩心率。

筆者在墨西哥採到「山裏黃」

世界其他地方的山楂也不少，廣泛分佈在亞洲、歐洲與美洲。山楂屬的植物有 1,000 多種，目前開發入藥的只有 8 種，山楂屬植物的綜合開發利用，還有很大潛力。

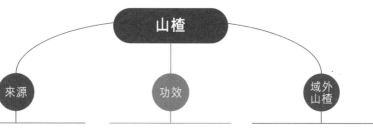

山楂

來源

- 薔薇科植物山裏紅 *Crataegus pinnatifida* Bge. var. *major* N. E. Br. 或山楂 *C. pinnatifida* Bge. 的乾燥成熟果實

  藥典品種

- 薔薇科植物野山楂 *C. cuneata* Sieb. et Zucc. 的乾燥成熟果實，入藥稱「南山楂」

功效

山楂
消食健胃，行氣散瘀，化濁降脂

炒山楂
緩和藥性

焦山楂
兼治腹瀉

山楂炭
止血

域外山楂

歐山楂、山裏黃等

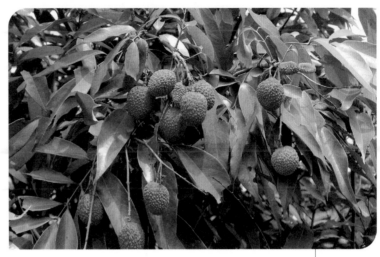
荔枝原植物

/ 荔枝與中國 /

荔枝 Litchi chinensis Sonn. 是中國的特產，它的英文就是從中文名音譯的 Litchi；拉丁屬名也是 Litchi，種加詞 chinensis 的意思就是中國的。

1656 年，荔枝被波蘭傳教士卜彌格（Michel Boym）帶到西方國家，並且正式記述在他的著作 Flora Sinensis（《中國植物誌》）裏。

如今，荔枝在世界上很多地方都有栽培。但在古代，荔枝非常珍貴，人們都知道它美味，但不易保鮮，有文字為證。李時珍在《本草綱目》裏也引用唐代詩人白居易《荔枝圖序》當中的原話：「若離本枝，一日而色變，二日而香變，三日而味變，四五日外，色香味盡去矣。」5 日以上就沒法吃了，可見荔枝變質相當快。

晚唐詩人杜牧云：

> 長安回望繡成堆，山頂千門次第開。
> 一騎紅塵妃子笑，無人知是荔枝來。

唐代的楊貴妃特別愛吃荔枝，要最上等、最新鮮的荔枝，但無論是嶺南還是蜀中的產地都離長安太遠了。於是派出八百里加急把剛摘下的荔枝，快馬加鞭地送到長安。到了每年荔枝收穫的季節，只要看到快馬蕩起的塵埃，那就是荔枝快送到了的信號，可博貴妃一笑。這給一個荔枝的栽培品種留下了好聽的名字：妃子笑。

蘇軾晚年被貶到廣東惠州時所作《食荔枝》：

> 羅浮山下四時春，盧橘楊梅次第新，
> 日啖荔枝三百顆，不辭長作嶺南人。

蘇軾可算是樂天派，雖被發配到了當時荒涼的嶺南之地，但他對生活仍舊充滿着信心：每天我若能在這裏吃上 300 顆美味的荔枝，我情願在這裏扎根不走了。

/ 增城摘荔枝 /

廣東的增城是荔枝之鄉，我專門去那裏採摘過荔枝。除了妃子笑的品種之外，增城荔枝還有很多知名品種，如掛綠、桂味、糯米糍等。

有關荔枝的功效，《本草綱目》記載其可以止渴，通神，益智，健氣。俗話說，一顆荔枝三把火，荔枝是屬溫熱性的水果，其熱量和甜度都很高，吃了以後很容易生熱、上火。李時珍也在《本草綱目》當中寫道：「荔枝氣味純陽，其性味熱。鮮者食多，即齦腫口痛，或衄血也。」荔枝屬氣味純陽之品，吃太多鮮荔枝的話，可能會出現牙齦腫痛，甚至鼻出血。

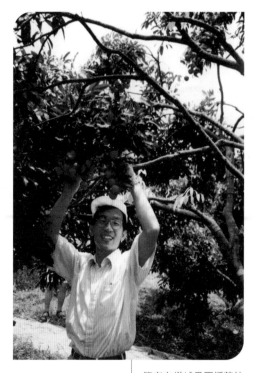

筆者在增城果園採荔枝

通過吃荔枝的表現也可以判斷出一個人屬寒性體質還是熱性體質。我在荔枝園內採荔枝時，就在荔枝樹下一邊摘一邊吃，心滿意足地吃了大概有一斤。即使吃了這麼多，我也沒有上火，由此可以推斷，我個人屬偏寒的體質。

荔枝甜到齁人，但吃多了卻可能出現一種「荔枝病」，就是過量食用荔枝而引發的急性的低血糖。當短時間內大量荔枝帶來的果糖在體內還未轉化為葡萄糖時，胰島素在持續消耗葡萄糖，便會導致儘管「在吃糖」血糖仍在降低的情況。所以為了安全起見，千萬不要一口氣吃太多荔枝，更不要空腹吃。

另外，荔枝果糖含量很高，也容易附着在牙齒表面，吃完後最好用清水漱漱口，否則容易被口腔的細菌所利用，造成牙齒無機物的分解，形成疼痛難忍的齲齒。

關於荔枝有個民間驗方，荔枝肉乾加大米熬粥，可以治療腎虛導致的五更瀉，也就是在天快亮的時候拉肚子。等量的荔枝肉乾和酸棗仁一起煮水來喝，可以治療心煩、失眠。

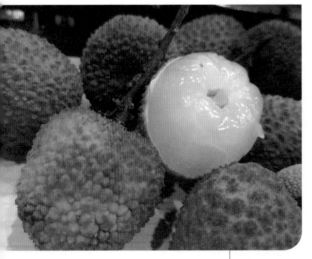

市售水果荔枝

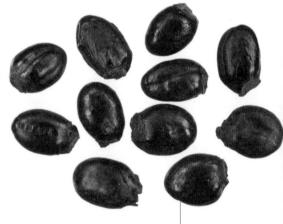

荔枝核藥材

/ 白居易吃荔枝核 /

荔枝的種子有大有小。平常大家吃荔枝的時候都希望核小一點，恨不得沒有核才好。

荔枝核入藥，中醫藥人的願望和美食家不同，更希望荔枝核飽滿一點，才能利用其行氣散結的功效。現代藥理研究發現，荔枝核還有一定的降血糖作用。《本草綱目》中記載：「荔枝核治疝氣痛。」《中國藥典》也同樣收載了荔枝核。

荔枝核呈紫紅色，表面非常光亮，甚至可以放在手裏把玩。1982 年，我剛到中國中醫科學院中藥研究所讀碩士研究生的時候，我的副指導沈節老師專門針對荔枝核做過系統的研究，以至於我對荔枝核印象特別深。

關於荔枝核的功效，還有個故事。白居易因受涼得了疝氣病，郎中給他開的處方中就有荔枝核。白居易喝了荔枝核熬的水，沒過幾天，疝氣病就好了。自此之後，白居易逢人便說荔枝核的奇效，無意間成了荔枝核的「代言人」。後來白居易將此事告訴了一名御醫，荔枝核治疝氣被記錄到了後世的醫藥書中，得以流傳。

/ 龍眼與桂圓 /

龍眼與桂圓是一物二名。龍眼，似龍的眼睛，大而圓。藥名多用龍眼或龍眼肉，做果品賣的時候名字多用桂圓。原植物為龍眼 *Dimocarpus longan* Lour.，拉丁學名中的種加詞是漢語的音譯，*longan* 讀出來就是廣東話的龍眼。龍眼主產在廣西，廣西的簡稱是桂，又有八桂之鄉之稱，盛產桂皮與桂圓。

荔枝和龍眼本是一家，都是無患子科的植物。龍眼果實的成熟緊跟在荔枝之後，所以龍眼還有個別稱叫「荔枝奴」。這個說法有點委屈了龍眼，好似個隨從一樣。

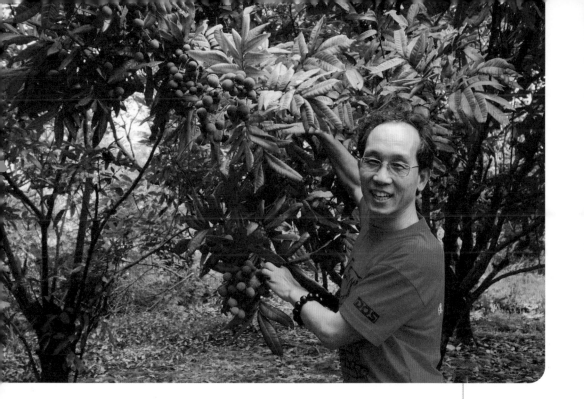

龍眼早在《神農本草經》中已被列為上品，久服可強魄，聰明，輕身，不老，通神明。民間把龍眼與荔枝、香蕉、菠蘿並稱為華南四大珍稀水果。我曾在廣西的龍眼樹林採過龍眼，在樹下現採現吃的味道確實不一樣。龍眼的果實外皮比較光滑，剝去薄薄的外皮，半透明的鮮嫩果肉，水汪汪的好似要滴下水來，吃到嘴裏的美味更是妙不可言。

/ 張 錫 純 用 龍 眼 肉 /

作為中藥使用的龍眼果肉，其實和荔枝肉一樣，從植物學角度來說並不是果肉，而是假種皮。

李時珍在《本草綱目》中記載龍眼：「可開胃益脾，補虛長智。」荔枝性熱，而龍眼性平，如果當水果吃的話，以荔枝為佳；若當補益之品，則以龍眼為宜。這是李時珍對龍眼和荔枝最好的概括。龍眼肉性平只是相對荔枝而言；總體而言，龍眼還是偏溫性的。

民國時期的名醫張錫純特別善用龍眼肉。他記錄了這樣一則醫案，一名少年晚上睡不着覺，前來求醫。張錫純給這個少年把脈後，診斷他是心脾兩虛。於是，他給少年開出了一個簡單的小方子，就是將龍眼肉蒸熟當作點心吃。這個少年一共吃了一斤多的龍眼肉，失眠之證慢慢痊癒了。

龍眼肉現被列入國家藥食同源的品種名單，正確用法是把它蒸熟來食用。吃龍眼肉的時候也要適可而止，多食容易滯氣造成胃腹脹滿。另外，有些孕婦服用龍眼肉後容易產生陰虛內熱，則要慎用。能不能吃一定要根據個人體質而定，最好是聽從醫生的建議。

/ 龍眼肉小方歌 /

我記得在 2003 年參加香港執業中醫師考試的時候，在面試不完整病例的環節，我抽籤拿到的考題是 4 個字：心悸失眠。在分析了病因以後，我給出的答案是歸脾湯。

作為乾果上市時，一般被叫做桂圓

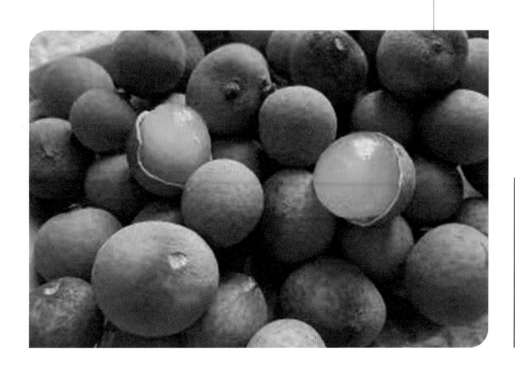

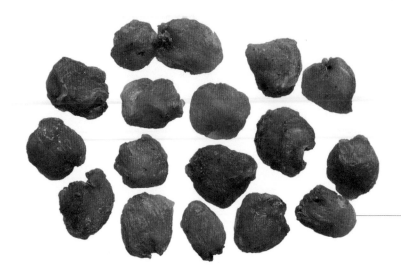

作藥材時稱龍眼

考官看了我的答案，點了點頭，接着問我這個方子的組成。歸脾湯核心是 10 味藥，包括四君子湯的人參、白朮、茯苓、甘草，加上當歸、黃芪、酸棗仁、遠志、龍眼肉和木香。一般在使用歸脾湯時，還會加上生薑和大棗作為藥引。考官一看 12 味藥我都寫出來了，考試通過！

這 10 味藥很好記，我編了一個口訣，也在課堂上跟學生們分享過：「四君歸期（芪）早（棗），遠志龍眼香。」

荔枝、龍眼一直都是人們喜愛的果品。我國許多文人墨客題詩作賦，表達對荔枝，龍眼的推崇和讚美。在品嘗美味水果的同時品讀古詩，身心愉悅，物質精神雙豐收。

荔枝與龍眼

荔枝

來源

無患子科植物荔枝 *Litchi chinensis* Sonn.

用途

藥用
- **荔枝**止渴，通神，益智，健氣
- **荔枝核**治疝氣痛

食用
水果

龍眼

來源

無患子科植物龍眼 *Dimocarpus longan* Lour.

用途

藥用
開胃益脾，補虛益智

食用
商品名：桂圓

/ 美麗的誤會 /

枇杷與樂器琵琶同音。蘇軾的《食荔枝》中有:「羅浮山下四時春,盧橘楊梅次第新。」很多人以為盧橘是枇杷,連羅浮山腳下的説明文字也是這樣寫的。李時珍在《本草綱目》中詳細地考證了枇杷的名字,盧橘並非枇杷,他認為蘇軾在此句中使用盧橘有誤。

文學藝術創作需要豐富的情感和想像力、活躍的思維,是否準確寫實並不是首要的。蘇軾見景生情,留下後世傳頌的詩篇,曾經的誤會也成為後人的談資。類似歷史記載不明確的情況曾多次出現過,如文赤壁和武赤壁。文赤壁位於湖北省古城黃州的西北,是蘇軾寫《赤壁賦》的赤壁。武赤壁,又稱周郎赤壁,是赤壁鏖戰的地方,位於現在的湖北省赤壁市。

李時珍提到西漢文學家司馬相如在《上林賦》中寫的:「盧橘夏熟,枇杷橪柿。」他認為這裏羅列的幾種果木,枇杷沒有必要出現兩次,盧橘顯然不是枇杷。《本草綱目》【釋名】寫道,盧是指黑色,而金橘未成熟的時候就是青盧色、青黑色,所以叫盧橘,成熟了就是金色的金橘。所以金橘和盧橘才是同一種東西,枇杷不是盧橘。

枇杷的英文是叫 Loquat,與粵語「盧橘」的讀音十分相近,可能也源於盧橘這個誤會。

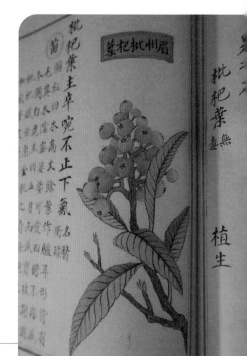

枇杷(摘自《本草品彙精要》羅馬本)

131
枇杷

果熟金黃潤肺喉

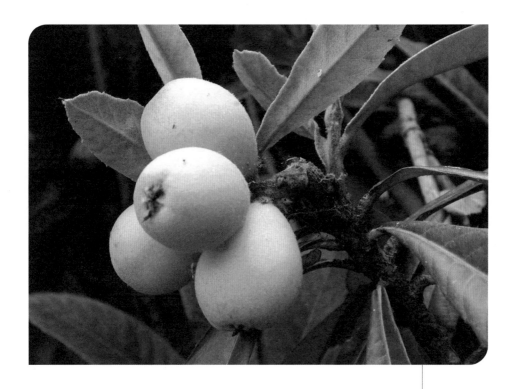

/ 枇 杷 東 遊 記 /

枇杷是薔薇科的植物枇杷 *Eriobotrya japonica* (Thunb.) Lindl. 的果實,它的種加詞拉丁文是 *japonica*,意思是日本的。很多西方人以為枇杷原產於日本。這是第二個誤會。

其實枇杷原產白中國,是我國長江以南特有的水果,栽培歷史悠久。1975 年在湖北江陵發掘出一個 2,000 多年前西漢的古墓,出土文物裏發現了枇杷核。

枇杷先傳到了日本,後傳入世界其他國家。日本遣唐使把枇杷帶到日本,早期日本稱枇杷為唐枇杷。日本人習慣把從中國引進的東西,前面都加上唐字,如辣椒——唐辛子。

還有一些物件是中國起源,後通過日本傳向世界的,如漆器。唐代時漆器從中國傳到日本,現在漆器的英文被叫成了japan。

再者像禽鳥朱鷺 *Nipponia nippon* (Temminck) 本是我國特有的鳥類，但拉丁學名用的卻是日本的國家名，可直譯為「日本，日本」。這就是由於最初動物學家發現它們的地方是在日本，但那不是它們的原產地。這樣再來看枇杷的命名就比較好理解了。

第一個對枇杷做出植物分類學研究的是瑞典博物學家卡爾·彼得·通貝裏（Carl Peter Thunberg）。1775 年他隨荷蘭使團前往日本，在荷蘭東印度公司擔任外科醫生，收集了 800 餘種植物標本。在他寫的《日本植物誌》當中，他將枇杷這個新種命名為 *Mespilus japonica* Thunb.，意思是日本的歐楂。

自此以後，日本成了枇杷的標籤，世界上很多地方稱枇杷為「日本楂果」。這就導致了多數國家的人都認為日本是枇杷的原產國。

/ 鮮果美食 /

唐代詩人王翰作的著名邊塞詩《涼州詞》：「葡萄美酒夜光杯，欲飲琵琶馬上催。」這裏的樂器琵琶，像是催人出征的號角。

也有唐代詩人李頎的《古從軍行》：「行人刁斗風沙暗，公主琵琶幽怨多。」琵琶聲傾訴着遠行的公主的愁怨。

李時珍在《本草綱目》中引用《本草衍義》對枇杷的記載：「其葉形似琵琶，故名。」枇杷的葉子長得很像樂器琵琶，由此而得名。也説明樂器琵琶在先，植物枇杷之名在後。有學者考證，琵琶的發音實際來自彈琵琶的兩個重要手法，推手前曰批，引手卻曰把。

枇杷在每年 5 月左右就成熟了，變成好看的淡黃色或金黃色。其實，按照果肉顏色可以分為白沙枇杷和紅沙枇杷。

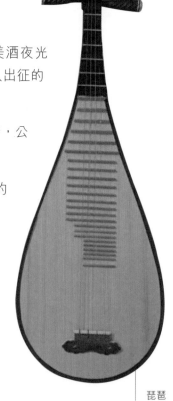

琵琶

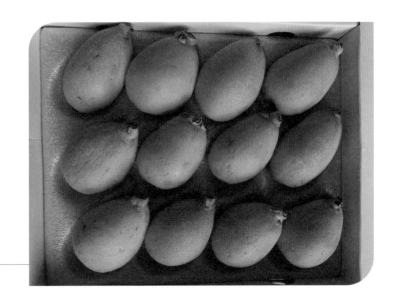

新鮮的枇杷水果

大畫家齊白石不僅愛畫枇杷，也愛吃枇杷。他在一幅枇杷的畫作上題寫了一首詩：「曾遇白沙諳此味，始知人世少枇杷。」白沙枇杷主要分佈在江浙一帶，果肉是白色的，果皮薄，肉質非常細嫩，但產量比較低。而紅沙枇杷就是黃肉的枇杷。《本草綱目》中記載白者為上，黃者次之。現代研究也表明，白肉枇杷的蔗糖含量是紅肉枇杷的兩倍，看來白者確實更甜。

枇杷與枇杷葉

《本草綱目》中記載枇杷果能止渴下氣，利肺氣，止吐逆，主上焦熱，潤五臟。

如果感覺咽喉乾癢、疼痛、音啞、咳嗽不停，不妨在家裏煲上一小鍋枇杷雪梨金橘湯。可將 1 個大雪梨去皮切塊，再加 3 個小金橘，蓋上鍋蓋煮 15 分鐘，再放入 2 個枇杷，煮 10 分鐘關火，放涼後加入蜂蜜，有潤肺止咳，清熱化痰的功效。

美味歸美味，畢竟枇杷糖分比較高，容易助濕生痰。脾虛或經常腹瀉的人應少吃。選擇水果也如對症下藥一樣，因人而異。

和枇杷果相比，中醫臨床上使用得更多的是枇杷的葉子。常見的中成藥枇杷膏和枇杷糖漿裏用的都是枇杷葉，並不是果實。古代醫家一直是這樣用的，而且確有療效。

枇杷葉性味偏涼，可以清肺熱，降胃氣。《本草綱目》記載枇杷葉，治肺胃之病，大都取其下氣之功。氣下則火降痰順，可使逆者不逆，嘔者不嘔，渴者不渴，咳者不咳。口渴的人吃了它就不渴了，咳嗽的人吃了它就不咳嗽了。

李時珍引用了宋代寇宗奭記載的一個病例。有一個婦人患肺熱久嗽，身如火炙，就像火燒火燎一般。用枇杷葉、木通、款冬花、紫菀、杏仁、桑白皮再加上大黃製成丸藥。飯後和睡前，各含化一丸，不是吞服。一個療程還沒結束，病就好了。李時珍評價枇杷葉，治肺熱咳嗽有奇功。同時李時珍補充了用法，如果患者同時患有胃病，應當用薑汁先將枇杷葉進行炮製；如果患者同時患有肺病，要用蜜水炮製的枇杷葉。

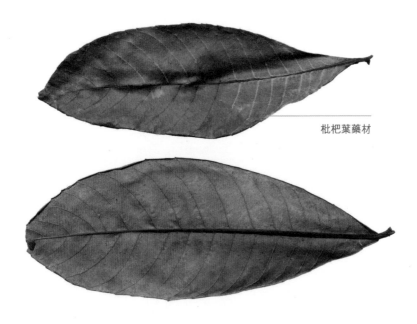

枇杷葉藥材

2019 年全國中醫藥電視知識大賽總決賽上，我記得當時有這樣一道搶答題：枇杷葉入藥，用嫩葉好還是老葉好？採收加工有何特殊注意？這道題包含兩個知識點，一個是枇杷葉的採收時間，另一個是枇杷葉的炮製加工。

中藥的質量與採收時間、炮製加工關聯緊密。枇杷葉要用老葉，不能用嫩葉，因為枇杷嫩葉含有微量的氰化物，有一定的毒性。枇杷葉要炮製加工後方可使用，因為枇杷葉背面有厚厚的絨毛，入藥的時候應刷去絨毛，或者放入布包中煎。如果絨毛沒有去乾淨，很容易刺激患者的呼吸道黏膜，病還沒治好，又惹出新麻煩了，反而讓人咳嗽不止。

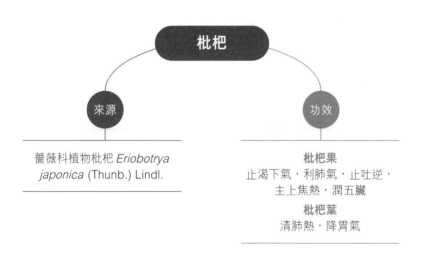

枇杷

來源

薔薇科植物枇杷 *Eriobotrya japonica* (Thunb.) Lindl.

功效

枇杷果
止渴下氣，利肺氣，止吐逆，
主上焦熱，潤五臟
枇杷葉
清肺熱，降胃氣

/ 命名與習俗 /

檳榔和靈芝一樣，名字起得很好。《本草綱目》中，據李時珍的考證，「賓」與「郎」都是古代對賓客的尊稱。在中國南方，賓與檳的發音相同。後來人們將這種待客的果品叫作「檳榔」，在「賓」與「郎」兩個字左邊都加上了木字邊。

民間諺語有：「客人到我家，一口檳榔一口茶。」就是現在，有客人到了海南島的傣、黎等少數民族的村寨，或湖南長沙、湘潭一帶，當地還保留着以檳榔待客的習俗。過年時家中有客來，先放爆竹迎接，入座後，主人不是沏茶招待，反而是先上兩枚檳榔，代表元寶，取發財之意，表示對客人的尊敬與盛情。

檳榔生長在南方，北方人吃不到鮮檳榔，只有乾檳榔。

《紅樓夢》第六十四回，賈璉與尤二姐見面時說自己忘帶檳榔了，問二姐：「妹妹有沒有檳榔，賞我一口吃。」賈璉就以檳榔搭話，可見當時檳榔已流行到北方。老北京人也曾以食檳榔為嗜好，做零食，作為飯後的消遣。

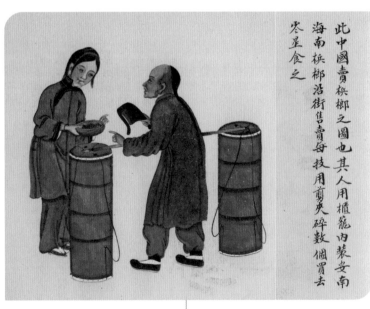

此中國賣檳榔之圖也其人用櫃籠內裝安南海南檳榔沿街售賣每技用剪夾碎數個買去棗呈食之

賣檳榔圖（摘自《北京民間風俗百圖》）

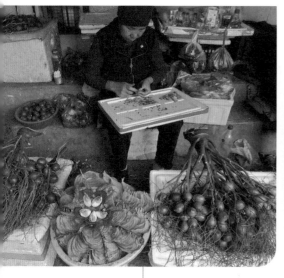

正在處理檳榔的越南小攤販

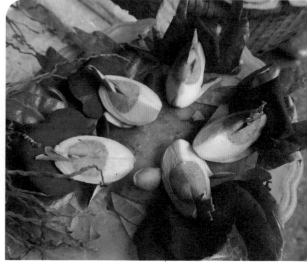

國家圖書館收藏的清代《北京民間風俗百圖》中，描繪了老北京的風土民情。其中就有一幅賣檳榔圖，圖註寫着：櫃籠內裝安南（今越南）、海南檳榔，沿街售賣，用剪子把它夾碎，買回去當零食吃。當時檳榔、豆蔻、砂仁除見於藥舖外，在一些雜貨舖也有售賣。

/ 寶島嘗檳榔 /

檳榔是棕櫚科植物檳榔 *Areca catechu* L. 的種子，檳榔是常綠喬木，和椰子樹很相似，樹高 10 幾米，每棵樹可結到數百枚檳榔。

湖南的民歌《採檳榔》流傳得特別廣，歌中唱道：「高高的樹上結檳榔，誰先爬上誰先嘗。」湖南、海南和寶島台灣等地的人們比較愛嚼檳榔。

大多氣候濕熱的地區、出產檳榔的地方都以嚼檳榔來提神。印度、孟加拉國也有賣檳榔的小店，一家接一家，地上的檳榔污跡一塊接一塊，與湖南、海南相比更有過之。

211

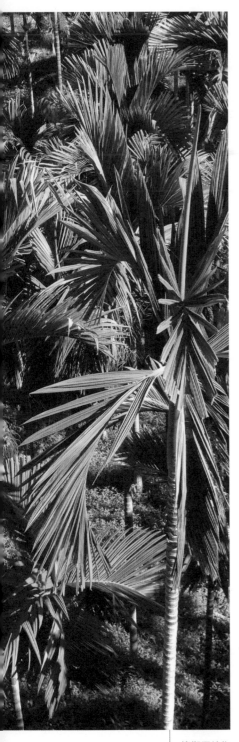

檳榔原植物

海南是我國檳榔的主產區，蘇軾曾寫下：「紅潮登頰醉檳榔。」描述的是吃檳榔時的模樣，嚼檳榔興奮得面頰泛紅。

李時珍在《本草綱目》中記載了那時吃檳榔的方法。李時珍說：「檳榔生食，必以扶留藤、古賁灰為使，相合嚼之，吐去紅水一口，乃滑美不澀，下氣消食。」這裏的古賁灰是用貝殼燒成的灰。檳榔與這種灰高度親和，互相幫襯。檳榔灰又分白灰、紅灰兩種。白灰是用石灰石、珊瑚、貝殼在高溫加熱燃燒後，用水調製成的。紅灰是除白灰之外，又加上了中藥兒茶的萃取物，提取製作的。檳榔是強酸性的果實，裏面含有大量的單寧酸或多酚類，加入鹼性的石灰，起到了中和作用，降低了澀味。

嚼檳榔的同時還要一起嚼另外一種植物的葉子，蔞葉，又叫扶留葉。俗話說：「檳榔為命賴扶留。」蔞葉是胡椒科一種藤本植物的葉子，加上它，檳榔的刺激才不會那麼強。

我自己也嘗過檳榔，那次還差點吃出事。20 世紀90 年代，我第一次去我們的寶島台灣考察，當時想着嘗個新鮮，就買了一顆嚼一嚼。第一口嚼得太猛，一下就上頭了。藥效發作是一瞬間的事，頓感胸悶憋氣，憋得我站不穩，於是我馬上蹲下來，緩了好一會兒，才慢慢緩過勁兒來。

嚼檳榔可能會導致一些嚴重的後果，所以要慎重。

檳榔能夠提神，若把檳榔當零食，可能會上癮。有研究報導，檳榔中的檳榔鹼或檳榔次鹼能興奮中樞神經。檳榔的成癮性可能與檳榔鹼有關。

/ 檳榔驅蟲 /

檳榔作為藥材的使用方法與食用方法完全不同。檳榔零食是檳榔的幼果，而藥用的則是檳榔乾燥成熟的種子。

《本草綱目》中記載，檳榔能消積，殺蟲。檳榔可用來殺滅腸道寄生蟲，特別是治療腸條蟲病，效果很明顯。

我在海南島的尖峰嶺考察時，聽當地人講過這樣一個傳說。很久以前，在黎族村寨裏，有一對相戀的年輕男女，人們都覺得他們郎才女貌，天生一對，也都祝福他們。但還沒等到結婚，女孩的肚子卻漸漸大了起來，鄰里間風言風語。真是人言可畏，女孩子承受不了流言蜚語，跑進了樹林中欲尋短見，吞下了很多檳榔果，昏厥在地。當村裏人找到她時，發現她的「大肚子」病好了。原來這個女孩是患了條蟲病，吃檳榔排出了不少白色的長長的蟲子。真相大白後，村民們解除了疑惑，也意外地發現了檳榔驅蟲的療效。

我國古代治療條蟲病的時候，經常把檳榔和南瓜子一起用。現在衛生條件好了，條蟲病也少了，用檳榔驅蟲的機會不多了。

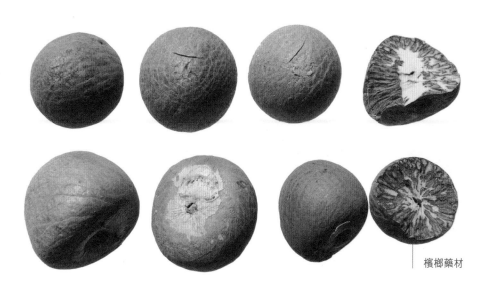

檳榔藥材

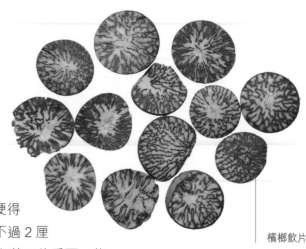

檳榔飲片

/ 百刀檳榔 /

檳榔的成熟種子十分堅硬，硬得
像石頭一樣，扁球形，直徑不過 2 厘
米。就是這樣一顆檳榔，在老藥工的手下，能
用大藥刀切出 100 片。這就是藥材行內所說的百刀檳榔的絕
活。檳榔的飲片是棕紅色和白色相間有大理石樣花紋的薄片，
像件藝術品。一片片的檳榔片薄如蟬翼，對着光照能透亮。真
乃鬼斧神工！

檳榔外殼有大量的纖維，這點和椰子很像，入藥時稱檳榔的外
殼為大腹皮。大腹皮是一味行氣利水的常用中藥。利水消腫的
常用方五皮飲中就有大腹皮。

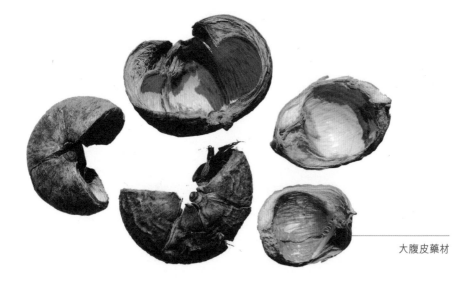

大腹皮藥材

/ 利與弊 /

一定程度上，檳榔就像是中國古代的「口香糖」。在沒有牙膏的古代，人們用檳榔、丁香清新口氣。但檳榔不像丁香，嚼過檳榔以後，嘴裏不但留不下香味，而且嘴裏的唾液還會變成像血一樣的紅沫子。這是因為檳榔中含酚類化合物，在鹼性條件下呈粉紅色。

嶺南人服食檳榔，用檳榔代替茶來抵禦瘴氣，但是沒有充分考慮嚼檳榔的後患。在古代，特別是在嶺南濕熱地區，人們嚼檳榔的初衷是為了祛瘴氣、驅蟲，是不得已而為之的做法。現在已有更便捷、傷害更小的方法解決此問題，無須依靠嚼食檳榔。

檳榔的纖維很粗，再加上石灰，對口腔黏膜有很強的刺激。現代的多項研究結果告訴人們，檳榔在一定程度上是口腔癌的元兇之一。嚼了檳榔以後，亂吐亂扔的行為也會污染環境。

筆者與表演百刀檳榔絕活的樟樹老藥工

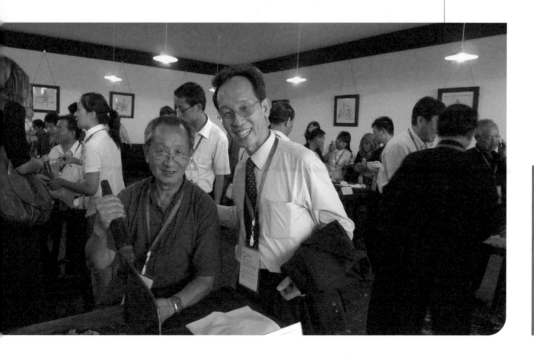

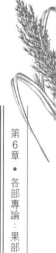

第6章 • 各部專論：果部

215

李時珍在檳榔的發明項下引用了宋代羅大經對檳榔的評論，嶺南人以檳榔代茶禦瘴（瘴氣），其功能有四：一日醒能使之醉，二日醉能使之醒，三日飢能使之飽，四日飽能使之飢。嚼檳榔可能會令人陶醉其中，但對於嚼檳榔上癮，李時珍同時也表達了對這種習慣深深的憂慮。

檳榔一物有利有弊，但如果還想拿起檳榔嚼，勸君需要三思而後行！

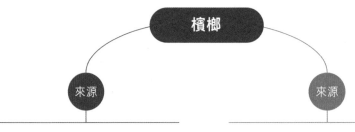

檳榔

來源

棕櫚科植物檳榔 *Areca catechu* L.

來源

食用
檳榔幼果：民間習俗「嚼檳榔」
食用需謹慎

藥用
檳榔：乾燥成熟種子
功效：消積，殺蟲
大腹皮：乾燥果皮
功效：行氣寬中，行水消腫

無花果與羅漢果

天堂有果若無花

| 天堂之果 |

無花果 *Ficus carica* L. 是桑科榕屬的植物，被收錄在《本草綱目》中果部第 31 卷。

無花果也被稱為「天堂之果」。《聖經》中有這樣的記載。伊甸園中，亞當和夏娃因違背了上帝的禁令，偷吃了智慧樹上的果實，他們的眼睛都變得明亮起來，看到了自己原來是赤身裸體的，趕快從樹上摘下葉子來遮羞。這樹葉就是無花果葉，無花果又被稱為「天堂之果」，無花果葉被叫作「遮羞布」。

無花果是人類最早栽培的果樹之一，原產自西亞。公元前 3,000 年左右，地中海沿岸的國家就已經普遍栽種無花果了，當地人每年都會把無花果作為祭祀的果品。埃及古墓的壁畫中有無花果的圖案，描繪的是尼羅河沿岸居民在灌溉無花果樹的場景。

無花果不僅是人類喜歡吃的果品，還是一種特殊的飼料。法國名吃鵝肝早期是貴族才能享受的待遇。在大自然當中，野鵝在進行長途跋涉之前，通常會吃大量包括無花果在內的食物，把能量儲存在肝臟備用。最早古埃及人發現，在野鵝遷徙的季節捕獲的鵝，取得的鵝肝特別肥美。後來古羅馬人也發現了用無花果來餵養鵝的好處，於是特意用無花果來養鵝。

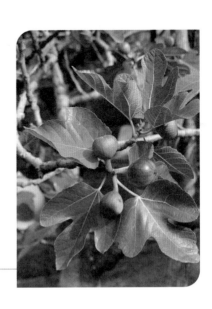

無花果原植物

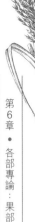

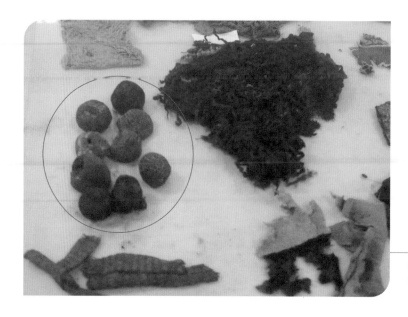

埃及博物館展覽古墓
中出土的無花果

無花果是一種「神秘」的果實，雖名為「無花」，實則有花，只是花不明顯。無花果是一種隱花植物，當作水果吃的部分是它的總花托，花朵都藏在花托裏面，從外面是看不到花的。無花果的繁殖也較為特殊，需要靠榕小蜂來傳粉。

無花果的總花托頂部有一個微細的小孔，榕小蜂這種特殊的小昆蟲，長得像一隻特小號的飛螞蟻，體長約 2 毫米，能鑽入孔中，也只有牠能自由出入為無花果傳遞花粉。無花果裏像小芝麻粒一樣的「種子」才是真正的果實。

| 藥用功能 |

無花果是一種外來植物。一般認為，無花果是在唐代前後傳入我國的。有關無花果的歷史記載最早見於唐代段成式的《酉陽雜俎》，至今已經有 1,000 多年了。《本草綱目》中記載，無花果有開胃，止泄痢，治五痔的功效。

桑科植物的分泌液像乳汁一樣，現代研究也表明，無花果的「乳汁」中，含有抗腫瘤的活性成分。除了「乳汁」以外，無花果還含有大量的果膠、膳食纖維、脂類，因此還能潤腸通便，可以作為緩瀉劑。當患者有大便乾燥或者便秘的時候，吃無花果或許可以潤腸通便。但有脾胃虛寒、腹痛溏便的情況，則不建議吃無花果。

《本草綱目》也有記載，無花果可治療痔瘡腫痛，可將無花果葉煎湯，外用清洗患處。

如今，我國最重要的無花果產區是新疆和田、阿圖什等地。阿圖什有成片的無花果園，被稱為我國的「無花果之鄉」。因為新疆晝夜溫差大，出產的無花果甜度也很高。當地給無花果起了個形象的別名叫「糖包子」。

/ 嶺南採藥錄與羅漢果 /

常用中藥中有一個比無花果還甜的果實——羅漢果。

如果在網上搜索羅漢果，可能會發現有的網絡文章説《本草綱目》已記載了羅漢果，功效如何如何。如今李時珍已經成了一個代表人物、一個符號，《本草綱目》好似一個萬能的倉庫，凡中醫藥相關的，總難免被牽強附會，誤讀也是有的。其實，李時珍並沒有記載過羅漢果。

新鮮無花果

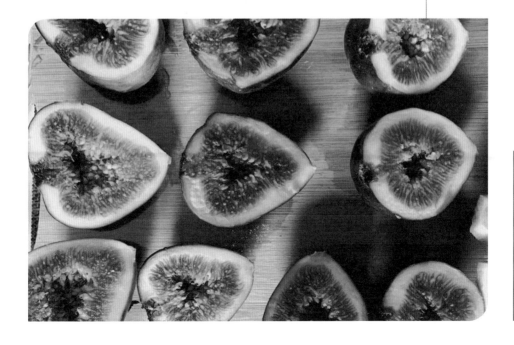

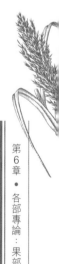

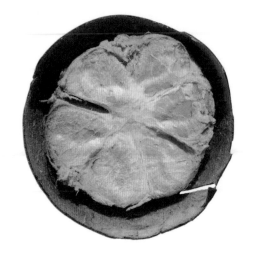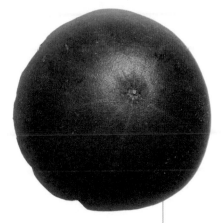

羅漢果藥材

羅漢果藥用之名始載於民國時期的《嶺南採藥錄》，記載為中國南方地區製作涼茶的常用原料藥。

《嶺南採藥錄》出版於 1932 年，作者蕭步丹，書中多數引用前人典籍記載，收載了許多《本草綱目》、《本草綱目拾遺》、《生草藥性撮要》等文獻的內容。

「羅漢」的由來有多種傳說。傳說幾百年前，廣西的瑤族寨子裏有個鄉村醫生，名叫羅漢。羅漢經常出沒在崇山峻嶺中採集草藥。後來，他發現了一種藤條，上面結着圓圓的果實，果實表面還有細細的青棕色茸毛。於是他把這種藤條採回來，種在自家的藥園裏。後來他發現用這種果實煮水喝，嗓子清亮，連唱山歌都特別動聽。村民們為了紀念這位鄉村醫生，就稱這種果實為羅漢果。

還有一種說法是羅漢果外觀溜圓肥大，與羅漢的形象相似，所以得名羅漢果。

類似的中藥傳說還有不少，杜仲、何首烏都是以發現者來命名的中藥。傳說多數反映的是人類美好的願望，不必太較真。傳說能夠幫助人們提高學習樂趣、幫助記憶知識。而專業的科學研究必以史實為依據，以文獻、實物為準。

| 羅 漢 果 之 鄉 |

羅漢果是葫蘆科藤本植物羅漢果 *Siraitia grosvenorii* (Swingle) C. Jeffrey ex Lu et Z. Y. Zhang 的乾燥果實。羅漢果主要分佈在我國南方的廣西、廣東、湖南等省、自治區,原來屬少數民族用藥,也是廣西著名的土特產。

我到過廣西金秀苗寨,在那裏的少數民族藥市裏,有各種各樣民間的民族特色草藥,羅漢果就是其中之一。當地少數民族用羅漢果煎湯飲用,能潤喉開音,清熱止咳,還有一定的抗疲勞效果。

近年來,廣西永福縣一帶成功實現了羅漢果的人工栽培。通過技術改良,羅漢果味甜,質佳,產量高,廣西永福縣享有「羅漢果之鄉」的美譽。

羅漢果在夏季開花,花淡黃略帶紅色。每年 9 月到 10 月的時候,羅漢果就成熟了,可以在羅漢果色澤還比較青、觸感比較硬的時候採摘。採摘後,放在陰涼通風處攤開晾乾。由於果中

羅漢果花

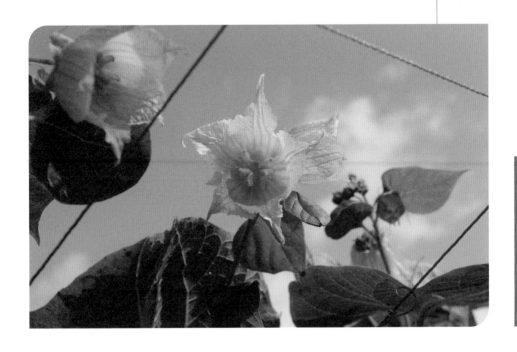

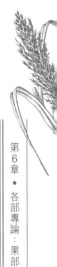

水分多及氣候原因，不易自然乾燥，宜入烘坑用微溫的炭火來烘，10 來天就可以徹底乾燥。若看到的羅漢果表面有一點黑，那可能是加工乾燥過程中留下的痕跡。優質的羅漢果外殼硬而脆，內有半乾的、柔軟的果瓤，果皮、瓤及種子都有甘甜味。挑選羅漢果時，可用手拿着搖一搖，裏面沒有聲響的是質量好的，說明裏邊的果瓤比較充實。

《中國藥典》記載，羅漢果有清熱潤肺，利咽開音，滑腸通便的功效。現代研究也表明，羅漢果的甜不是來自單糖，而是來自羅漢果皂苷，一種天然的非糖類的甜味劑，可以作糖尿病患者的代用糖。

有一個民間驗方，當遇到肺熱咳嗽、咽喉疼痛、聲音沙啞的情況時，可以將羅漢果加上橄欖一起用水煎服。羅漢果可以泡茶喝，口感清甜。平時我會在冰箱裏存放幾個羅漢果，講課多的時候就泡一點，甜美可口，喝下去特別舒服。

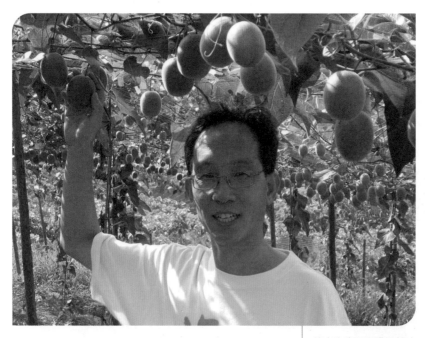

筆者在廣西羅漢果基地

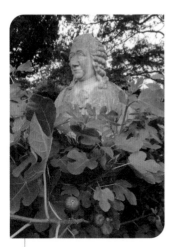

林奈雕像前生長着茂盛的無花果

中醫藥傳承一直是兼容並蓄的，無花果和羅漢果，一個是外來藥，一個是少數民族藥，它們已走進千家萬戶。

我在瑞典探訪植物學家林奈的紀念館時，見到一尊林奈的雕像。雕像前栽種了一棵無花果樹。無花果樹彷彿是對林奈的致敬，也代表了一種科學精神。不見開花，只見結果，從不炫耀自己，卻能結出豐碩的果實。

無花果與羅漢果

無花果

來源

桑科植物無花果 *Ficus carica* L. 的果實

功效

開胃，止泄痢，治五痔

羅漢果

來源

葫蘆科植物羅漢果 *Siraitia grosvenorii* (Swingle) C. Jeffrey ex Lu et Z. Y. Zhang 的果實

功效

清熱潤肺，利咽開音，滑腸通便

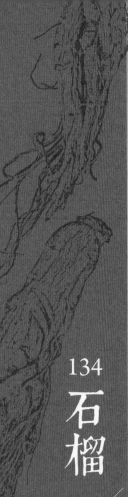

134

石榴

多子多福紅石榴

| 石榴文化 |

石榴是寓意吉祥的植物，中國傳統文化符號中常有它的身影。北京的四合院人家常種石榴樹，期望多子多福。

但石榴並不是中國原產的，石榴起初名為安石榴。安石是一個西域小國，也有人認為是來自「安國」和「石國」兩個小國。石榴能來到中國，還要歸功於漢代的張騫。

張騫出使西域，往西必須越過帕米爾高原，那是一道天然屏障，是古代中國和地中海各國陸上絲綢之路的必經之地。後來這條路愈走愈寬，也愈走愈遠，穿過今天的阿富汗、伊朗、烏茲別克斯坦、土庫曼斯坦等地，一直到達地中海沿岸，再延伸到歐洲。

中國的絲綢、瓷器、茶葉走了出去，很多西方的動植物也傳入了中國。大蒜原稱作胡蒜，香菜原稱作胡荽，核桃原稱作胡桃，芝麻原稱作胡麻，黃瓜原稱作胡瓜……「胡」和「西」的名字讓人們一眼就能看出他們的來歷。

石榴原產地在波斯，現在的伊朗一帶，古波斯人把石榴樹譽為「太陽聖樹」。在古希臘人眼中，石榴也是多產、多子和生命力的象徵。

石榴來自石榴科植物 *Punica granatum* L.，英文名 Pomegranate 的意思是多子的蘋果。一點也不錯，石榴外表形狀、顏色和紅蘋果差不多，裏面的籽比蘋果多了許多倍。

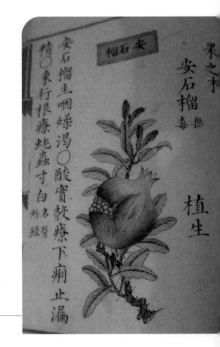

安石榴（摘自《本草品彙精要》羅馬本）

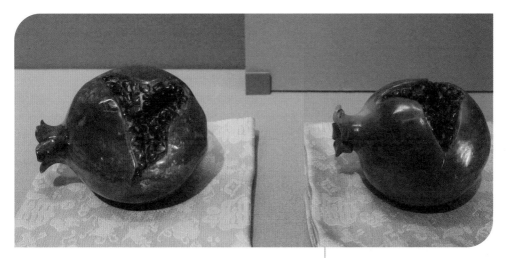

剝開石榴果皮，立刻露出裏面滿滿的種子。種子是白色的，種子外的肉質外種皮是紅色半透明的，晶瑩剔透如同一顆顆紅寶石，這就是當水果食用的部位。

中國也有適合石榴生長的土壤，石榴深扎於中國土地，融入中國文化。

古人在觀賞石榴的時候，留下了很多動人的詩篇。

晚唐詩人杜牧有一首石榴詩：

> 似火山榴映小山，繁中能薄艷中閑。
> 一朵佳人玉釵上，只疑燒卻翠雲鬟。

武則天也有詩句：

> 不信比來長下淚，開箱驗取石榴裙。

橙紅色的石榴花透着華麗，特別惹人喜歡，石榴裙特指一類紅色裙子。後來「拜倒在石榴裙下」多用來形容為美色折服。

/ 花石榴與果石榴 /

我小時候仍處在物資匱乏的年代,石榴是稀奇的水果。我上小學時,有一天,一個同學不知從哪兒弄來了一個小石榴。幾個小夥伴圍在一起,用小鉛筆刀,小心翼翼地剝開石榴頂部的皮,掰開分成幾份。看着來之不易的石榴,我們一粒一粒放進嘴裏,慢慢品嘗酸甜的石榴汁。白色的籽吐出來,捨不得扔掉,帶回家埋在花盆裏,盼望它能長出一個大石榴。不過在北京,種在花盆裏是很難長出大石榴的。

陝西臨潼、安徽懷遠、雲南巧家與山東嶧縣,為中國四大石榴產區。四者之間,難分伯仲。如果非要選最出名的產區,還得是臨潼,臨潼有個「石榴城」的雅號,佔了絕對的地利。

臨潼附近的驪山正是周幽王烽火戲諸侯的所在地。楊貴妃在華清池園林中的七聖殿周圍親手種下過石榴樹。臨潼還曾發生過促成國共共同抗日的西安事變。從 20 世紀 70 年代開始,那裏又發現了秦始皇兵馬俑,被稱為世界第八大奇跡。這一切好像都在為臨潼石榴壯聲勢。

石榴花

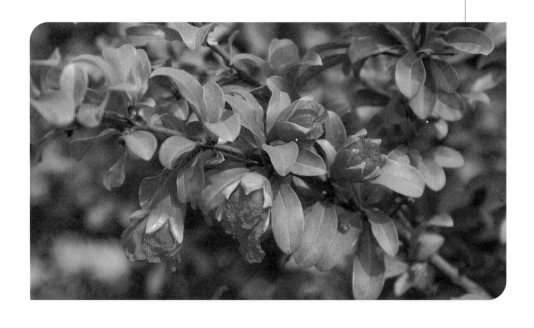

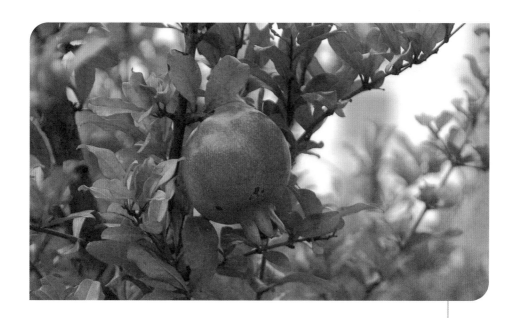

經過長期的栽培選育，現在已經形成了花石榴和果石榴兩大類。

花石榴，花期較長，從 5 月一直能持續到 10 月，但果實比較小，以觀賞為主。農曆五月是石榴花盛開的季節，又被稱為「榴月」。

果石榴，花期較短，主要在 5 月到 6 月，果期在 9 月到 10 月，結出的果實又多又大。

| 藥 染 同 源 |

《本草綱目》記載，石榴的果皮、花、葉和根都可以入藥。

石榴花可用於金瘡出血、鼻出血、吐血。

石榴葉可以收斂止瀉，解毒殺蟲。民間常用來治療跌打損傷，把葉子搗爛，敷在受傷的地方即可。

石榴根有澀腸止瀉，驅蟲之功，適用於驅蛔蟲、蟯蟲、條蟲。

石榴皮有三大功效：一能澀腸止瀉，二能收斂止血，三能驅蟲。石榴皮背後還有一段與金元四大家之一朱丹溪相關的故事。有一年夏天，朱丹溪的一位朋友患上了腹痛、腹瀉的病症，朱丹溪開了一劑藥。平日裏藥到病除，可這次神醫的藥方竟沒能奏效。這位朋友又求上門來，不巧朱丹溪不在。正值他的學生戴思恭當班，戴思恭便詢問了病情，看了老師之前開的藥方，在此基礎上加入了三錢石榴皮。患者服藥後，腹瀉很快止住了。當再次見面時，這位朋友毫不掩飾地把腹瀉治癒的全過程都告訴了朱丹溪。朱丹溪看過徒弟修改的處方，不禁點頭稱讚，為學生的成長感到高興。這段青出於藍的佳話，在杏林中廣為流傳。

石榴皮除了藥用功能外，還是優質的植物性染料，可稱得上「藥染同源」。

石榴從最初傳入我國新疆時，這種傳統的染料就被利用起來了。新疆維吾爾族姑娘舞姿迷人，她們身着的衣裙色彩也十分艷麗，這種衣料叫艾特萊斯綢。「艾特萊斯」是維吾爾語，意思就是紮染的絲織品，帶有獨特的花紋。石榴皮就是其中一種重要的染料。

新疆傳統艾特萊斯服裝

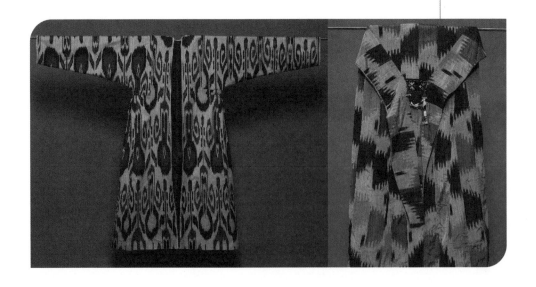

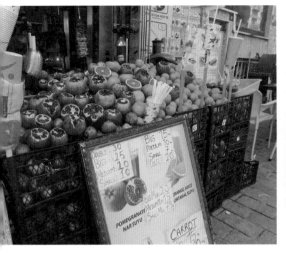
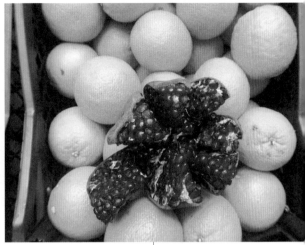

土耳其水果攤上
隨處可見的石榴
與鮮石榴汁

| 土耳其見聞錄 |

土耳其是香料貿易重地,拿破崙當年說過一句話:「如果世界
是一個國家,那它的首都一定是伊斯坦布爾。」伊斯坦布爾橫
跨歐亞大陸,是土耳其最大的城市及咽喉要塞。

如果問我土耳其給我留下甚麼顏色的印象,我會說印象最深刻
的是紅色。

土耳其的國旗是紅色的,街上也滿是一種紅色的水果,就是石
榴。土耳其盛產石榴,伊斯坦布爾街上總能看到賣石榴、石榴
汁、石榴果醋的。

這裏有個超過 500 年歷史的大巴扎(Grand Bazaar)。4,000
餘家店舖聚集在此,各種膚色的人川流不息。

我隨機進入一家草藥店,舖子裏色彩絢爛、香氣濃郁。店老闆
十分熱情,向我詳細介紹了當地特產,包括石榴、番紅花、小
茴香、亞麻籽、胡桃等。在那裏可以慢慢剝石榴吃,也可享用
石榴製作的鮮榨果汁。

我記得在伊斯坦布爾的一個染坊裏,見到一組大染缸和染料,
用料就有紅花、靛藍、茜草、薑黃和石榴皮。

/ 番石榴 /

現在還有一種熱帶水果與石榴名稱相近，番石榴，台灣地區俗稱它為芭樂。經過人工選育，番石榴已經成了我國南方常見的水果。

番石榴的名字明白地告訴人們它是外來的。番石榴原產於美洲，是桃金娘科的植物 *Psidium guajava* L.。

番石榴裏也長有許多種子，但與石榴不同的是，番石榴的種子嵌在果肉中間。果肉有淺綠色的、粉紅色的。好似蘋果有綿蘋果、脆蘋果一樣，番石榴的品種有口感綿軟的和爽脆的。

番石榴也可以藥用，它還有一個石榴所不具備的長處，就是番石榴含有鞣質，有澀腸止瀉的作用。有一種嬰幼兒的常見病，俗稱秋季腹瀉，是由輪狀病毒感染引起的。番石榴的嫩葉對輪狀病毒有很好的抑制作用，而且見效快。

番石榴這個外來植物、晚來的客人也正在慢慢融入中醫藥大家庭。

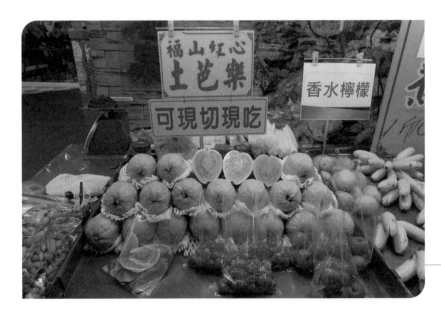

台灣夜市上
的番石榴

安石榴，絲綢之路上的友好使者，兩千年前來到中國，好客的中國人喜歡它，也接納了它，並且為它的繁衍營造了良好的文化氛圍。

安石榴雖然隱姓但並不埋名，石榴早已成為中華水果的一員、中華園林的一員、中華醫藥的一員，石榴身上充滿了中國元素。

心安之處是故鄉。每到金秋時節，石榴還會開心地一笑，綻放出的是一粒粒晶瑩豐碩的種子。

石榴與番石榴

石榴

來源

石榴科植物石榴 *Punica granatum* L.

功效

石榴花
用於金瘡出血、鼻出血、吐血
石榴葉
收斂止瀉，解毒殺蟲
石榴根
澀腸止瀉，驅蟲
石榴皮
澀腸止瀉，收斂止血，驅蟲
除藥用外，可做染料

番石榴

來源

桃金娘科植物番石榴 *Psidium guajava* L.

功效

番石榴
止瀉

番石榴嫩葉
抑制輪狀病毒

/ 李時珍吃胡椒 /

胡椒被稱為「香料之王」。現在西餐館餐桌上基本都擺着兩樣東西，胡椒和鹽。

李時珍在《本草綱目》中記載：胡椒大辛，大熱，純陽之物，腸胃寒濕的人比較適合吃胡椒，身患熱證的人吃了則會動火傷氣傷陰。李時珍得出此條結論，皆因他有切身體會。《本草綱目》中專門記錄了一段李時珍的親身經歷以示後人。「歲歲病目，而不疑及也。後漸知其弊，遂痛絕之，目病亦止。才食一二粒，即便昏澀」。李時珍總是感到眼睛不適，起初沒意識到這與胡椒有關，後來才漸漸意識到可能是胡椒吃得過多了。於是他開始忌口不吃胡椒了，很快眼睛就好了。眼睛康復之後，他為了驗證一下，又試着吃一兩粒胡椒，結果眼疾復發了，他由此肯定這個病症是因吃胡椒導致的。

古代喜歡胡椒的大有人在。唐代宗時期，曾經有一任丞相名叫元載，為官並不清廉，被抄家時發現他除了萬貫家財之外，還藏有八百石胡椒。用現在的計量單位換算，大概有數十噸。這說明那時胡椒跟金銀財寶一樣值錢，相當於硬通貨。

就算到了明朝，胡椒的價格可能有些變動，沒有唐朝時那麼值錢，但仍然屬緊俏物資。從李時珍自小就能吃到不少胡椒，由此也可以推斷，李時珍的家境應該比較殷實。

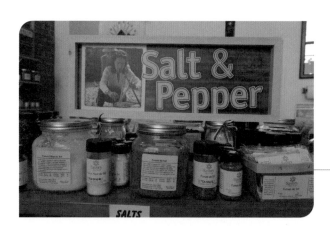

美國香料草藥店中售賣的胡椒與鹽

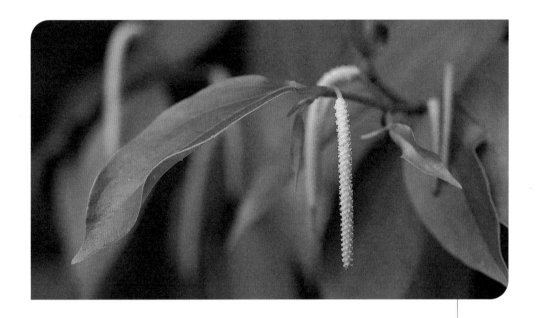

/ 胡 椒 外 來 /

胡椒始載於唐代的《新修本草》。從唐代開始，吃胡椒變得十分流行。

唐代的一位官員，也是一位博物學家，叫段成式。他寫了一本書《酉陽雜俎》，這是一本包羅萬象的筆記小說。段成式幼年跟隨父親去四川上任，他父親是一位美食家，他受父親影響，寫成了這部筆記小說集。其中記載了許多志怪傳奇，還有動物、植物、食物等方面的內容。

書中寫道：「胡椒……子形似漢椒，至辛辣，六月採，今人作胡盤肉食皆用之。」胡椒跟中國原產的花椒外形相似，辛辣至極，六月採收，人們在做肉菜的時候用它來調味，這有點像現在的黑胡椒牛排、胡椒豬肚雞湯的做法。

當年我在讀這段文字的時候，還沒見過胡椒原植物。我在讀碩士研究生時，每天早上我借着幫謝老師打開水的機會，順便問老師一個問題，老師總是有問必答。

有一天，我問老師胡椒和花椒怎麼區分。那天早上謝老師忙着出去開會，留給我一張便條，回答了我的問題。這個字條我現在還保留着。

胡椒——外來，胡椒科，藤本。

花椒——國產，芸香科，木本。

雖然字不多，但言簡意賅。

胡椒名中有「胡」字，肯定是外來的中藥了。胡椒原產自東南亞、南亞等熱帶地區。在我國有 60 種胡椒屬的植物，主要在台灣、廣東、海南栽培。

我第一次採胡椒是在海南儋州的熱帶作物研究院，胡椒在那裏被引種成功後，又被推廣到了興隆的華僑農場。

除了胡椒，中藥裏還有很多外來物種，經過我國科學家多年的引種，現在都已經栽培成功了，如西洋參、砂仁、白豆蔻等。

/ 黑白胡椒 /

胡椒的果實能入藥，主要因為其含醯胺類生物鹼，其中胡椒鹼是重要的有效成分。現在的藥理研究表明，胡椒具有抗炎、抗癲癇、降血脂等作用。中醫理論認為胡椒能溫中散寒，下氣止痛，止瀉，開胃。

現在人們常見的胡椒商品有黑胡椒和白胡椒兩種，其實無論黑、白，原植物都是一種，胡椒科的胡椒 *Piper nigrum* L.。

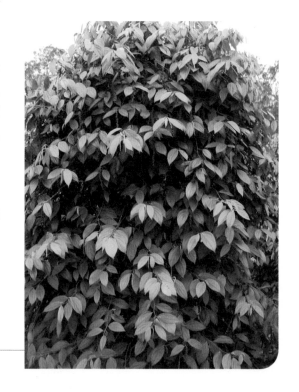

胡椒原植物

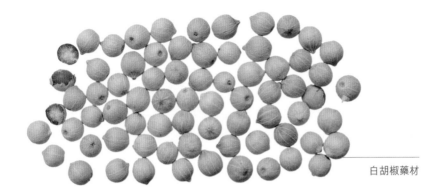

白胡椒藥材

果實半熟時採收、曬乾，使果實自然乾縮變黑，這時得到的就是黑胡椒。果實完全成熟變成紅色時採收，用水浸泡幾天，再把外果皮和果肉去掉，曬乾之後得到的就是白胡椒。

白胡椒的味道比黑胡椒更辛辣，因此散寒、健胃的功效更強，藥用價值也就更高一些。但在調味料方面，它的知名度，反而不如黑胡椒。

胡椒的暖胃效果很好。分享一個生活小妙招。如果脾胃受涼了，出現胃痛、反胃、打嗝，可以煮個蛋花湯，加點白胡椒或黑胡椒，喝完之後胃裏暖暖的，不舒服的症狀很快就能消失。黑胡椒現被列為藥食同源的藥材。

現在的市場上除了黑白胡椒，還可見青的胡椒、紅的胡椒。其實青的胡椒是將胡椒幼果以快速乾燥的方法處理過的胡椒。它的加工工序有些類似茶葉加工中的殺青。

所謂的紅胡椒其實不是胡椒，它是來自漆樹科的秘魯胡椒木 *Schinus molle* L. 及其近親巴西胡椒木 *Schinus terebinthifolius* Raddi 的果實，類似胡椒，但和胡椒根本沒有關係，放在胡椒產品中只起點綴作用。

胡椒的原產地是印度，胡椒與咖喱也是關係密切。咖喱來源於南印度的泰米爾語的 Kari，意思就是黑胡椒。咖喱是一組香料的組合，各地的配方雖然可能有些出入，但無論複方如何變化，黑胡椒是必不可少的原料，黑胡椒在咖喱中好似中藥複方中的君藥一樣重要。

/ 胡椒風雲錄 /

有人說，香料貿易的歷史就是尋找胡椒的歷史。

早在 3,000 多年前，胡椒便由印度傳到了埃及和歐洲。黑胡椒被稱為「香料之王」，在歷史上曾充當過貨幣的角色，在中國，有如李時珍所說的「以充土貢」，可以代替地租使用，能流通，可想而知唐朝元載在家裏囤積胡椒的目的。

曾經強盛的阿拉伯帝國一度統制了地中海的航線，那是歐洲通往東方的咽喉要塞。他們控制香料貿易，坐地加碼，賺足了利潤，東方的香料進入歐洲遇到重重障礙。於是歐洲人就動腦筋想辦法，硬闖闖不過去，就繞過阿拉伯帝國控制的區域，開始探索新的航路通往東方，目標之一就是尋找胡椒、丁香、肉豆蔻等香料。

哥倫布和麥哲倫，一個發現了新大陸，一個完成了環球探索。海洋帝國之間風起雲湧，葡萄牙、西班牙兩國像雙股劍，他們擺脫阿拉伯人的控制，在茫茫大洋上自由航行，為全球貿易打通了脈絡，有了後來的地理大發現。這一切的原動力好似都是在圓一個「胡椒夢」。

馬來西亞市售黑胡椒

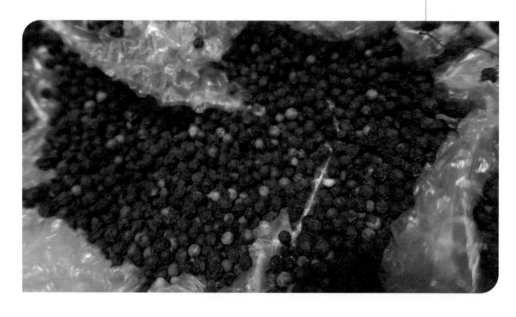

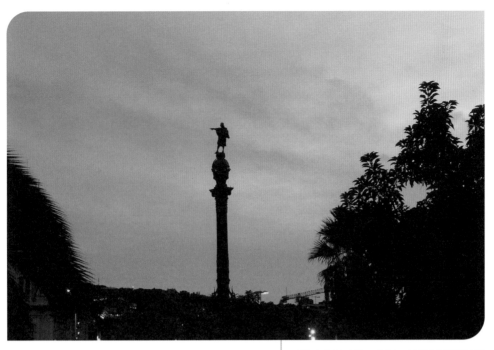

哥倫布紀念碑是西班牙巴塞羅那的重要地標

看着一粒粒圓圓的胡椒，我好似看到了一個
個地球儀。回顧歷史，一些看似平凡的草草
木木被商賈車載船運，東來西往，使得人們
的生活更加豐富多彩。藥材、香料，牽動了
經濟，融入了文化，促進了交流，也影響了
人類的命運。

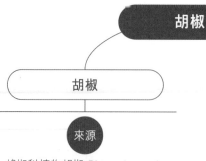

胡椒

胡椒 | 紅胡椒

來源

胡椒科植物胡椒 *Piper nigrum* L.

來源

漆樹科植物秘魯胡椒木 *Schinus molle* L. 及其近親巴西胡椒木 *S. terebinthifolius* Raddi 的果實

種類

黑胡椒

- **生長與採收**　果實半熟時採收、曬乾，使果實自然乾縮變黑
- **食用習慣**　調味料

白胡椒

- **生長與採收**　果實完全成熟時採收，用水浸泡，去掉外果皮和果肉，曬乾
- **食用習慣**　比黑胡椒更辛辣，胡椒煲豬肚

青胡椒

- **生長與採收**　將胡椒幼果以快速乾燥的方法處理

用途

與胡椒無關，在胡椒產品中只起點綴作用

用途

功效

溫中散寒，下氣，消痰

食用

咖喱的組成之一

「獨在異鄉為異客，每逢佳節倍思親。遙知兄弟登高處，遍插茱萸少一人。」唐代王維這首《九月九日憶山東兄弟》千百年來膾炙人口，廣為傳誦。

/ 遍插茱萸 /

九月初九重陽節，又叫重九節。奇數為陽，偶數為陰，陽數中九為最高，雙九即為雙重陽極之數，而得重陽之名。古代的帝王稱九五至尊，取五居正中、九為陽極之意。

重陽節日月都逢九，二陽相重，古人也認為這時是疾病容易流行的時候。重陽節插茱萸、飲菊花酒，利用中草藥進行避瘟驅毒的活動，也反映了古人預防疾病的觀念。

重陽時節人們佩戴茱萸、菊花，既有辟邪的寓意，又是美觀的飾品。菊花被稱為「延壽客」，有延年益壽的寓意。而重陽節佩戴的茱萸跟防病驅邪有關，人們把吳茱萸稱為「辟邪翁」，吳茱萸也有相關的功效。重陽節佩戴的應是具有芳香氣的吳茱萸。

/ 吳茱萸 /

吳茱萸為芸香科植物吳茱萸 *Euodia rutaecarpa* (Juss.) Benth. 及其變種的接近成熟的果實。

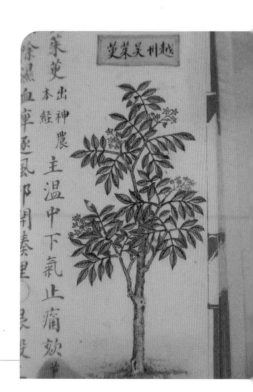

吳茱萸（摘自《本草品彙精要》羅馬本）

239

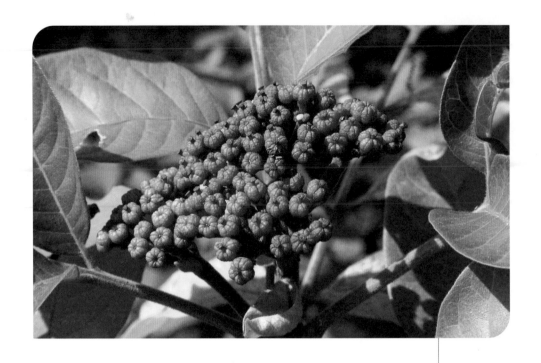

吳茱萸原植物

吳茱萸開小白花,秋後成熟時,果實大小似花椒,會裂開 5 個果瓣。果實嫩的時候是黃色的,然後會慢慢變成紫紅色。吳茱萸在秦嶺以南均有分佈。

唐代陳藏器記載,茱萸南北總有,入藥以吳地為好,所以有吳之名也。吳地大概指古代吳國的領地,也就是現在的江蘇部分地區。

蘇頌是北宋中期的博物學家,他在《本草圖經》中也曾提到吳茱萸:今處處有之,江浙、蜀漢尤多……九月九日謂之上九,茱萸到此日,氣烈熟色赤,可折其房以插頭,云辟惡氣禦冬。他記載江浙、蜀漢尤多,不代表北方沒有,且「今處處有之」。

南梁吳均所著的《續齊諧記》中記載了一段吳茱萸防疫的神奇傳說。相傳,漢朝的桓景跟隨一位能醫重病的方士費長房學道。費長房對桓景說,九月初九你家將有大災,趕快告訴家裏人準備一個彩色的袋子,裝上吳茱萸,繫在胳膊上,出門登高去。桓景照着做了,一家人登高回來一看,家裏飼養的家畜都突然死亡了。家人因為外出才得以倖免。

漢代劉安的《淮南萬畢術》中還有這樣的記載：「井上宜種茱萸，茱萸葉落井水中，飲此水無瘟疫。懸其子於屋，避鬼魅。」這和民間「橘井」的傳說非常相似。橘井的故事中人們是將橘子葉放到水中。其實吳茱萸和橘子同樣來自芸香科，它們的葉子具有相似的芳香辟穢的功效。芸香科植物的特點是香氣濃郁，只要揉一下它的葉子就能聞到香氣。同科的花椒、柚子、橙子也是如此。

｜吳茱萸湯｜

吳茱萸氣味辛烈，歷代醫家多用吳茱萸的辛溫大熱之性來溫裏散寒。張仲景有一首名方——吳茱萸湯，能溫肝暖胃，是治療嘔吐、頭痛的經典名方。

有一個傳說，春秋時期吳國每年都要向鄰國楚國進貢。吳國使者聽說楚王有胃寒腹痛的頑疾，為了討好楚王，就把本國產的吳茱萸等藥獻給了楚王。但楚王沒看上這些藥材，以為吳國使者是在戲弄他，把使者趕出了王宮。楚王身邊的一位朱姓大夫識得進貢的藥材，悄悄把藥材保管了起來。第二年楚王腹痛舊病復發時，大夫就將吳茱萸拿出來煎藥給楚王服下，藥物馬上起效。楚王重賞了這位大夫，並問用的甚麼藥。大夫就把事情原委匯報了一遍。楚王聽後便讓楚人廣植茱萸，同時藥名中的「茱」字也為紀念這位朱大夫，加上了一個草字頭，就有了吳茱萸之稱。

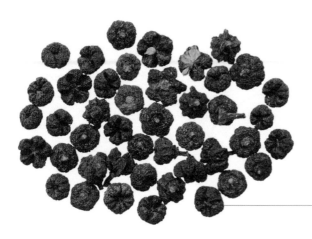

吳茱萸藥材

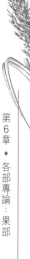

當然，這只是一個傳說。不過，通過這個故事，讓人們記住了吳茱萸溫中止痛的功效，及它的主產地在古代吳地、江浙一帶。

吳茱萸也可以外用。中國中醫科學院有一位國家級的名老中醫謝海洲教授，是國寶級的專家。謝老十分平易近人，也是我非常尊崇的老師。我曾經跟謝老一起到河北安國、廣西靖西藥市進行實地考察。謝老介紹過一個他外用吳茱萸的妙招。碰到男子陰囊濕疹的情況，用吳茱萸煎湯，外洗，一般 5 五次就可治癒。

/ 山茱萸 /

中藥裏的另外一種茱萸，名叫山茱萸。它是來源於山茱萸科植物山茱萸 *Cornus officinalis* Sieb. et Zucc. 的乾燥成熟果肉。山茱萸味酸澀，性溫，無毒，有補益肝腎，澀精固脫的功效。

山茱萸花

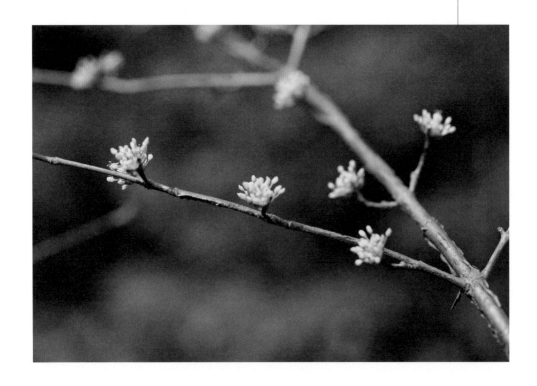

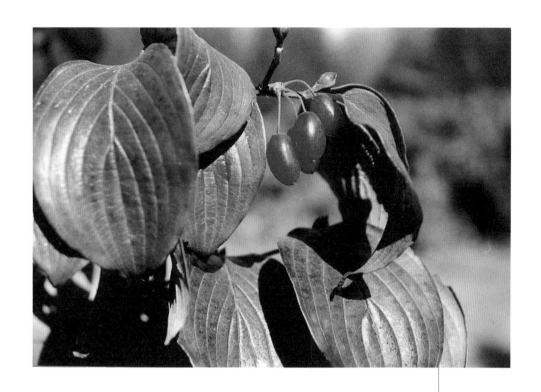

山茱萸的生活環境是溫帶山地，生長於海拔 400～1,500 米的林緣或森林中，分佈很廣，適合陰涼濕潤、土質肥沃的土地。現在山茱萸有兩個主產區，河南和浙江的桐廬、淳安。除河南、浙江外，其他地方雖有分佈，但產量都不夠多。我到過河南伏牛山的產區，現在當地山茱萸的人工栽培技術已經大面積推廣了。

山茱萸是一種喬木，壽命和人差不多，可以活到 100 來歲。山茱萸一般在樹齡 10 年時開始開花結果，在 25 歲到 70 歲的這段時間，是它生命力最旺盛的時期。每逢春天，黃色的小花開得特別艷麗，遠遠望去給人鋪天蓋地的感覺。秋天裏，紅色的果實會掛滿枝頭，一粒粒果實就像一顆顆紅色的瑪瑙一樣，山茱萸果實雖然美觀但並不美味，味道特別澀。

李時珍在《本草綱目》裏提到山茱萸又名肉棗。其實，從植物學來看，山茱萸與大棗、酸棗都沒有關係。山茱萸和棗相似之處是果實成熟後，外表都是紅的，而且裏面有一粒種子，就像大棗的棗核一樣，兩頭尖。但山茱萸果肉很少，只有薄薄的一層，藥材市場上它還有個別號叫「棗皮」。

到了收穫山茱萸的季節，當地的老人家會坐在山茱萸樹下，用手將果核擠出來。他們向我介紹，一個老婆婆一天可以擠出 10 公斤的果實。在山茱萸的產地，滿地都是山茱萸的果核。日積月累，地上就積了厚厚的一層果核，形成了一條自然而獨特的迎賓大道。

家喻戶曉的六味地黃丸就用到了山茱萸。而且山茱萸可藥食兩用，具有很高的營養價值。在保健品開發方面，未來也具有廣闊的前景。

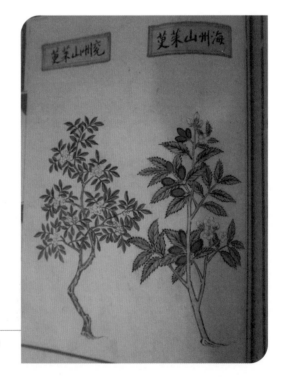

山茱萸（摘自《本草品彙精要》
羅馬本）

「遍插茱萸少一人。」王維詩中的茱萸究竟是指哪一種？引起了後人的猜測。我陳述了個人的見解。究竟是山茱萸還是吳茱萸？也歡迎有興趣的朋友們繼續探討。

吳茱萸與山茱萸

吳茱萸

藥用來源與分佈
- **芸香科**：吳茱萸、石虎或疏毛吳茱萸的近成熟果實
- 在秦嶺以南均有分佈

藥用功效
- **內服** 辛溫大熱，溫裏散寒
- **外用** 煎湯，外洗，用於陰囊濕疹

民俗節日中應用
重陽節：「遍插茱萸少一人」

山茱萸

藥用來源與分佈
- **山茱萸科**：山茱萸的乾燥成熟果肉
- **兩個主產區**：河南和浙江的桐廬、淳安

藥用功效
- 味酸澀，性溫，補益肝腎、澀精固脫
- **中成藥**：六味地黃丸系列

/ 茶 的 分 類 /

開門七件事：柴米油鹽醬醋茶。茶收錄在《本草綱目》第 32 卷。

我與茶葉行的老師傅聊天時，他們曾感歎：和藥材打了半輩子交道，可以將常用藥材認得差不多了，但和茶打了一輩子交道，茶葉還認不全。老師傅話說得很謙虛，但同時也表明，茶的商品規格實在太多。

自然界中有野生的大茶樹，現在更多見的是培育的便於採摘的小灌木。茶的分類也可以很簡單。從植物學角度看茶都是一種來源：山茶科的植物茶 *Camellia sinensis* (L.) O. Ktze. 的嫩葉。

1753 年，瑞典的植物學家林奈命名給茶的種加詞是 *sinensis*，意思是中國的。無論海內外，人們都知道茶與中國有密不可分的關係。

如果從加工方法來分，茶大致可分為 3 類：沒發酵的、全發酵的和半發酵的。再細分下去，還可以分成六大基本茶類：綠茶、紅茶、烏龍茶、黃茶、白茶、黑茶。各種茶的初加工中，發酵過程是關鍵。比如，綠茶是沒發酵的，紅茶是完全發酵的，烏龍茶是半發酵的。綠茶比較出名的有西湖龍井、信陽毛尖、太平猴魁、黃山毛峰。紅茶有祁門紅茶、滇紅、宜興紅、

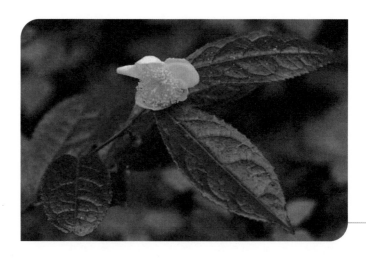

山茶

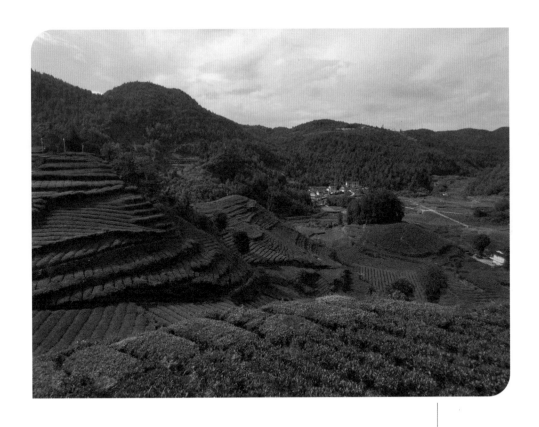

遵義紅。烏龍茶有鐵觀音、大紅袍，以及中國台灣產的文山包種和凍頂烏龍。利用高溫破壞茶葉中酶活性的殺青工序，對於綠茶、烏龍茶等茶的加工尤為重要，而紅茶、白茶不殺青。

在寶島台灣走訪到一座美麗的茶園

/ 茶聖與茶經 /

茶葉的發展史可追溯到上古時期。傳說神農最早發現了茶的藥用功能，茶能解毒，「神農嘗百草，一日遇七十二毒，得茶而解之」。

李時珍在《本草綱目》中記載，茶即古代的「荼」。茶字的草字頭代表兩個十，中間的人字與八相似，下邊的木可以分解為八十，這3個數字加起來是108。因此，人的108歲也稱為茶壽。

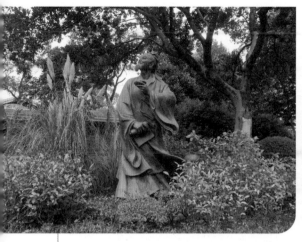

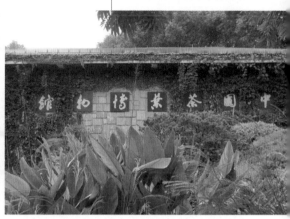

西子湖畔的中國茶葉博物館

中國茶葉博物館
的茶聖陸羽塑像

魏晉南北朝時期是我國茶文化的萌芽期。當時飲茶的主體為上層貴族。最早明確記錄茶的本草學著作是唐代的《新修本草》。唐朝國力強盛，經濟發達，文化繁榮，著《茶經》的陸羽就是唐朝人，被後人奉為茶聖。《茶經》對茶的起源、生產、加工、烹煮、品鑑等工藝都作了深入細緻的說明。

宋代以前人們煮茶，宋以後就演變為泡茶了。這是個重要的分水嶺。北宋畫家張擇端《清明上河圖》，生動地描繪了東京汴梁的繁榮景象，畫中有了茶館和趕集的人飲茶歇腳的情景。

宋代大文人范仲淹、王安石、蘇軾、陸游等都喜歡茶，也創作出了大量的品茶詩作。明代，寧王朱權主持編修了《茶譜》。時過境遷，人們飲茶的習慣和方式也在不斷改變。

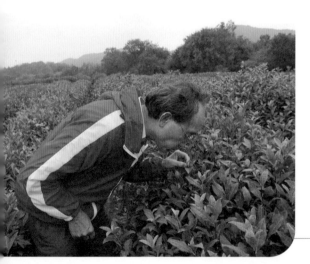

筆者在杭州茶園

/ 茶 馬 古 道 /

茶和日常生活、國民經濟、國際貿易都密切相關。李時珍說：
「茶之稅始於唐德宗，盛於宋元，及於我朝（明朝），乃與西
番互市易馬。」「下為民生日用之資，上為朝廷賦稅之助。」
上到皇親貴冑，下到販夫走卒，各行各業都離不開茶。

中國古代對外交流主要有 3 條通路，路上的絲綢之路，海上的
絲綢之路，還有一條以滇藏為出口的重要貿易通道── 茶馬
古道。

唐貞觀 15 年（641），茶葉作為文成公主的陪嫁品之一被帶到
了西藏。西藏地處高原，當地人常年以酥油、牛羊肉為主食。
而茶葉既能分解脂肪，又能防止燥熱，所以藏民就有了「一日
不可無茶」的生活習慣。藏區產馬不產茶，但茶是必需品。中
原有茶而少戰馬，於是以茶易馬，互惠互利的「茶馬」交易就
出現了，逐漸形成了一條交易通道，史稱「茶馬古道」。

雲南騰沖茶
馬古道上一
組塑像

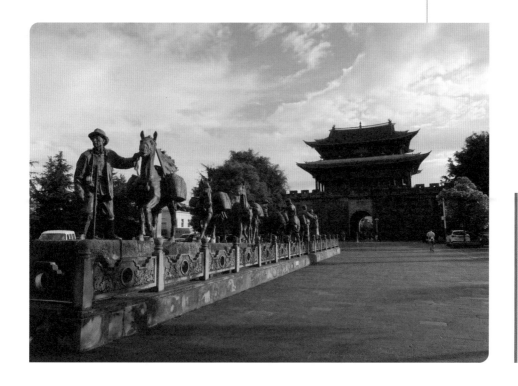

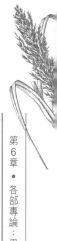

第 6 章 • 各部專論：果部

雲南騰沖是茶馬古道上最重要的、最難行的一段。與北方絲綢之路的漫漫黃沙不同，茶馬古道不但有水，還有許多毒蛇猛獸，原始森林荊棘遍佈，有些山路踏錯一步就是萬丈深淵。茶馬古道也被稱為世界上最高、最險的文明交流通道，那是曾經的馬幫一步一步用血肉之軀踏出的古道。

從唐至清的 1,000 多年間，茶葉就是通過這條茶馬古道，從雲南運到西藏，運到印度，進而到達西方國家。茶葉是中國對世界的一個貢獻。

2018 年，我在拍攝紀錄片《本草無疆》時，到英國走訪了英國皇家植物園和當地的集市，了解了一些英國人對茶的看法。

在廣西藥用植物園筆者與世界傳統藥物學會主席鮑儒德一起栽種下金花茶

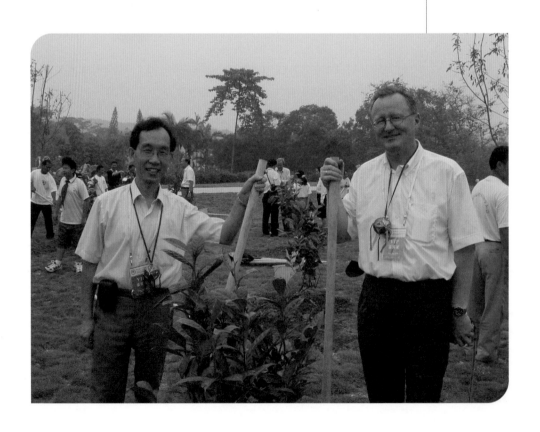

源自中國的茶葉，早在 17 世紀 30 年代就被荷蘭人帶到英國。茶葉、瓷器、絲綢、屏風代表着高雅絢麗的生活方式、上流社會的時尚。這股「中國風」在英國宮廷流行，達官顯貴人人飲茶，後來這股「中國風」從宮廷「吹」到了民間，以至倫敦的藥房都增加了茶這味草藥。英國館子裏也多了這種提神的飲料。英國皇家植物園種植着一株從中國遠渡重洋而來的茶樹。

英國人愛上了茶，漸漸地離不開茶了，但是英國本地不產茶，全靠進口茶葉。

現在世界上有 60 多個國家和地區產茶，除了中國，主要的國家有印度、孟加拉、斯里蘭卡，他們的茶葉產量都位居世界前列。

喝茶的人現已經遍佈全球，茶也成為世界三大飲料之一，茶與咖啡、可可三分天下。在這三大飲料當中，我偏愛喝茶。這不僅因為茶是我國特產，更是因為喝茶對人體有諸多好處。我在香港浸會大學的同事衞明老師是一位茶療專家，多年潛心研究茶療，我們常一起品茗、論茶。

| 茶 療 |

中醫理論認為：茶葉具有清頭目、除煩渴、消食、利尿和解毒的作用。

李時珍記載茶是苦而寒的，屬陰中之陰，沉也降也，最能降火。但是正因為它苦寒，所以容易傷及脾胃。

不過，不同的茶寒涼之性是不同的。綠茶在所有茶中是最寒涼的，比較適合陽盛的體質，虛寒之人不宜多飲。紅茶是全發酵茶，口感很柔順，比較適合脾胃虛寒之人飲用，冬天適宜飲紅茶。烏龍茶性質平和、不寒涼，不僅可以去除食物帶來的油膩感，還可以降血脂。

《本草綱目》中收錄的用茶治病的複方一共有 16 首，可視病情、病因不同參考選用。李時珍也記載到，茶久食，令人瘦，去人脂，使人不睡。失眠的人，睡覺前不要飲茶，或者到了下午不要飲茶。

現代藥理研究表明，茶的有效成分有茶多酚、咖啡鹼、茶氨酸及多種維生素與礦物質。茶多酚具有殺菌的作用，咖啡鹼可以提神，茶氨酸給人以愉悅的口感。茶具有興奮中樞神經系統、降血脂、抗氧化、降血糖、抗菌、抗病毒等作用。

2006 年 10 月 31 日，美國 FDA 首次批准了一個植物藥 Veregen，它就是從綠茶中提取出來的有效成分茶多酚製成的軟膏。

/ 茶之器 /

人們常説：「水為茶之母，器為茶之父。」中國人喝茶，不但講究原料，還講究加工，講究水，也講究器具。再好的茶葉，在紙杯中泡出來，也是紙漿味的。

用紫砂壺泡茶是飲茶品茗的一種好方法。紫砂壺是我國的一大特色工藝品。在紫砂壺的產地，江蘇宜興的丁蜀鎮，有很多不同的紫砂壺與健康的説法。其中有一點是肯定的，茶水放在紫砂壺中不容易腐敗變質。泡茶需要用礦泉水，山泉水最好。紫砂壺的質地透氣性強，能在一定時間內保證茶水的品質。

服用中藥期間並非不能喝茶，茶也是一味藥。在大部分情況下，喝中藥時不喝茶為好，或者詢問醫生的建議，避免茶與藥性衝突。但治頭痛的經典名方川芎茶調散則強調要用茶調服，該組方中的茶能增加清頭目的功效。

茶與人類的經濟生活密切相關，還曾引發社會的變革與風暴。美國波士頓傾茶事件便是美國獨立戰爭的導火索。

茶是中國的「國飲」。飲茶可以養生治病，還可以娛悅身心。小小茶葉，造福了民生，促進了文化交流。唐宋時期日本僧人多次來華學習佛學，並將茶介紹到了日本，後逐漸演繹發展出了日本茶道。茶禪一味，修心養性，這是一種境界的昇華。

一片綠色的茶葉是大自然的饋贈，也凝聚了人類的智慧。飲茶、品人生，觀茶、看世界，茶的故事講不完。

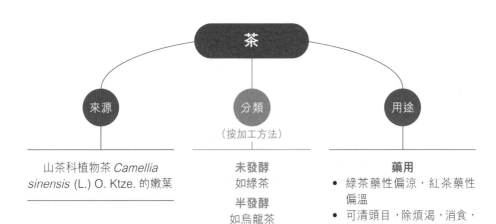

茶

來源

山茶科植物茶 *Camellia sinensis* (L.) O. Ktze. 的嫩葉

分類
（按加工方法）

未發酵
如綠茶

半發酵
如烏龍茶

全發酵
如紅茶

用途

藥用
- 綠茶藥性偏涼，紅茶藥性偏溫
- 可清頭目，除煩渴，消食，利尿和解毒

飲用
愉悅身心

草藥茶

草木精微一盞存

/ 別樣茶 /

所謂草藥茶是將中草藥與茶葉配用，或以單味或複方中草藥煎煮、沖泡，隨即飲用的中醫治療方法。菊花茶、苦丁茶、臭桑菊茶等都可算是廣義上的草藥茶。

《本草綱目》當中不含茶葉的代茶飲藥方就有 20 多首，而且至今民間仍應用十分廣泛。如薄荷茶、桑葉茶、柳葉茶還有木槿花茶等。現在稱為 Herbal Tea 的茶，指的就是有保健作用的、可以沖泡的茶，用的不是山茶科植物茶的葉子。在許多餐飲場所，除了紅茶之外，還會提供多種袋泡茶（Tea bags），口感好，沖泡簡便，特別受歡迎。

/ 草藥茶的種類 /

茶葉多種多樣，搭配合理的話便相得益彰，一年四季可選擇不同的茶飲。春天陽氣上升，萬物復蘇，百花齊放，這時喝花茶比較好。

所謂花茶，就是在綠茶中加入花，根據不同地方的習俗、不同人的體質而相應有所變化。如加入茉莉花、桂花、白蘭花、玫瑰花等。

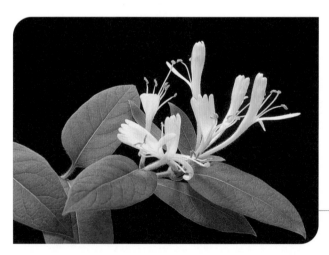

金銀花原
植物忍冬

對北京人來說，最熟悉的花茶就是茉莉花茶。茉莉花是綠茶最好的搭檔。在南方，茉莉花茶習稱「香片」。

春天喝花茶，其芳香可以醒脾、理氣開鬱、化濕。中醫養生理論強調，春天要保持開朗的心情，盡量不要鬱悶生氣，這時花茶可以有所幫助。

夏日炎炎，氣候悶熱，暑熱和濕氣撲面而來，能清暑解熱的荷葉茶最為應景。荷葉能利濕熱、降血脂，適合受肥胖困擾的群體。

還有一款涼茶也適用於酷熱的夏季，有夏枯草、桑葉、野菊花 3 味藥，簡稱「夏桑菊」。它的功效和古方桑菊飲類似，重點在於疏散風熱，平肝降火，我把它看作一款迷你版的桑菊飲。杭菊就是作為藥茶而發展起來的，隨之又有了貢菊。滁、亳、懷、濟、祁菊都有茶飲價值。

秋季天氣比較乾燥。人們容易感到皮膚或口腔不適，這時候需要滋陰潤肺，煮馬蹄水、梨水都是不錯的選擇。此外，還可以適當加入一些中藥一起煎煮或沖泡，如麥冬，也屬草藥茶的範疇。

到了冬天，天氣慢慢涼了，人體的新陳代謝減緩，溫熱性的茶會更合適，可飲薑母茶。

《本草綱目》中記載了春夏秋冬的草藥茶以及可在茶葉裏加上的其他輔料，如蜂蜜、麻油、薑、蔥、糖、醋等。在李時珍的故鄉湖北蘄春，兩餐之間會上一種茶點，以茶葉與炒米、芝麻、紅糖、黃豆、鹽共同做成，既是茶，也是點心。來的客人越尊貴，添加的材料就越多。

中國的絞股藍茶在日本非常流行，被稱為甘茶蔓。絞股藍源自葫蘆科植物 *Gynostemma pentaphyllum* (Thunb.) Makino，早在明代的《救荒本草》已有記載，它雖然並非來源於五加科，卻富含與人參皂苷類似的皂苷類成分，人們也稱絞股藍為「南方人參」。

絞股藍有增強免疫力、調節人體生理機能、降血壓、降血脂的功效。非常有意思的是，絞股藍有味甘和味苦兩種，雖外形一模一樣，但一嘗便知不同。一般作保健茶飲的是用味道甘甜的品種。絞股藍的藥性偏涼，脾胃虛寒的人要慎服。

藤茶，來源於葡萄科藤本植物顯齒蛇葡萄 *Ampelopsis grossedentata* (Hand.-Mazz.) W. T. Wang。它的使用歷史更早一些，早在元代忽思慧的《飲膳正要》已經有記載。明清時期，成為汀西客家人的日常飲用茶。藤茶具有清熱解毒，消炎利咽，降壓減脂，消除疲勞的功效。

藤茶表面滿滿都是一層白霜，所以又稱「白茶」，這層白霜是藤茶葉子在加工過程中析出的黃酮類化合物，主要成分是二氫楊梅素。

/ 嶺 南 涼 茶 /

草藥茶的種類不勝枚舉，名氣最大的要數涼茶了。涼茶在 2006 年被列入第一批國家級非物質文化遺產名錄。

嶺南地區環境濕熱，廣州、香港等地涼茶舖星羅棋佈。涼茶品種繁多，如五花茶、二十四味等，可說是應有盡有。涼茶不僅可以祛濕降火、解燥消暑，而且人們可以根據需要自行選擇。

飲用草藥茶也有些注意事項。

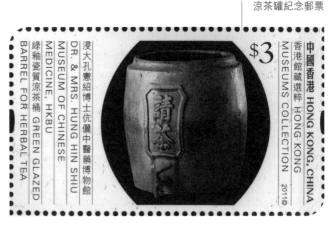

涼茶罐紀念郵票

入選「香港館藏選粹」特別
郵票系列的涼茶罐

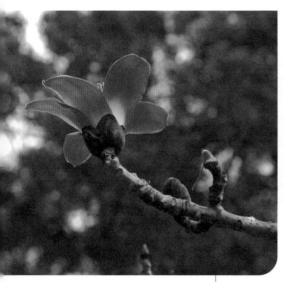
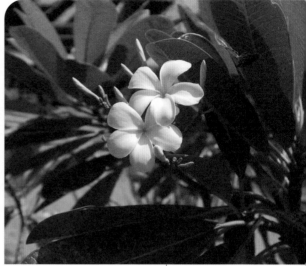

木棉原植物　　　　　　　　　　　　雞蛋花原植物

首先，草藥茶和藥一樣，飲用的時候安全第一，一定要辨明品種。比如，五花茶藥性平和又能祛濕，是每家涼茶舖必備的產品。我在廣州等地的不同場合問過很多人五花茶的組成，答案五花八門，甚至有人告訴我：「用甚麼花都可以。」

事實上，並不是甚麼花都可以。2003 年，我在香港處理過五花茶中誤用洋金花引起的中毒事件。一旦用錯了「花」，後果不堪設想。比較公認的五花茶的配方是金銀花、木棉花、雞蛋花、葛花和槐花。

其次，飲涼茶因各人的體質而異。在嶺南地區，人們常會被人問道：「您是『寒底』還是『熱底』？」「寒底、熱底」指的就是平時的體質，簡單地分為寒、熱兩大群組。涼茶指的正是這些茶性質大部分偏涼，喝涼茶要先分辨自己的體質。

有些人特別怕熱、冬天不怕冷，平時也很容易上火，這一類人的體質普遍是偏熱的，通常稱「熱底」，適合喝涼茶。有的人特別怕冷，容易手腳冰涼，不喜歡吹空調，這類人就是所說的「寒底」體質，不太適合喝涼茶。

/ 胡秀英與苦丁茶 /

苦丁茶葉苦、無毒，以「苦登」之名收載在李時珍《本草綱目》中，主要用冬青科的常綠喬木，俗稱茶丁。説到苦丁茶，我不由想起了著名的植物學家百歲老人胡秀英。她早年畢業於哈佛大學，獲得了博士學位，主要研究的是冬青科植物。胡博士是植物學界的「常青樹」。這位百歲老人曾送給我一本她編著的《草藥與涼茶》。她身體力行研究涼茶，研創了一種「三冬茶」，由 3 種冬青科植物的葉子組成。胡博士能長壽，並健康地工作，常喝草藥茶，就是她的保健秘訣之一。

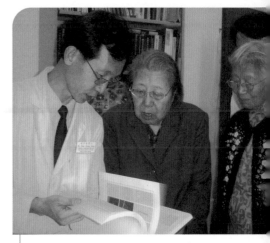

胡秀英（右）、誠靜容（中）兩位教授在香港浸會大學中醫藥學院參觀指導

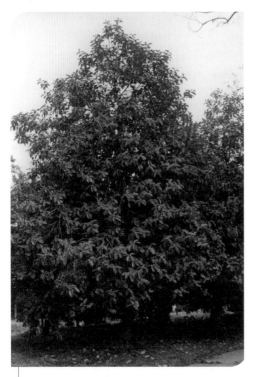

大葉冬青原植物

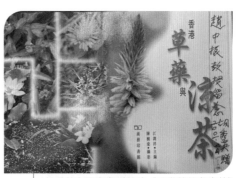

胡秀英主要參與編著的《香港草藥與涼茶》

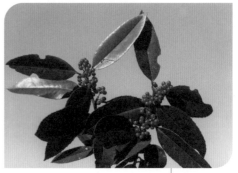

大葉冬青果

中國的茶品種豐富，各地飲茶習慣也不盡相同。但無論是「有藥有茶」也好，還是「有藥無茶」的代茶飲也好，都應根據不同的季節、不同的體質和身體狀況來選擇。

```
                    草藥茶


        茶與四季              常用草藥茶


           春              如絞股藍茶、苦丁茶等
   花茶等──醒脾，理氣開鬱，化濕
           夏
   荷葉茶等──清暑解熱
           秋
   馬蹄水．梨水等    滋陰潤燥
           冬
   薑母茶等──溫補
```

/ 西瓜入中原 /

西瓜 *Citrullus lanatus* (Thunb.) Matsum. et Nakai 是來自葫蘆科的常見瓜類。葫蘆科囊括了多種水果和蔬菜，如做菜的冬瓜、南瓜、絲瓜、黃瓜、苦瓜、佛手瓜，以及做水果的甜瓜、白蘭瓜、哈密瓜⋯⋯西瓜是袪暑佳品，被收錄在《本草綱目》果部第 33 卷。

西瓜，瓜如其名，是從西邊傳入的瓜。西瓜幾乎是知名度最高的瓜類水果，現在全世界除了南極洲之外，六大洲都種植西瓜。中國是全世界種植和出產西瓜最多的國家。

西瓜原產地是非洲撒哈拉沙漠一帶的荒漠地區。可以想像最初享用西瓜這種大自然恩賜的不是人類，而是大象、犀牛之類的動物。一些古埃及壁畫中已描繪過西瓜，說明在四五千年前，古埃及文明已經開始栽培西瓜。

關於西瓜傳入中國的時間，學術界有不同的觀點。李時珍在《本草綱目》裏引用胡嶠《陷虜記》的記載：「嶠征回紇，得此種歸，名曰西瓜。西瓜於五代時期始入中國，今則南北皆有。」胡嶠，五代後晉人，曾隨軍深入契丹，後被俘，居契丹 7 年，回到中原後寫了回憶錄《陷虜記》，文中提到了西瓜。

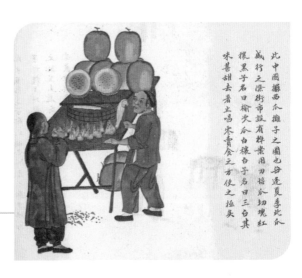

擺西瓜攤圖（摘自《北京民間風俗百圖》）

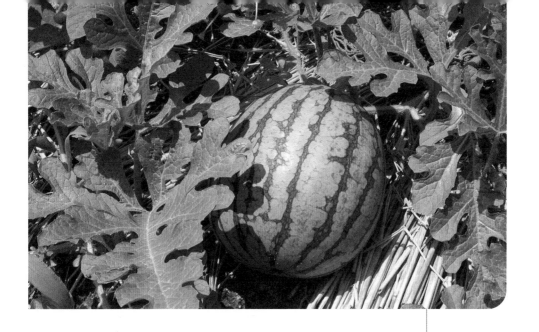

西瓜原植物

胡嶠引種西瓜一說，有學者考證這可能是一個誤會，胡嶠只在契丹吃過西瓜，五代時西瓜還未傳到中原。學術界另外一種觀點認為，西瓜傳入中國的第一次記載是南宋時期才有的。到底哪種說法正確，可留待學術界繼續探討。

可以肯定的是，到了明代，外來的西瓜已經很受歡迎了，而且出現了不少培育的品種。

李時珍在《本草綱目》中有詳細的西瓜性狀描述，觀察瓜皮可分為有棱的和無棱的。瓜棱指瓜皮上的紋路。瓜皮的顏色有綠色的、青色的。瓜瓤有白色的、紅色的，並認為紅色瓜瓤的味道比較好。

今天，祖國的大江南北都有西瓜，比較起來，我個人覺得還是新疆的西瓜最好吃。新疆不僅西瓜好吃，哈密瓜也甜。當地有「早穿皮襖午披紗，圍着火爐吃西瓜」的說法。因為新疆晝夜溫差格外大，適合瓜內糖分的蓄積。

現在市面上人工培育的西瓜品種不斷翻新，除了最普遍的紅瓤西瓜外，還有黃色的、橙色的，也有通過三倍體育種技術培育的無籽西瓜。小的品種有拳頭大，大的甚至可重達幾十公斤。時而可見利用模具、光照等條件栽培的瓜皮上有字的西瓜。

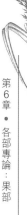

/ 西瓜內外皆是寶 /

西瓜是一種由下位子房發育而來的果實，植物學上稱之為瓠果。瓠果的外果皮與花萼一起形成，外皮很堅韌，中果皮與內果皮的界限不甚分明。西瓜瓤是瓠果異常發達的肉質胎座。

《本草綱目》記載，西瓜的瓜瓤性寒，味甘、淡，可以消煩止渴，解暑熱，利小便，解酒毒。西瓜的果瓤通常供生食或榨汁飲用，不僅味道清甜爽口，而且富含多種人體健康必需的維生素以及鉀、鎂等礦物質。

西瓜瓤已經夠美味了，瓜瓤裏面的乾果——瓜子也很誘人，可以當作小吃零食。

西瓜子內的種仁富含不飽和脂肪酸和植物蛋白質，具有一定的降血壓、預防動脈粥樣硬化的作用。

專門用來收西瓜子的西瓜叫籽瓜或者打瓜，個頭不大，瓜子特大、且多，瓜瓤卻不好吃。

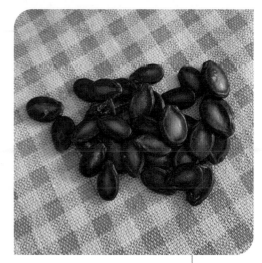

小吃西瓜子

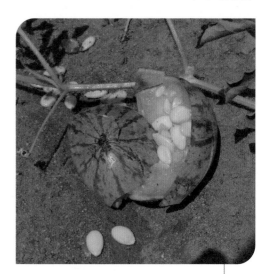

籽瓜

相比之下，西瓜皮常被忽略。在人們的印象中，西瓜皮可能與廚餘雜物的聯繫更多。其實，西瓜皮也是一味好藥，而且西瓜皮還有個很文雅的名字叫西瓜翠衣。李時珍提到，西瓜皮甘、涼，可將西瓜皮燒灰研末，含在嘴裏，可治療口舌生瘡。清代溫病名家王孟英有一首名方——清暑益氣湯，以西瓜皮起到清解暑熱的作用。

西瓜皮含有大量葡萄糖、蘋果酸等。烹飪方面，它可以作為一種素菜食材，涼拌、煮湯、炒食都可，還可以把西瓜皮剁碎了拌上肉餡包餃子。由於西瓜皮和黃瓜一樣水分很足，包的時候需要一點技巧，即便在和餡兒之前使勁把水攥出去，包的時候還是會出湯。我自己也是練了很多次才成功的。其他菜餚裏也可加上西瓜皮，做成醋溜西瓜皮或糖醋西瓜皮。

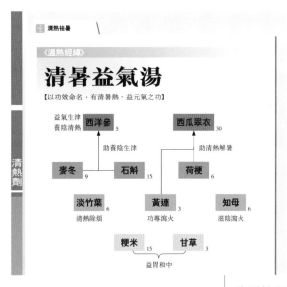

清暑益氣湯
（摘自《百方圖解》）

/ 西 瓜 製 霜 /

西瓜可以製霜，也就是常用藥西瓜霜，用於治療口腔潰瘍、咽喉腫痛，藥效明顯。

我讀大學時，北京中醫藥大學的中藥炮製實驗室有位許老教授，炮製學徒出身，炮製技術一流。他一手絕活不僅能把雞毛煅燒成炭，還能保持外形不變，又黑又亮。他也曾為我們展示西瓜霜的製作過程。

西瓜霜可以用瓦罐做，不過有更簡單的做法，不需要任何容器，直接以西瓜皮做外殼。記得許老師先把西瓜瓤全部掏出來，一部分分給圍觀的同學們吃。剩下的西瓜瓤切成小塊，再和芒硝一起放回西瓜皮裏邊，像醃鹹菜一樣一層一層分隔開，將西瓜開口密封起來，放在陰涼通風處。過了一週再上炮製實驗課的時候，西瓜皮表面滲出了一層晶瑩剔透的白霜。慢慢刮下來，這就是西瓜霜。

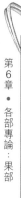

/「望聞問切」挑西瓜 /

在烈日炎炎的夏天，戶外工作令人口乾舌燥。這時候要是能吃上幾塊西瓜或者喝上一杯西瓜汁，那簡直是一種享受。西瓜是夏天的應季水果，可以清熱利暑，挑選西瓜是有訣竅的。

挑西瓜如鑑定中藥，挑選的步驟像中醫診斷一樣，看、摸、敲、聽。

一看，看西瓜的外殼，瓜體要周正勻稱，瓜皮的紋路要粗大、清晰，這是李時珍說的瓜要有棱。有一個品種就叫「黑繃筋」，瓜棱很明顯。再看西瓜的瓜臍，也就是花萼殘留處，凹陷的瓜臍為好。後看瓜把，瓜把一掰即斷的好，斷面要新鮮。

二摸，摸瓜皮，皮滑而硬為佳。

三敲，輕輕地敲一敲，有一點彈性為好。

四聽，仔細聽一聽，成熟程度合適的西瓜有「砰砰」的悶聲。

我回想起讀書時的另一段經歷，那時候的三伏天，每天一到下午，瓜農的拖拉機就把西瓜準時送到研究院大院門口。我們幾個研究生經常去買西瓜，我一個同學老家在北京大興，正是出產西瓜的地方，別號「北京西瓜之鄉」。他說：「我們那兒種西瓜，我挑西瓜最在行。」我也不甘示弱，說：「我是學中藥鑑定的，西瓜這味藥我也會挑。」每天下午同學們一起湊熱鬧、挑瓜，看誰選得好，輸了的就請大家吃西瓜。一個多月下來，我們互有勝負，西瓜從頭伏吃到末伏。一開始不覺得甚麼，這樣過了一個月後，我們一個個不是便溏就是腹瀉。

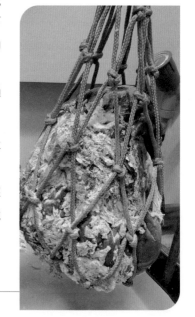

這就應了《本草綱目》裏李時珍特別記載的注意事項，西瓜是天然的白虎湯。白虎湯是清熱的名方，白虎湯裏主要組成藥味是石膏，石膏的藥性特別寒涼。可想而知西瓜藥性之涼。同時，西瓜傷脾可能助濕，不能貪多。

現在自製西瓜霜也是如此，看，成功了！

在當下物產足夠豐盛的時代，人們既要照顧好自己的嘴，更要注意照顧好自己的腸胃。保持良好心態，注意飲食均衡，規律作息，才是有利健康的大道、正道。

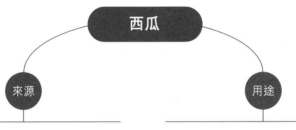

西瓜

來源

葫蘆科植物西瓜 *Citrullus lanatus* (Thunb.) Matsum. et Nakai

用途

藥用

西瓜瓤
消煩止渴，解暑熱，利小便，解酒毒

西瓜子
降血壓、預防動脈粥樣硬化

西瓜皮（西瓜翠衣）
- 燒灰研末，口含，治口舌生瘡
- 清解暑熱

西瓜霜（炮製）
治療口腔潰瘍、咽喉腫痛

食用

西瓜瓤
水果

西瓜皮
涼拌，拌肉餡，炒西瓜皮等

獼猴桃

海外揚名返故鄉

/ 獼猴桃出遊記 /

水果獼猴桃，在國際市場上，有一個更響亮的名字 —— 奇異果。提到奇異果人們很自然地會聯想到新西蘭，奇異果是新西蘭的「國果」。實際上，獼猴桃真正的故鄉原來是中國。

19世紀，西方的傳教士、探險家紛紛來到中國，其中有一位被稱作植物獵人的英國園藝學家威爾遜（E. H. Wilson）。他曾用12年時間深入中國的西部考察，對中國植物學的現代研究產生了重大的影響。分佈在湖北西部的獼猴桃，引起了威爾遜的注意，他把獼猴桃介紹給了在湖北宜昌的一些在華洋人，並把獼猴桃引種到了英國和美國。由於獼猴桃雌雄異株，不走運的是他帶回西方的都是雄株，導致獼猴桃只在這些國家的植物園裏安家落戶而已，並沒有結出果實。

1903年，新西蘭女教師伊莎貝爾（M. I. Fraser）利用假期來到中國宜昌，看望她在中國當傳教士的姐姐。伊莎貝爾在返回故鄉時把獼猴桃的種子帶了回去。伊莎貝爾的一位學生的親屬艾利森（A. Allison）是農場主，獼猴桃種子被艾利森種植在他的農場裏。1910年，獼猴桃終於在新西蘭結果了。

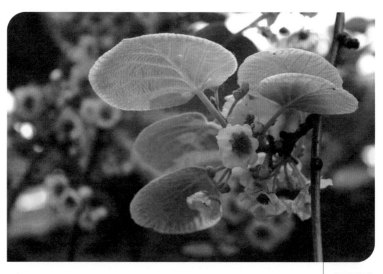

獼猴桃花

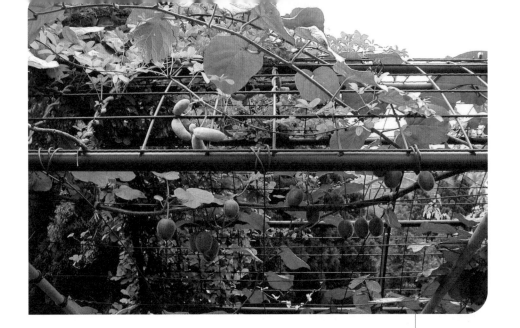

新西蘭當地有一種翅膀和羽毛都退化了不會飛的小鳥，新西蘭的國鳥——幾維鳥（Kiwi）。Kiwi 這個單詞是新西蘭土著毛利語的形聲詞，因幾維鳥的叫聲 Ki-Wi 而起。該鳥有長而尖的喙，身體渾圓呈褐色。因獼猴桃果實的外形和這種鳥相似，圓滾滾的、着生褐色絨毛。新西蘭人就以幾維鳥 Kiwi 的名字稱獼猴桃，獼猴桃的英文名也就成了 Kiwi，後來翻譯成中文的時候就有了奇異果此名。

經過一代代品種的栽培選育，到 20 世紀三四十年代，新西蘭的獼猴桃生產已成規模，並且出口其他國家，逐漸打出了品牌，風靡世界。

從新西蘭考察回來後我寫了一篇隨筆，新西蘭給我的印象有青、赤、黃、白、黑五色。青指新西蘭連綿起伏的大草原，是蒼翠交織的山林。赤指新西蘭每日相伴的晚霞，及印證地球生命起源佈滿了紅藻的紅石灘。黃指新西蘭原野中大片金黃色的

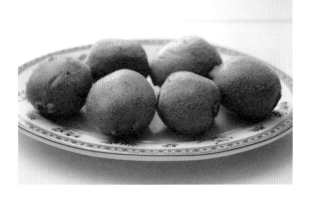

獼猴桃

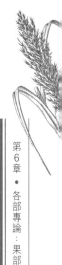

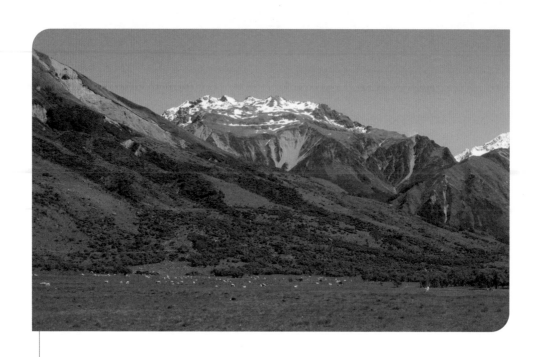

獼猴桃落戶
新西蘭

油菜花田及山坡上那一叢叢鮮黃色的槐花。白指新西蘭草地上悠閒的羊群、山峰聖潔的冰川、藍天陪襯下的白雲。黑指新西蘭人鍾情的高雅之色，不僅足球隊穿黑色隊服，連飛機都塗成了黑色，備受保護的自然環境裏，黑夜中閃爍的繁星，更襯得黑色可貴。

/ 獼猴桃回鄉路 /

20 世紀 70 年代以前，我國水果市場上很少能見到獼猴桃。我第一次見到獼猴桃大概是在 1975 年，記得當時我還問了售貨員這是甚麼。僅憑外觀，獼猴桃與更為大眾的蘋果、梨、桃相去甚遠，足以令人感到新奇。當時人們還接受不了這種口味，沒甚麼人吃，它的價格很便宜，一毛錢能買一書包。

其實，獼猴桃是一種非常古老的植物。1977 年，中國科學院南京地質生物所的研究人員在廣西發現了獼猴桃葉子的化石，經分析該化石距今已有 2,000 多萬年了。

獼猴桃最早被記錄在《詩經》中：「隰有萇楚，猗儺其枝。」萇楚便是指獼猴桃。唐朝詩人岑參有云：「中庭井闌上，一架獼猴桃。」説明 1,200 多年前，人們已經在庭院中搭架栽種獼猴桃，如架上的葡萄一般供人觀賞，並可入藥了。但在世界範圍內，獼猴桃作為水果不過 100 來年的歷史。我國的獼猴桃產業大發展是 21 世紀的事了。

四川的雅安是中國的獼猴桃之鄉，雅安與西藏接壤，茶馬古道也經過這裏。雅安獨特的地理環境和漢藏交匯融合的地域文化，造就了雅安的「三雅」：「雅雨」、「雅魚」、「雅女」。雨水多、魚味美、女孩子漂亮。一年 2/3 的時間裏，雅安都是細雨濛濛的。雅安碧峰峽是大熊貓科研與自然保護基地之一，雅安又多了「一寶」。

現在的雅安漫山遍野可見獼猴桃，品種多樣，不僅個頭大小不一，切開之後，果瓤顏色也不同，有綠芯的、黃芯的和紅芯的，味道有偏酸的、有偏甜的。雖然獼猴桃在水果市場是這些年才剛剛開始走紅，但其藥用歷史，可追溯到千百年前。

新西蘭湖畔
的魯冰花

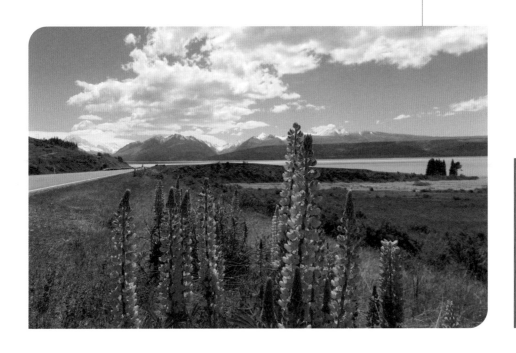

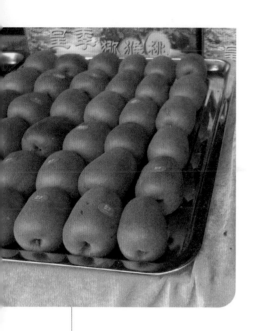

雅安街頭獼
猴桃攤

/ 似桃非桃功賽梨 /

歷史上最早收錄獼猴桃入藥應用的是《神農本草經》，但所載條目名為羊桃，並且藥用部位是根，不是果。《神農本草經》記載它同時有別名羊腸。《名醫別錄》中記載羊桃，二月採集，陰乾。

安徽中醫藥大學的王德群教授對《神農本草經》做了深入的研究，這裏借用王老師的考證結果作參考：「羊在山坡上可食之桃，是獼猴桃也。羊桃之名，直到今天，仍被山民使用。」

現在獼猴桃根被廣泛用於抗癌方面，但其藥性有小毒，所以一定要在中醫師的指導下才能應用。

《本草綱目》第 18 卷記載了羊桃，藤本，莖大如指，似樹而弱如蔓，春長嫩條柔軟，葉子有毛上綠下白。結合現代植物研究，李時珍所記載的原植物指的應該就是獼猴桃。但是李時珍把獼猴桃與羊桃當成了兩種植物，他在第 33 卷果部中又立了獼猴桃一項，該處描述的顯然是獼猴桃的果實。獼猴桃項下的描述：「其形如梨，其色如桃，而獼猴喜食，故有諸名。」獼猴桃果實的形狀像梨，顏色像桃，而且獼猴愛吃，才有了「獼猴桃」的名字。從現代植物學角度分析，獼猴桃與梨和桃並沒有親緣關係，獼猴桃來自獼猴桃科植物中華獼猴桃 *Actinidia chinensis* Planch.。

我在獼猴桃的故鄉還聽到了這樣一個傳說。在古代，一種攀繞在樹上的老藤結的野果，其貌不揚，並不招人喜愛，誰也不碰它。有一年，奇怪的事發生了。前一天晚上掛滿藤蔓的野果，第二

天早上不翼而飛。人們懷著好奇又等了一年，第二年的白露前後，野果又快成熟了，人們悄悄地隱蔽起來，靜靜等候這一晚的變化。到了晚上人們發現，原來是一群猴子來參加秋收，把果實都摘了去，這才讓人們敢去品嘗這些野生的山果。

獼猴桃具有調中理氣，潤燥生津，利尿通淋的作用。《本草綱目》記載，獼猴桃性寒，多食容易令人寒泄，損傷人體陽氣。對於脾胃虛寒的人，不建議多吃。

有個民間治療胃熱乾嘔的驗方，將獼猴桃和生薑一起搗爛，取汁服用，能清胃止嘔，又不傷胃氣。

獼猴桃具有廣泛的綜合利用價值。現代研究也表明，獼猴桃維生素 C 含量很高，是蘋果的 30 倍，未來還有很好的開發應用前景。

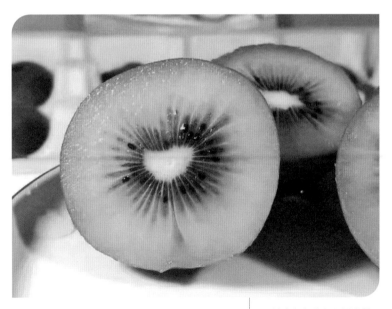

四川雅安產的紅心獼猴桃

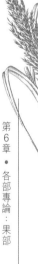

牆內開花牆外香。獼猴桃，一個在中國原本
並不起眼的野果，現在成了世界水果王國的
後起之秀。

從「獼猴桃」到「奇異果」的旅程也給我們
一個啟示，植物現處的生長環境未必就是其
最佳的生存環境。有些植物可在異地生存發
展。原產中國的桃子、大豆、茶葉等輸出海
外；馬鈴薯、玉米、甘薯、葡萄遠道而來在
中國繁衍生息。同時這也促進了文化的交流
和經濟的發展繁榮。

獼猴桃（奇異果）

來源

獼猴桃科植物中華獼猴桃 *Actinidia chinensis* Planch.

用途

藥用
果實
調中理氣，潤燥生津，利尿通淋
根
抗癌（有小毒）
食用
水果

/ 飴糖與民俗 /

糖的名稱很多，但是從原料來分，常吃的糖就是兩大類。一類是以大米、大麥等糧食為原料，經發酵糖化後製成的飴糖；另一類是用甘蔗、甜菜等作物為原料，經壓榨純化製成的蔗糖。

中國最早的糖是飴糖，成語「甘之如飴」就是從飴糖來的。中國傳統習俗中有小年祭灶：「臘月二十三，糖瓜兒粘，灶君老爺要上天。」

過去家家戶戶都供着灶王爺，有塑像的、有畫像的。傳說中灶王爺在農曆臘月廿三或廿四這天，要上天向玉皇大帝匯報這家人在過去一年裏的表現。玉皇大帝根據灶王的匯報來決定是賜福還是降禍。有副著名的灶王對：「上天言好事，回宮降吉祥。」

人們都希望這位通天的灶王老爺能夠在玉皇大帝面前多美言幾句，所以用火熔化飴糖抹在灶王爺的嘴上，或擺放在灶王的神像前，讓他說出來的話都是甜味的，說的都是美言。

飴糖是糧食發酵煉製出來的澱粉糖，同時也是一味重要的中藥。張仲景《傷寒論》中一首著名經方小建中湯，是用來調理中焦脾胃的方子，方中用到了：桂枝、芍藥、生薑、大棗、甘草和飴糖。

小建中湯（摘自《百方圖解》）

《本草綱目》將飴糖收載在穀部造釀類中。《本草綱目》的序言裏曾引用過一段李時珍的自我介紹，他自小喜歡讀書，就像吃糖一樣的享受，「長耽典籍，若啖蔗飴」。通過這句話也可以知道，明代的糖主要有蔗糖和飴糖。

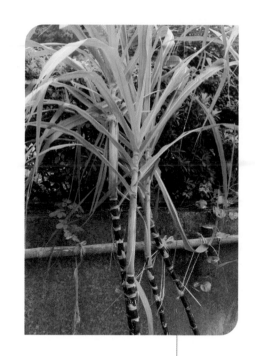

甘蔗原植物

/ 關東糖 /

人體每時每刻都離不開糖。看似簡單的糖實則種類眾多，紅糖、白糖、冰糖、葡萄糖、麥芽糖，麥芽糖又叫關東糖。關東糖是中國特有的叫法。關東糖又叫糖瓜兒，奶黃色，脆得掉渣兒，融化後黏得像糨糊，是傳統的小吃。

我在日本工作時，同實驗室的一位日本同事到中國出差，回來後我問他這次吃到了甚麼美食沒有。他的樣子吞吞吐吐，欲言又止，有些羞澀地向我說出了一段難忘的經歷。他出差時，接待方特別熱情，送了他不少當地的名產小吃，其中就有關東糖。我那位日本同事不了解關東糖的特質，一口使勁咬了一大塊，一下把剛補的假牙給粘了下來。他很內向，也很要面子，不願給接待方添麻煩。結果在中國出差的整整一個星期他都在牙痛中度過，一直挨到回了日本才找牙醫把牙補上。最後他也說：「雖然牙痛，但關東糖真甜」。

/ 改變世界的植物 /

《本草綱目》把甘蔗列在了果部。雖然我國自古就有甘蔗分佈，但用甘蔗製糖的歷史，遠不如用糧食製飴糖的歷史長。關於中國製糖的歷史，學術界也有不同的觀點。季羨林先生編寫過一部《中華蔗糖史》探討這個問題，他的觀點傾向於蔗糖製造始於漢朝至隋朝之間。

中華民族既善於創造又善於學習。根據《新唐書》的記載，唐太宗派人到位於恒河中下游的印度古國摩揭陀國，學習到了熬糖法，通過熬煮煉製出了質地比較純正的蔗糖。

宋代有位名叫王灼的學者編寫了《糖霜譜》一書，為我國第一部製糖專著。南宋時期我國的製糖業得到了大力發展，蔗糖不但可自給，還成為一種重要的輸出商品。

《本草綱目》中涉及了很多自然科學和技術方面的內容，有些技術知識方面的內容可以參照明代的另外一部重要著作《天工開物》。

《天工開物》成書比《本草綱目》晚了約半個世紀。與《本草綱目》相比，《天工開物》不算厚，有 8 萬多字，分為上、中、下三篇共 18 卷，書中有 123 幅精美插圖，內容涉及 130 多項中國古代的生產技術。書中詳細記載了製造白糖的方法、沙糖脫色的方法，當時中國的製糖技術處於世界領先地位。

蔗田如海

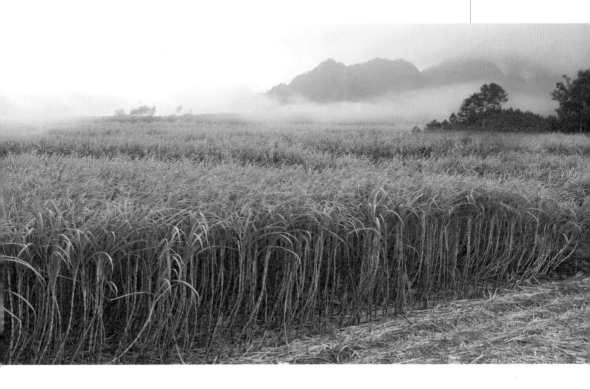

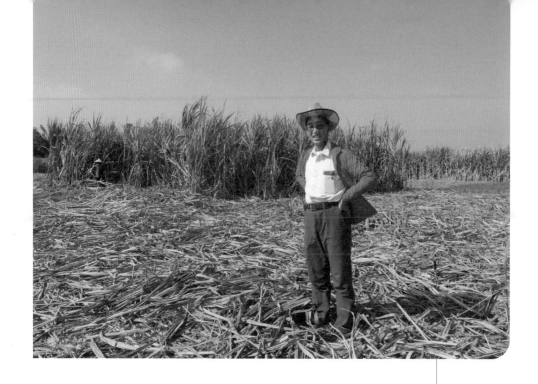

作者宋應星在《天工開物》中記載了甘蔗有兩大類。一類是平常吃的甘蔗,直徑較粗,外皮的顏色偏紫,叫作果蔗。但這一種不適合造糖,砍下來後可以直接生吃,汁甜如蜜。另一類就是糖蔗,莖稈偏細,外皮硬,纖維很粗,口感差,還容易把嘴劃傷,一般不生吃,就用來製糖,包括紅糖、白糖。

筆者在廣西甘蔗田

「倒吃甘蔗」,形容越來越甜、越來越好。但是,「甘蔗沒有兩頭甜」。甘蔗靠頂端的部分味道很淡,基本不甜。甘蔗頭可以用來繁育後代。種甘蔗的農民一般把頂端的一節埋在土裏,節間還可長出小芽,到了下一年就可以長出新的甘蔗。

目前全世界種甘蔗面積最大的國家,第一是巴西,第二是印度。

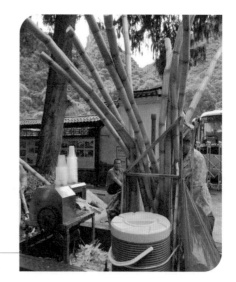

廣西街頭甘蔗攤

我國的甘蔗主要分佈在廣西，那裏有一眼望不到邊的甘蔗田。當地人稱之為「百里蔗海」。我在廣西也砍過甘蔗，收甘蔗的過程與我當年下放在農村當知青收玉米的過程差不多。

甘蔗還可以說是一種改變世界的植物。歷史上，甘蔗曾經是「最賺錢的經濟作物」。甘蔗的生產鏈結合了亞洲的植物、歐洲的資本、非洲的勞動力和美洲的土壤。

甘蔗作為一種國際產品，和茶葉、棉花、煙草、罌粟一樣，曾經參與了世界的風雲變幻，使世界產生了巨大的變化。

世界流行的主要蒸餾酒之一朗姆酒，就是用甘蔗的濃汁釀造的，並且衍生出很多品類。

/ 蔗糖 /

蔗糖根據純度或製法的不同，分為紅糖、黃糖、白糖和冰糖。

直接提取而成的是紅糖，因為雜質比較多，所以顏色也比較「紅」，藥性偏溫補，傳統上推薦產婦吃的糖一般是紅糖。薑母茶裏面用的黑糖，也屬紅糖的一種。

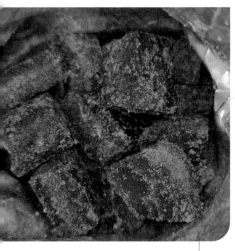

紅糖

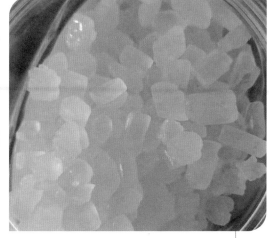

冰糖

把紅糖進一步提純、脫色，得到的是白糖；脫色不完全的是黃糖。白糖是目前日常生活中用量最大的糖。再把白糖進一步溶化重結晶，得到的就是冰糖。

中醫認為冰糖的藥性偏涼，能清熱潤肺，在一些潤肺止咳的食療方裏會用到冰糖，功效以潤肺止咳為主，如冰糖雪梨、冰糖燉燕窩、冰糖燉銀耳。

現在市場上出售的主要是蔗糖，飴糖用得比原來少多了。

小建中湯中飴糖可以用其他糖代替嗎？中醫臨床用藥，主要強調的是藥性。紅糖性溫，能溫補脾胃，放在小建中湯裏，紅糖可以作為飴糖的替代品，白糖和冰糖偏涼不太適合用。

《本草綱目》中提到了一個簡便的小方，在反胃吐食時，可用甘蔗汁加生薑汁。甘蔗汁偏寒，生薑汁暖胃，二者組合就成了一對很好的藥對，很多流行飲品裏用到了這個配方。

從藥物專業的角度出發，按照分子結構來分，糖又可分為單糖、雙糖及多糖三大類。單糖，主要指的是葡萄糖、果糖、半乳糖，是可以直接被人體吸收利用、迅速轉化為能量的糖。在醫院裏輸液的時候，吊瓶裏面就有葡萄糖。雙糖，由兩個單糖分子組成的糖，自然界最常見的雙糖就是蔗糖、乳糖和麥芽糖。多糖至少要有超過 10 個單糖組成，屬大分子，很多中藥含有多糖類成分，而多糖並沒有味道。

糖是人體必需的營養物質，維持着正常的生命活動。如果低血糖的人不及時補充糖，可能會昏倒甚至發生更危險的情況。

糖攝入過多也容易助長體內濕熱，容易生痰，或易導致肥胖，口中長時間含着糖也易損傷牙齒。凡事都要講究一個度，這個度也就是中醫藥一直強調的劑量。

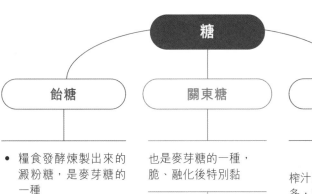

```
                        糖

  飴糖            關東糖            蔗糖
```

飴糖
- 糧食發酵煉製出來的澱粉糖，是麥芽糖的一種
- 傳統民俗：「二十三，糖瓜兒粘，灶君老爺要上天」
- 重要中藥：小建中湯用到飴糖

大米、大麥等糧食為原料，發酵

關東糖
也是麥芽糖的一種，脆、融化後特別黏

蔗糖

紅糖
榨汁濃縮而成，雜質較多，顏色較「紅」，藥性偏溫補

白糖
紅糖進一步提純、脫色，得到白糖

黃糖
脫色不完全的是黃糖

冰糖
白糖再進一步溶化重結晶，得到冰糖，藥性偏涼，清熱潤肺

甘蔗、甜菜等作物為原料，壓榨純化

| 君 子 愛 蓮 |

蓮藕,收錄於《本草綱目》第 33 卷果部。蓮藕的不同部位可出多味中藥。它的植物名是蓮 *Nelumbo nucifera* Gaertn.,蓮子、蓮子心、蓮房、荷葉還有藕節都是它的不同藥用部位。《本草綱目》中記載了來自蓮的 9 味中藥。蓮藕這一條目下,李時珍用了 7,000 多字記述各項功效,遠遠超過描述其他品種的平均字數。

李時珍花了如此多的筆墨在蓮藕身上,足以反映蓮藕的重要性。另一方面,李時珍的家鄉盛產蓮藕,他對蓮藕特別熟悉。

蓮不但是藥食兩用的佳品,而且是集詩情畫意於一身的植物,歷史上不少文人騷客都在蓮花之前揮毫留下墨寶。北宋周敦頤的《愛蓮說》:「出淤泥而不染,濯清漣而不妖。」

蓮藕對於我這個北京人而言,既印象深刻又陌生。記得電影《洪湖赤衛隊》中的歌曲《洪湖水浪打浪》唱道:「四處野鴨和菱藕。」蓮在水面之上有荷花、荷葉、蓮蓬,水面之下有藕、藕節。

我在 30 歲之前很少能吃到蓮藕。北方小朋友對蓮藕的憧憬,就好像南方小朋友期待下雪一樣。後來,我去了湖北,到了千湖之省才領略到荷花的嬌艷,品嘗到蓮藕的美味。

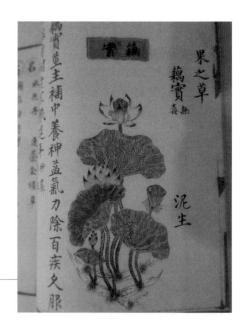

藕實(摘自《本草品彙精要》羅馬本)

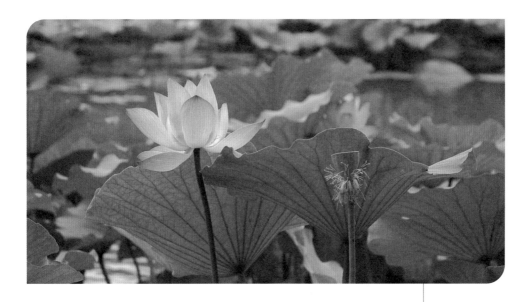

/ 睡 蓮 與 王 蓮 /

走進佛教寺院時，大雄寶殿正中佛祖釋迦牟尼像一般是端坐在蓮花寶座之上的。

蓮花在佛教有特殊的象徵意義，且文人賦予蓮花「出淤泥而不染」的特性，正好和佛門弟子的願景不謀而合。

每年夏天，北京的北海公園荷花盛開，人山人海，還曾舉辦過荷花燈會。正如南宋詩人楊萬里詩中有言：「接天蓮葉無窮碧，映日荷花別樣紅。」那裏形成一種盛典不是因為北京荷花多，恰是因為荷花少，有荷花處就是珍貴景觀。

屈原的《離騷》中有「制芰（jì）荷以為衣兮，集芙蓉以為裳」的千古名句，芙蓉即指荷花。

《本草綱目》中記載的荷花的功效，李時珍說其具有鎮心益色，駐顏輕身的功效，可以安心神、養顏、輕身。

睡蓮、王蓮與蓮是不同的植物，看葉子即可區分它們。睡蓮的葉子平平地睡在水面上。王蓮葉子很大，大到直徑 1 米多，一個 20~30 千克的小孩也可以端坐其上。

/ 蓮子、蓮心、荷葉 /

蓮子也為藥食兩用佳品，可分鮮蓮子、乾蓮子以及石蓮子。一到夏天，在南方的街頭就可以見到有人挑着擔子，擔子裏賣的是新鮮的蓮蓬。蓮蓬的半頂上，一顆顆圓圓的蓮子探出頭來，可愛極了。掰開蓮蓬，剝下新鮮的蓮子，味道清甜，但不能多吃，多吃容易傷脾胃，引起腹瀉。成熟蓮子乾燥後入藥，有補脾止瀉，益腎固精的功效。用於脾虛久瀉的著名方劑參苓白朮散中就有蓮子。蓮子還可以與銀耳等一起煮，做成銀耳蓮子羹，養陰，潤肺，養胃，是夏秋之際的補養佳品。

一顆成熟的蓮子，即使經過幾百年後，再把它種下，在適當的條件下，仍可以長出新的幼苗，這在植物界是絕無僅有的。

一直沒有被採收、在蓮房裏熟透了、最後掉到水中的蓮子，潛伏在淤泥中，日久年深，堅硬如石，叫石蓮子。石蓮子藥用時，要把外殼打碎，主要用於治療遺精、尿頻。蓮子和石蓮子功效類似，不同點在於，嫩的蓮子性平，石蓮子性溫。

蓮子好吃，中間的蓮子心，味道卻是苦的。蓮子心是成熟種子中的幼葉及胚根。宋朝詩人辛棄疾的詩中寫道：「根底藕絲長，花裏蓮心苦。」李時珍說蓮子心能清心去熱。蓮子心泡茶飲，有清心火、降血壓的作用。

蓮鬚是蓮的乾燥雄蕊，新鮮的時候是嫩黃的花絲。李時珍記載蓮鬚的功效和蓮子相似，也可用於治療遺精、滑精、尿頻。

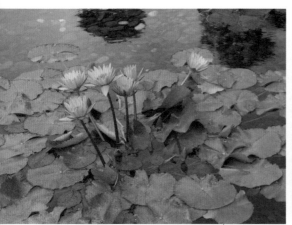

睡蓮原植物

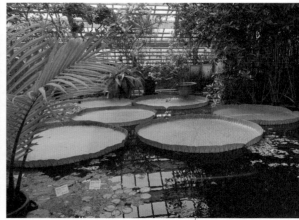

王蓮原植物

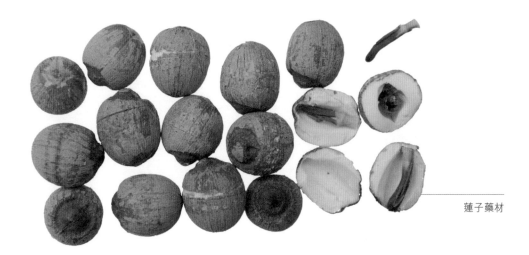

蓮子藥材

蓮蓬為蓮的乾燥花托，具有止血崩、下血、尿血的作用，能消瘀散血。魯迅先生在 1900 年留學日本時，曾寫過一首《蓮蓬人》：「好向濂溪稱淨植，莫隨殘葉墮寒塘。」時值深秋，魯迅在上野公園，看到池中的荷花、荷葉雖已凋謝，但是莖稈上的蓮蓬仍亭亭直立，於是借景抒情、借物言志，表現了他不畏邪惡勢力的錚錚鐵骨。

北宋詞人柳永的筆下，就有「亂灑衰荷，顆顆真珠雨」的佳句。許多人喜歡欣賞雨後蓮葉上滾動的水珠，恰似粒粒珍珠。荷葉味苦，性平，具有清暑化濕，涼血止血的功效。夏天時，喝上一碗荷葉粥，能讓人暑熱全消。中國自古以來就把荷葉奉為減肥的良藥。雖然荷葉茶有降脂減肥的作用，但是喝荷葉茶也要有度，脾胃虛寒、身體瘦弱、氣血虛的人都不適合。

名方十灰散，可以收澀，化瘀，止血，方中用到了 10 味藥炮製之後的藥炭，其中就有荷葉炭。

/ 淤 泥 中 的 藕 /

藕，生在水下，卻不是蓮花的根，從植物學角度來說，藕是蓮肥大的地下根莖。

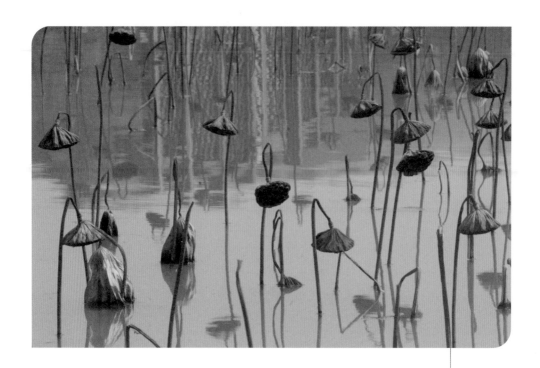

李時珍說：「花葉常偶生，不偶不生，故根曰藕。」因與奇數偶數的「偶」字同音，所以民俗婚宴一定要吃藕，來祝願婚姻美滿，寓意佳偶天成。

藕為滋補佳品，是做藥膳的上好食材。李時珍說藕「四時可食，令人心歡」。

《本草經集注》記載了一段在廚房中發現蓮藕藥效的故事。南北朝時期，宮廷用羊血做羊血豆腐。有一位廚師在削藕皮的時候，一不小心，把一塊藕皮掉到了已經凝固的羊血中。結果羊血化開了，而且不再凝結。

受到這個啟示，中醫就用藕治療血瘀證。經臨床上反覆驗證，證明藕確實有消瘀血的功效。

從蓮藕的橫截面可以看到有很多孔，有 7 孔、9 孔、11 孔的，正宗的湖北沔城藕是 11 孔的，澱粉含量特別豐富，煮熟之後，又香又糯，味道鮮美。

記得我第一次到湖北，當地人特別熱情，要請我吃「羅密歐」，我再仔細一問原來是「糯米藕」。湖北人的全藕宴，有生拌的、熟炒的，有涼有熱，有酸有甜，炸藕盒、炸藕丸子、蓮藕湯，樣樣俱全。用蓮藕做的美食早已傳到了北方，常見的有糖醋藕片、酥炸藕盒、蓮藕湯等。

除了做菜，蓮藕還可以加工製作成各種食品，如蓮糕、蓮蜜、藕粉等。

李時珍記載道：「煮藕時忌用鐵器。」現代研究發現，蓮藕含有單寧，與鐵接觸就會生成黑色的單寧酸鐵，這就是為甚麼鐵鍋燉蓮藕，顏色就會變黑的原因。

藕節，為兩節藕之間相連接的部分。李時珍提到，藕節可止血，並且記載了一則名人病例。南宋孝宗還在當太子的時候，曾患腹瀉，請御醫都沒能治好。宋高宗心急如焚，病急亂投醫，偶然見到了一家小藥店，就把店裏的郎中請了來。郎中名叫嚴防禦，他先了解了

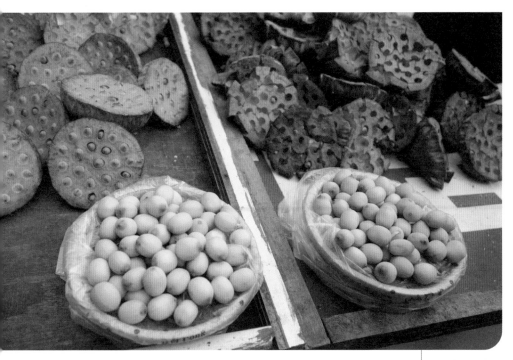

新鮮蓮子與蓮蓬

病因，原來太子是因為吃多了螃蟹引起的。螃蟹性寒，吃多了當然會腹瀉，診斷為「冷痢」。於是就把新採的藕節搗爛，讓太子用熱酒送服，沒吃幾次病就治好了。宋高宗特別高興，就把搗藥的金杵臼賜給他，後來有了杭州的「金杵臼嚴防禦家」。

藕蓗俗名藕帶，為蓮的又細又瘦的根莖，李時珍記載其功用與藕相同。在五六月嫩時採摘可以作為蔬菜吃，清脆可口，還有做成泡菜的，酸辣藕帶。

蓮藕

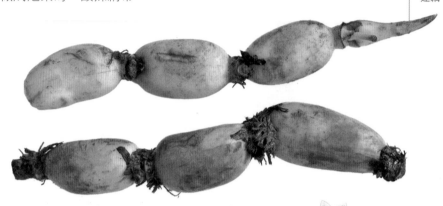

湖北蘄春李時珍的故居，面對着雨湖，李時珍晚年別號「瀕湖老人」。他有一部書，書名就是《瀕湖脈學》。遙想李時珍對着雨湖中那一片盛開的荷花，年復一年，一筆一筆寫下了190萬字的《本草綱目》。李時珍說：「蓮產於淤泥而不為泥染；居於水中而不為水沒。」蓮的這種生長習性，也正是李時珍高貴品格的象徵。蓮的精神也是奉獻精神，從頭到腳、從裏到外、從鮮到乾、即使燒成炭都能入藥，把一切都奉獻給了人類。

蓮藕

來源

蓮 *Nelumbo nucifera* Gaertn.

功效

荷花
安心神，養顏，輕身

蓮子
補脾止瀉，益腎固精

石蓮子
治療遺精，尿頻

蓮子心
清心火，降血壓

蓮鬚
治療遺精滑精、尿頻

蓮蓬
止血崩、下血、尿血

荷葉
清暑化濕，涼血止血

荷葉炭
收澀，化瘀，止血

藕
消瘀血

藕節
止咳血，止下血、血痢、血崩

藕帶
消瘀血

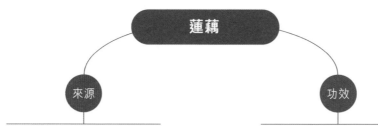

水中三寶

一門三物水中生

/ 芡實與雞頭米 /

芡與蓮是近親，與睡蓮親緣關係更為相近，它們的共同點是葉子都貼在水面上。芡實是植物芡 *Euryale ferox* Salisb. 的乾燥成熟種仁，也叫雞頭米。

我第一次聽說雞頭米這個名字還是在 20 世紀 70 年代，那時看京劇樣板戲《沙家浜》，其中有這樣一場戲：18 名傷病員被困在了蘆葦蕩，沒有糧食，有一句響亮的台詞：「指導員，這蘆根和雞頭米不是也可以吃嗎？」這讓我知道了還有一種可以食用的植物雞頭米。但雞頭米究竟長甚麼樣，過了 20 多年後我才在廣東肇慶第一次親眼得見。

中藥芡實的道地藥材產區就在肇慶，又稱肇實。廣東肇慶，古時名為端州，端硯便出自端州。中學課本裏有一首出自唐代詩人李賀的《楊生青花紫石硯歌》：「端州石工巧如神，踏天磨刀割紫雲。」肇慶不僅硯台有名，七星岩也是著名的風景名勝。

當我來到了肇慶的湖邊，多年的雞頭米之疑惑，一下子就解開了。結合李時珍《本草綱目》的記載更能立體地了解這個植物。「莖三月生，葉貼水⋯⋯五六月生紫花。」這些特徵都與睡蓮差不多。芡實開花以後會長出一個外層滿是棘刺的果實，像一個大雞頭，好似雄雞在昂首報曉。果實上有一個尖尖的「小嘴巴」，李時珍寫到那好像鳥或刺蝟的嘴巴。果實成熟的時候，如同石榴開裂一樣，露出來裏面如珍珠一樣的種子，去掉種皮就是白白的芡實了。果實渾身長刺也是植物的一種自我防禦功能。

芡，看它像不像雞頭

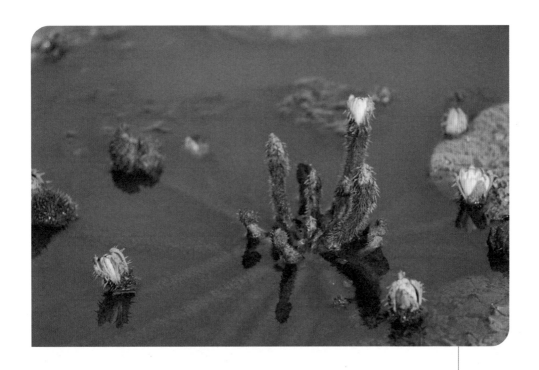

芡實最早被收錄於《神農本草經》，列為上品，既可當菜，又可當糧食。每年 9～10 月果實成熟後，採集種子，除去硬殼，曬乾，種仁一端呈白色，另一端呈棕紅色，就可得到藥材芡實。

芡實又被稱為「水中人參」。芡實含有大量的澱粉，功效是補腎健脾，特點是「補而不峻，防燥不膩」。

蘇東坡在《東坡養生集》裏記載了芡實的食用方法，而且方法很特別。要取剛煮熟的芡實 1 粒，放入口中，慢慢地嚼，直到澱粉漿都嚼出來後再徐徐咽下。李時珍在《本草綱目》中詳細引述了這種吃法。蘇東坡每天這樣吃芡實，一天能吃 10～30 粒，日復一日，年復一年，持之以恆，一直到了老年仍然才思敏捷。

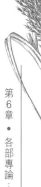

| 採紅菱 |

菱 *Trapa bispinosa* Roxb. 是一種菱科的水生植物，食用部位是果實，即菱角。

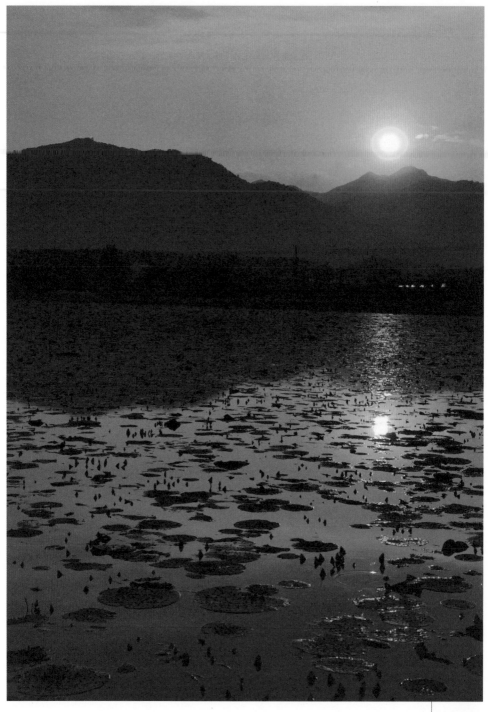

夕陽荗影

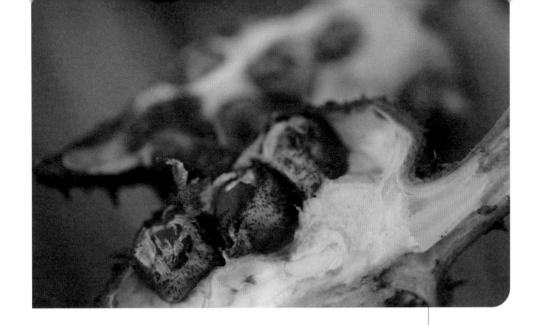

剝開後可
見芡實

「我們倆劃着船兒，採紅菱呀，採紅菱，得呀得，郎有心，得
呀得，妹有情，就好像兩角菱，從來不分離呀……」江蘇民
歌《採紅菱》，我第一次聽到它是在 20 世紀 90 年代，有一年
的中央電視台的春節晚會，表演者是一對日本留學生，男的穿
着中山裝，女的穿着江南蠟染的服裝，聲情並茂，讓我聽一遍
就刻在心裏。

菱在中國已經栽培幾千年了，在約 3,000 年前的周朝，菱角
就是祭祀典禮上的重要食品。宋代《本草圖經》中有一張菱角
圖，不僅畫了菱角地上的葉
子，也畫了水下的菱角。

芡實藥材

李時珍在《本草綱目》
中記載菱角五六月開小
白花，有兩角的、多角
的，其角硬、直、刺
人。菱角的「牛犄角」
可以保衛自身，有時候
為了加強防禦，還可長
出 3 個角、4 個角。

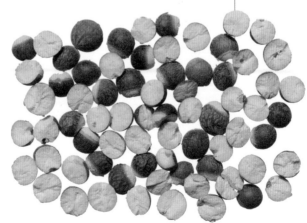

菱角嫩時呈青綠色或者紅色，老了就變得又黑又硬，掉在江裏面，叫作烏菱。我小時候在北京也能吃到菱角，但都是煮熟的、黑色的。寶島台灣栽培的菱角特別多，我也是到台灣才見到剛從水中採上來的紅褐色菱角，而且掰開就能吃，非常清甜爽脆。

李時珍記載菱角種仁的功效：「安中補五臟，不飢輕身。嫩時剝食甘美，老則蒸煮食之。」

菱角生食有清暑解熱，除煩止渴的作用，也可以用來煮粥。加點紅糖搭配起來煮大米粥，則能補氣健脾益胃。但是，菱角多吃容易引起消化不良，可能會導致腹脹。這時候可以用少量的酒再加幾片薑煮開，熱呼呼地喝下去，有助於消除腹脹。

菱原植物 ——
「驟雨過，似瓊
珠亂撒」

菱角的殼可用來染髮。可見在古代，已有一些中藥用作化妝品、染髮劑了。

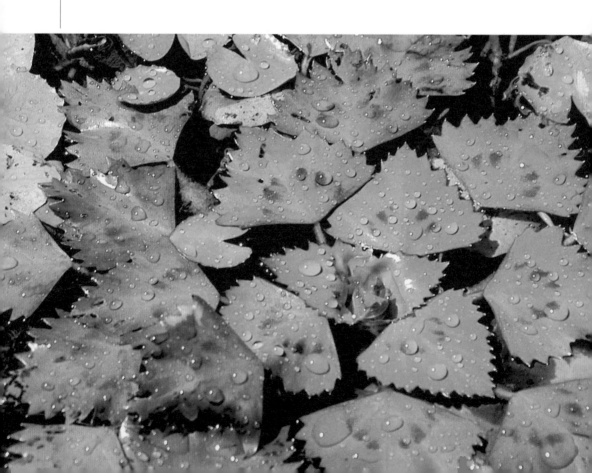

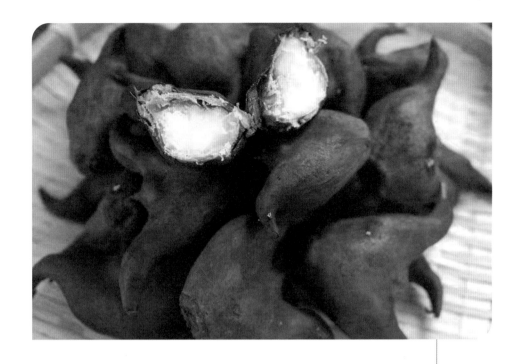

| 荸薺與馬蹄 /

荸薺在《本草綱目》中的名稱是烏芋,就像烏黑的芋頭。荸薺來源於莎草科植物荸薺 *Eleocharis dulcis* (N. L. Burman) Trinius ex Henschel 的球莖。荸薺最通用的別名是馬蹄,此外還有不少小名,水栗、芍、鳧茈、地栗等。

馬蹄有淤泥保護,可在水下安然入睡,無人驚擾,沒有動物和魚蝦可以傷害它。採集時可以毫髮無損地採出來,表面節的環紋和嫩芽清晰可見。

馬蹄也因其外觀略像栗子而得名地栗,意味着它是產在地下的。而菱角也叫水中的栗子,但馬蹄在去皮前更像栗子,不僅外形相像,且性味、功用也與栗子相似。

馬蹄外皮色紫黑,肉質潔白、細膩、多汁,還有「地下雪梨」的美譽。馬蹄性味甘寒,能清熱化痰,生津開胃。如遇到風熱感冒,或者上火嗓子不舒服時,服用鮮榨馬蹄汁,能起到緩

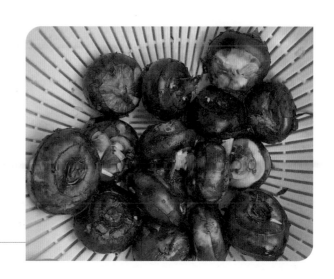

新採的荸薺

解作用；與雪梨一起煮水喝可潤肺化痰。馬蹄又可作蔬菜炒着吃，也可作水果並製成罐頭。廣東小吃馬蹄糕的原料就是馬蹄的澱粉。現代研究表明，馬蹄的纖維構造很特殊，容易吸附雜物，有很好的清理腸道的功能，如同腸道的清道夫。

不過馬蹄畢竟是從水下的淤泥裏面挖出來的，生吃時要注意衞生，外邊紫黑色的皮一定要削乾淨，最好是煮熟後再吃，避免寄生蟲感染。

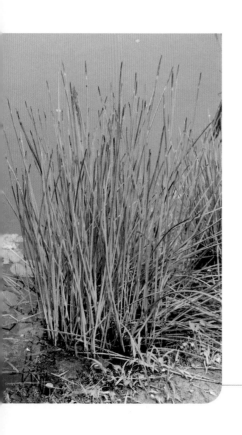

荸薺原植物

芡實、菱角、荸薺，一個在水上、一個在水中、一個潛伏在水下，是糧食和蔬菜之間的跨界食品，是水中之糧。它們是藥食兩用、乾鮮皆宜的水中之寶。

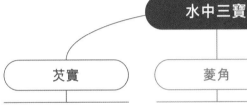

水中三寶

芡實

來源

睡蓮科植物芡 *Euryale ferox* Salisb. 的乾燥成熟種仁，別名「雞頭米」

功效

益腎固精，補脾止瀉，除濕止帶

菱角

來源

菱科植物菱 *Trapa bispinosa* Roxb. 的果實

用途

生食
清暑解熱，除煩止渴
煮粥
補氣健脾益胃
烏菱（殼）
化妝品、染髮劑

荸薺

來源

莎草科植物荸薺 *Eleocharis dulcis* (N. L. Burman) Trinius ex Henschel 的球莖，別名「馬蹄」

功效

清熱化痰，生津開胃

《本草綱目》裏有一味藥叫訶黎勒，這個名字一看就不是中原詞彙，表示它是一味外來藥。訶黎勒就是常用中藥訶子，有「藏藥之王」之譽。訶字從右向左念就是可言，正如它的藥效，吃了它以後咽喉清爽，説話聲音清脆洪亮。

西藏的面積佔我國國土的 1/8，半均海拔在 4,200 米以上，自然條件十分惡劣，在南極、北極之後，被稱為世界上的第三極。

我曾兩次去西藏考察，第一次是在 2000 年，青藏鐵路還未竣工，便坐飛機直飛拉薩。突然降落到高原，我腳下就像踩上棉花一樣，感到頭暈目眩，出現了高原反應。

2019 年，我第二次去西藏時就有經驗了，選擇坐火車，沿着青藏鐵路緩緩而上，體驗了更特別的高原風情，飽覽世界屋脊的天路之美。一路上我望着車窗外藍藍的天、白白的雲，當火車穿過可可西里無人區時，用攝像機捕捉那些飛奔的藏羚羊和野驢。火車在翻越海拔 5,200 多米的唐古拉山時，車廂內還補充了氧氣，所以坐在車內並沒有感覺不舒服。

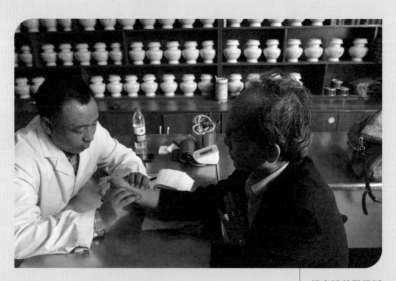

筆者請藏醫把脈

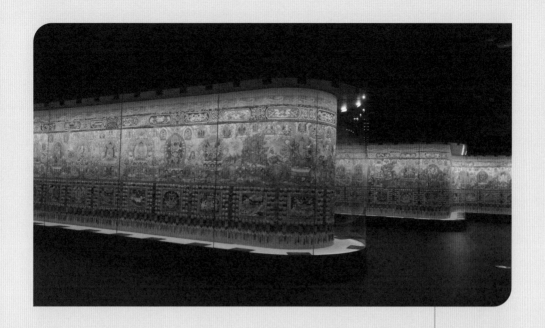

最長的藏畫
（長 618 米）
（青海藏醫藥文
化博物館展覽）

時隔 20 年，故地重遊，心情別提有多激動了。拉薩市內建築發生了巨大的變化，不變的似乎只有布達拉宮。當地盛情的朋友還安排我乘坐了一次直升飛機，讓我有機會進行了一次真正的航拍拉薩。到了夜晚，在雪域高原的星空下，我們欣賞了大型實景劇，觀看了舞台上再現的 1,300 多年前，文成公主歷盡千辛萬苦入藏的故事，令人盪氣迴腸。

在拉薩，我拜訪了藏醫藥非物質文化遺產傳承人，當了一次患者，切身體驗了藏醫的醫療服務。

藏醫與中醫一樣也把脈，但藏醫的特色是六指診脈，把脈時左右開弓，雙手並用，6 個手指同時搭在患者的手腕上。

我在工作中被中醫診斷的機會不少，對自己的身體狀況有個大致了解。藏醫診斷出來的結果與中醫診斷的結果大致相同。各家理論雖有不同，但最終的結論是有異曲同工之處的。

中醫有陰陽五行學說，藏醫學理論體系有三因學說，氣、火、水土。藏醫稱氣為隆，稱火為赤巴，稱水和土為培根，藏醫以此解釋人體生理現象和病理變化，這也是藏醫理論的核心。

公元 4 世紀時，印度醫藥傳入西藏，豐富了西藏醫藥的內容。公元 641 年，唐文成公主入吐蕃時，又帶去了唐朝的醫藥典籍和醫生，促進了漢藏醫藥的融合。公元 8 世紀，藏醫藥取得了前所未有的發展，藏醫學的鼻祖宇妥·元丹貢布主持編著了《四部醫典》，為藏醫學體系的形成奠定了基礎。

《四部醫典》在藏醫學中有著至高無上的地位。我在西寧的博物館見到了正在展出的一部《四部醫典》，由現代的工藝美術大師用金、銀、珍珠、珊瑚等材料書寫而成，重達 1.5 噸。

大道相通，藏醫學和中醫學強調的都是人與自然的和諧，注重的是調整人體內部的平衡，注重飲食、起居、藥物內治與外治相結合。

/ 看藏藥説訶子 /

青藏高原以其特殊的地理氣候環境，孕育出了當地特有的藥物，雪蓮花、西藏紅景天、藏龍膽、藏木香、藏茵陳等都是著名的藏藥。

在傳統的藏藥當中，組方的藥味比較多，一般會將藥材直接打粉製成丸劑使用。與中藥相比，藏藥的動物藥和礦物藥比例較高，用量也較大。代表性的藥物有二十五味珍珠丸、珊瑚七十味丸等。

藏醫藥的配方中有一個藥特別重要，那就是訶子。

藏傳佛教中的藥師佛，左手持一個缽盂，右手拈着一枝訶子的樹枝。在布達拉宮對面，藥王山的半山腰有一座藥王廟，佛前供桌上擺放着訶子。在大昭寺的文成公主像前，擺着巨大的硨磲貝殼底座，上鋪着黃色絲絹，也供奉着訶子。

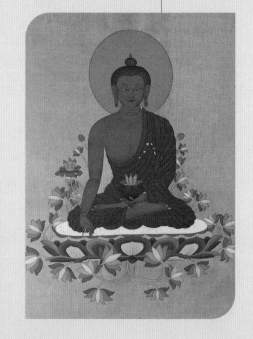

唐卡藥師佛
（扎西曲扎繪）

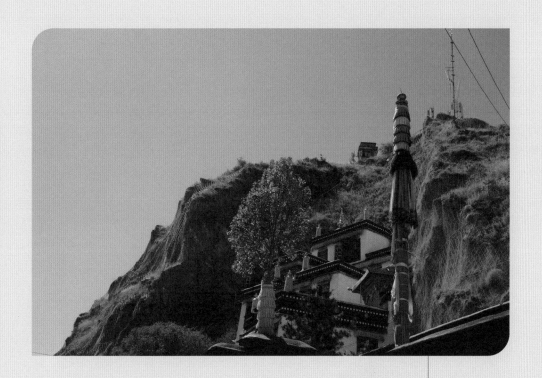

拉薩藥王山公園

訶子在藏醫藥當中的重要性，相當於甘草在中醫藥當中的重要性。

藏醫藥理論認為，訶子同時具有六味、八性、十七效，能治療多種疾病。因此，在藏藥學的另一部經典著作《晶珠本草》裏，訶子被稱為「藏藥之王」。

訶子在中原也是常用藥，有收澀的作用，用於治療久瀉、久痢、久咳不止等。以現在的醫學理論表述，訶子主要作用在兩個方面，一個是腸胃系統，另一個是呼吸系統。

中藥訶子與藏藥訶子是同一個藥物，但所列出的功能主治完全不同，不能簡單地用中醫理論來解釋藏醫藥的應用。

訶子並不是西藏當地的特產，是古代時從印度、尼泊爾進口的。訶子在西藏這麼常用的原因，除了受印度醫藥影響外，可能還和當地人體質的特別需求有關。西藏海拔高、氣壓低，水燒到 70～80℃ 就開了，飯都煮不熟。在還沒有

高壓鍋的年代，那裏的人只能吃夾生飯，很容易患胃腸道疾病，所以需要澀腸止瀉的藥。訶子正有這樣的作用。

脾胃為後天之本，中醫也講究治病不能忘記調理脾胃。漢代張仲景在《金匱要略》中有首方子名為訶黎勒散方，主要用的就是訶子，有溫澀固腸、收斂止瀉的作用。

初入中國時，訶黎勒是正名，訶子一直作為訶黎勒的俗名。在《本草綱目》中用的名稱還是訶黎勒。隨着時光的推移，外來的藥材漸漸本土化了，到了清代汪昂的《本草備要》中，「訶子」從俗名變成了正名。

訶子最初主要是經過海路進口到國內的。我國在 20 世紀 50 年代，開展了藥用植物資源的普查，徹底查清了訶子的基原與資源分佈。訶子來自使君子科植物訶子 *Terminalia chebula* Retz.，而且發現我國雲南就有豐富的野生訶子資源，儲備豐富，後來又進行了大量的人工栽培。目前我國已經從訶子的進口國變成了出口國。

文成公主像

文成公主像前供奉的訶子

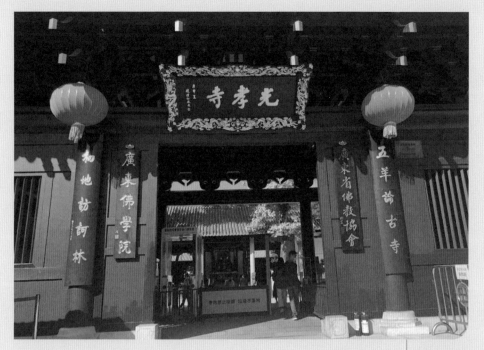

廣州光孝寺

《本草綱目》中引用的唐代《嶺南異物誌》記載，廣州法性寺有四五十株訶子。時過境遷，法性寺現稱光孝寺，唐朝的訶子樹已經不在了。現在寺內的訶子樹是清朝栽種的，算來時間也超過了250年。如今，高高的訶子樹，枝繁葉茂，青果子掛滿枝頭。

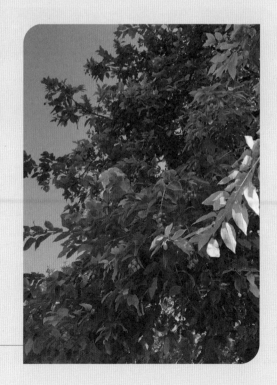

寺內訶子樹

/ 青果與橄欖 /

訶子入藥用的是成熟果實，偏於澀腸止瀉；未成熟的幼果同樣也可以入藥，稱為西青果。古時候因為其由尼泊爾進口，來自西方，又經西藏運往中原，故又稱藏青果，可用於清利咽喉。

無論叫西青果也好，還是叫藏青果也罷，說明藥源是外來的。同時可知，中國本土一定還有一種叫青果的植物。《本草綱目》裏記載青果為橄欖別名。原來青果就是橄欖 *Canarium album* (Lour.) Raeusch.，來自橄欖科，可以清利咽喉，解魚蟹毒。中國有橄欖分佈，可供鮮食也可曬乾食用，屬嶺南的特產。之所以被稱為「青果」，是因為果實外表是青色的。

橄欖原植物

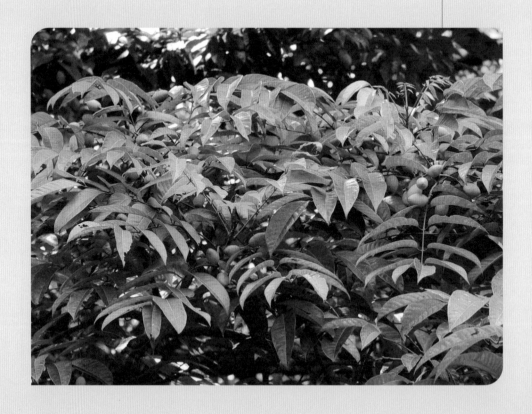

吃過橄欖的人都知道，橄欖的口感比較酸澀，但多嚼上幾口慢慢就能感覺到它的回甘了。忠言逆耳，良藥苦口。橄欖的特點需要慢慢品味才能感覺到，就像逆耳的忠諫之言一樣，所以橄欖又有諫果之稱。

為總結訶子和橄欖的來源，我編了兩句歌訣：

> 訶子本名訶黎勒，幼果又稱藏青果。
> 青果原生在我國，地處嶺南橄欖科。

我自己很喜歡吃橄欖，因為它可以利咽生津，先苦後甜的味道值得回味，也不傷牙齒。

《本草綱目》中收載了一個橄欖救人一命的小故事。古代吳江一戶富裕人家，家裏大魚大肉常年不斷。一天，家裏吃鱖魚的時候，老太爺被魚骨卡了嗓子裏，吐不出來也咽不下去，拖了半月之久，一根小小的魚刺折磨得他痛苦難當。有一天，來了位名叫張九的賣魚人。張九看到老太爺的情況，便說用橄欖可以治好。但家裏只找到一些橄欖核。張九就將橄欖核研成了細粉和水給他調服，不一會兒，卡在嗓子裏的魚骨就變軟咽下去了，疼痛也消失了。

2019 年 8 月 8 日,我從西藏回到香港的第三天,迎來了新任印度駐香港總領事韓慧儀 Priyanka Chauhan。我陪同她參觀了香港浸會大學中藥標本中心。

當我提到訶子這味藥材和訶黎勒的名字時,她特別興奮,並且告訴我,這讓她感到很親切,在印度這種植物就叫「訶黎勒」,訶黎勒在印度還能做染料。

包括訶黎勒在內,庵摩勒與毗黎勒在印度阿育吠陀傳統醫學中也經常使用,三者合稱為「三果」。相對應地,庵摩勒與毗黎勒在中藥裏就是餘甘子和毛訶子。

世界各地的傳統醫藥同中有異、異中有同,既相互滲透,又相互影響。正可謂本草無疆。

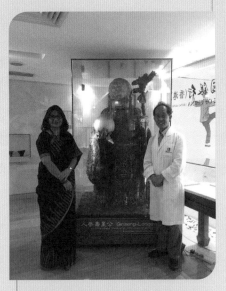

筆者與印度駐港總領事韓慧儀 Priyanka Chauhan 在香港浸會大學中藥標本中心

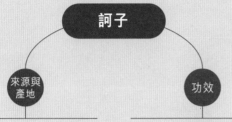

訶子

來源與產地

- 使君子科植物訶子
  Terminalia chebula Retz.
- 雲南，有野生，也有栽培

功效

成熟的果實
訶子
- **藏醫藥理論**：訶子被稱為
  「藏藥之王」
- **中醫藥理論**：澀腸止瀉
  幼果（蒸熟）
  西青果（藏青果）
  清利咽喉

使君子科

青果

來源

橄欖科植物橄欖
Canarium album
(Lour.) Raeusch.
的成熟果實

用途

清利咽喉，解魚
蟹毒

橄欖科

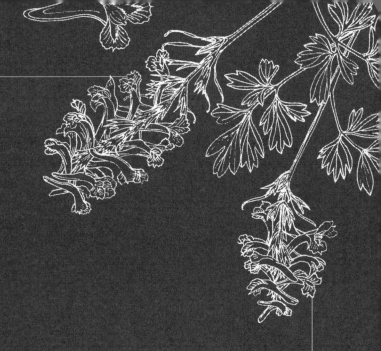

第 7 章　**各部專論**

────────── 木部

高風亮節鐵骨錚

/ 百 樹 之 長 /

松、竹、梅並稱歲寒三友。人們常讚美松樹的頑強，讚賞松樹四季常青，也希望人生如松樹一樣健康長壽。戲詞裏唱道：「要學那泰山頂上一青松，挺然屹立傲蒼穹。」

松樹在中國傳統文化中佔有崇高的地位。古代有公、侯、伯、子、男五等爵位。松字由左小右公兩部分組成，唐宋八大家之一的王安石曾經寫道：「松為百木之長，猶公也，故字從公。柏猶伯也，故字從白。」松是百樹之長，可為「公爵」，柏樹可為「伯爵」。

松在地球上是一個廣布種，在中國不僅北方大量分佈，南方也很常見。

小時候，我喜歡在公園裏的松樹下撿松果，也叫松塔。我總喜歡把松果一層層掰開，希望能從裏面找出一兩粒松子。可是每次都不免失望，一粒松子也找不到。

其實松樹是裸子植物，沒有真正的果皮，種子成熟後裸露在外，會自動剝落，剩下一個空殼。即使沒有掉下的種子，也會被松鼠等其他小動物捷足先登。

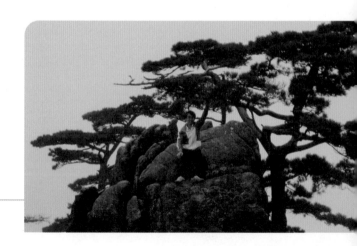

在黃山迎客
松下

松樹類的植物有一個共同特點，就是葉子像針一樣簇生，葉子的表面積小，水分的消耗也會大大減少。松樹為常綠植物，並不等於松樹不落葉。一般針葉有兩年以上的壽命，也會交替着落葉，只是不易被人察覺。

常見的松樹中，有紅松、雪松、油松……它們是重要的木材、紙漿和松脂的來源，也是一些中藥的重要來源。

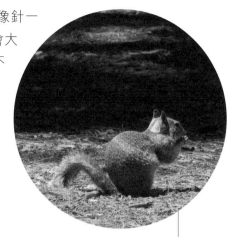

小松鼠

/ 松子、松花粉、松針 /

《本草綱目》記載的來自松樹身上的中藥有松子、松黃、松毛、松根皮、松脂、松香、松節油等。

松子是一種堅果狀的種子，是大家熟悉的乾果，砸開後可以直接吃，還有潤腸通便的作用。

松黃就是松花粉，來自馬尾松、油松或同屬多種植物的乾燥花粉。

將松花粉放在顯微鏡下觀察，可以看到花粉粒兩側各帶有一個膨大的氣囊，就好像張開的降落傘，可以幫助松花粉在空氣中散播，可以隨風傳播到很遠的地方。

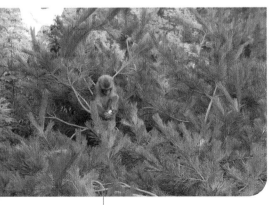

松子沒有等到成熟，被猴子搶收了

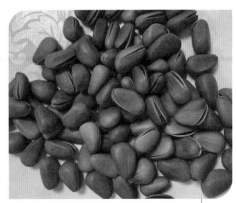

松子

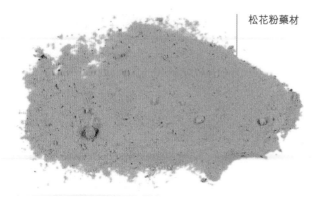
松花粉藥材

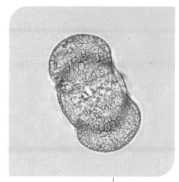
顯微鏡下可
見松花粉的
兩個氣囊

松花粉有燥濕，收斂止血的功效，可以外敷治療濕疹、皮膚糜爛和外傷出血。它還是食品，可用在日常飲食裏，松花糕、松花餅、松花酒都是充滿特色風味的傳統美食。

松針，又叫松毛，是松樹上的嫩葉，注意落葉不能當作藥材。

《本草綱目》中記載，松針可以治風濕瘡，生毛髮，安五臟，守中不飢，延年。松針有殺菌，消炎，止癢的功效，用松針泡水可治療頭髮皮脂過多，也對頭皮瘙癢有不錯的效果。將松針用於治療脫髮是一個熱門的話題。但脫髮是由多種原因引起的，患者應在中醫的指導下使用藥物，一味松針不是萬能的。

/ 松脂與松香 /

南有馬尾松、北有油松，它們都被收錄於《中國藥典》，是可以提取樹脂的基原植物。

松脂早在《神農本草經》中已有記載，有久服輕身，不老延年之說。

我曾到廣西的金秀山參觀採集松脂的過程，步驟與從橡膠樹上割橡膠或從漆樹上採生漆相似。先在樹上淺淺地割出一條旋轉向下的管道，樹脂會沿着割出來的管道緩慢往下流動，直接滴到收集用的小碗等容器裏。剛流出來的松脂為淡黃色流質膠

體，與日光和空氣接觸後，會逐漸固化，變成半透明的黏稠如膠水一樣的液體。松脂經過水蒸氣蒸餾後，可以一分為二，得到硬脆的松香和食用油似的松節油。

提取松香時，蒸餾出來的揮發油就是松節油。它是一個可直接用的外用藥，有活血通絡，消腫止痛的功效，同時還是很多藥油的重要組分。

松香在造紙工業中廣為應用，而在臨床上可以排膿，拔毒，生肌，止痛，常外用治療瘡瘍腫毒、風濕痹痛。

唐代孫思邈的《千金要方》中記載松香可以治癩病，也就是現在所說的麻風病，這種病在當時是一種疑難病。

孫思邈關於治療癩病共列方 22 首，用藥 107 味，使用頻率最高者便是松香。

在工業和藝術領域也少不了松香和松節油。松節油是工業生產時需要的一個重要原料，可以作為油畫原料的稀釋劑。松香常用在樂器上，二胡、大提琴、小提琴等樂器的弓弦需要松香的

筆者觀察
人工收集
的松脂

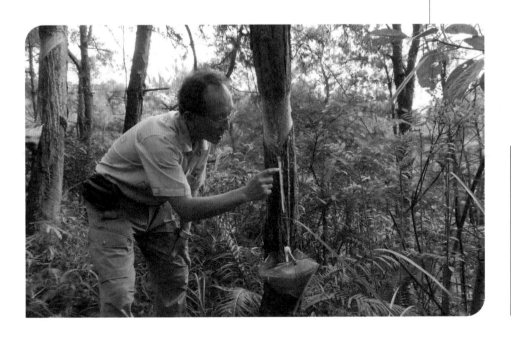

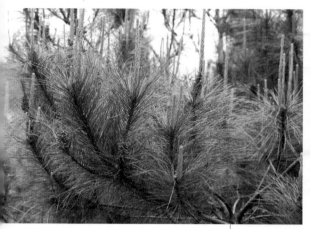
馬尾松原植物

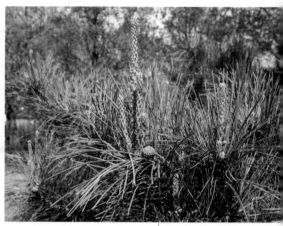
油松原植物

打磨來增加摩擦。沒有松香，琴弓在琴弦上拉動的時候就會打滑，不經過擦香的處理就發不出聲音。這個世界上如果沒有松香，會缺失掉很多美妙的旋律。

/ 松 香 千 年 變 琥 珀 /

在礦石中有一種引人注目的礦物——琥珀。

以前，古人還不清楚琥珀是甚麼物質的時候，世界各地流傳着琥珀的不同傳說。

在中國，早期傳說認為老虎死後「失魂落魄」，精魂沉入地下而形成了半透明的黃色石頭，稱為「虎魄」。

李時珍經過考證後澄清了琥珀的來源，給出了客觀結論：「千年松脂化為琥珀。」這也指明使松脂變為琥珀的必要條件是時間。

一類半透明或不透明的琥珀是為蜜蠟。蜜蠟在文玩市場的價格一般稍高於琥珀。

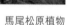
繫於手執放大鏡下的琥珀珠

全球範圍內盛產琥珀的地區主要有波羅的海沿岸國家，還有亞洲的緬甸、美洲的墨西哥和中國撫順。我國的琥珀產量不高，從古到今都以進口琥珀為主。4 千萬年前，那些地方曾是茂密的原始森林，有茂密的松海。因為地殼運動，松柏類植物的樹脂被深埋海底，在地下度過了千萬年之後變成了琥珀。琥珀又在海浪的作用下被沖上了海岸。

俄羅斯聖彼得堡郊外的凱瑟琳宮（又稱葉卡捷琳娜宮）內有一座琥珀宮，內部牆壁及裝飾都是琥珀，曾被譽為「世界第八大奇跡」。第二次世界大戰中，琥珀宮被德軍佔領並被拆裝運往德國。可惜拆出來的琥珀流散在四方，再也無法找回。俄羅斯後來又用同等的材料重新修建了琥珀宮。

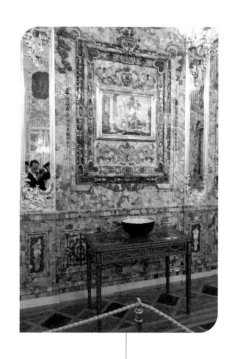

聖彼得堡市郊皇村的凱瑟琳宮琥珀宮

/「琥 珀 之 路」/

在歐洲，傳說中認為琥珀是太陽的碎片掉到海裏凝固形成的。現在西方稱琥珀為太陽石 Sun Stone。古羅馬時，人們認為琥珀具有袪除邪惡之力。古羅馬的貴族非常喜歡這種象徵着太陽的寶石，當時琥珀的價格甚至是黃金的 5 倍。歐洲古代有一條專門運輸琥珀的貿易之路，被稱為「琥珀之路」。這條路線約在公元前 2000 年逐漸形成。琥珀之路對歐洲人的意義不亞於中國人心中的絲綢之路。

由於琥珀之路的開通，歐洲北部的北海和波羅的海連通了歐洲南部的地中海，使得歐洲大陸南北之間得以貫通，並繼而經絲綢之路繼續通往亞洲。

《後漢書》中記載了大秦國有琥珀。大秦國是我國古代對羅馬帝國及其所統治的近東地區的稱呼，也可以說是比較寬泛的「西方」的概念。到了 ，關於琥珀的記載越來越多，外來重要的貢品中就有琥珀。

琥珀是一種常用中藥，《藥性賦》提到：「琥珀鎮心而安魂魄。」臨床上琥珀常與朱砂、遠志、石菖蒲等配伍使用，也常與天南星、天竺黃一起用。

琥珀抱龍丸是一種兒科常用的中成藥，為開竅劑，具有清熱化痰，鎮靜安神的功效。

遠古滴落的松脂化成琥珀，後世發掘出來的不只是一塊礦石，更是一味藥，一方文化。

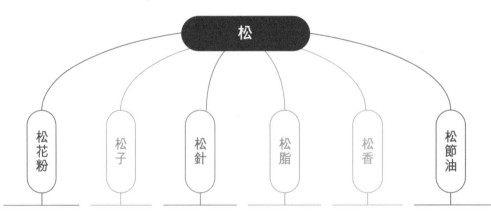

松

松花粉
- 馬尾松、油松或同屬多種植物的乾燥花粉
- 燥濕，收斂止血；外敷治療濕疹，皮膚糜爛和外傷出血

松子
- 松樹的種子
- 潤腸通便

松針
- 松樹上的嫩葉
- 治風濕瘡，生毛髮，安五臟，守中不飢，延年

松脂
- 松樹的樹脂
- 經久可以化為琥珀；琥珀鎮心，安魂魄

松香
- 將松脂蒸餾提取而得
- 排膿，拔毒，生肌，止痛；外用治療瘡瘍腫毒、風濕痺痛

松節油
- 蒸餾松脂得到的揮發油
- 外用：活血通絡，消腫止痛

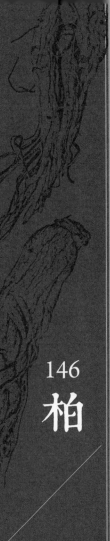

/ 柏林寺尋寶 /

在中國文化之中，柏樹為多壽之木，松柏長青。

北京是古都，有古樹相伴，千百年歷史滄桑有古樹為證。古樹的樹幹上都有帶編號的標牌，紅色的標牌是樹齡 300 年以上的古樹，綠色的標牌是樹齡 100 年以上的古樹。北京有許多樹齡在 500 年以上的古柏，數量超過了 5,000 棵，佔了北京一級古樹的大多數。北京的西城區和東城區就是原來的古都城裏，名勝古跡特別集中。東城區內離中國中醫科學院不遠有國子監、孔廟、雍和宮，那一帶古柏特別多。靠近雍和宮大門的南側，走不多遠有一座古廟，這座寺廟始建於元代，歷史要比雍和宮早得多，它就是柏林寺。

柏林寺從 1949 年開始被臨時借用做了北京圖書館的善本書庫，保存了很多古代地方志。地方志簡稱方志，內容主要記載一個地方的地理沿革、風俗、教育、物產、人物等情況。地方志的物產篇大多記錄着當地物產包括藥材的情況，這類記載的可信度很高。當朝記錄的白紙黑字，還有可能會被朝廷官方記錄參考使用。

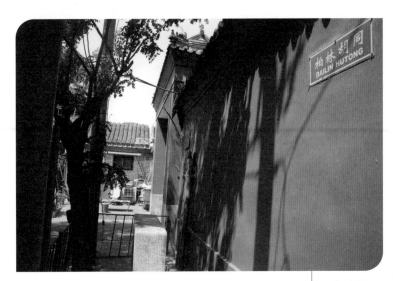

北京柏林胡同

地方志也為我的研究打開了一扇窗。當年我做辛夷研究時，在柏林寺查閱到了辛夷主產區陝西、甘肅、湖北、湖南、河南、安徽、浙江、四川等地的地方志，尤其重點放在明清時期河南的地方志《南陽府志》、《南召縣志》、《桐柏縣志》。查閱地方志讓我了解了辛夷歷史上的資源開發與應用情況，對我開展辛夷的本草考證和後來的野外調查提供了很多線索。追根溯源之心驅使我後來進入鄂豫皖交界的大別山深處，才能發現藥用辛夷新種。

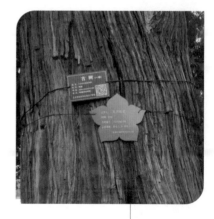

紅色的樹牌表示此樹樹齡在300年以上

40年過去了，我在柏林寺查地方志的場景，一幕幕猶如昨日。柏林寺的閱覽室內，飄散着千年的墨香，偶爾能聽到窗外古柏上的蟬鳴聲，那裏清幽的環境，充滿着詩情畫意。記得進出圖書館的人，大多衣着非常簡樸，從他們的言談舉止看得出，一個個都是飽學之士。就是在這種文化氛圍的熏陶下，我在柏林寺圖書館度過了整整兩個星期，柏林寺是我研究本草學與地方志的啟蒙之地。

太行絕壁上的「崖柏」

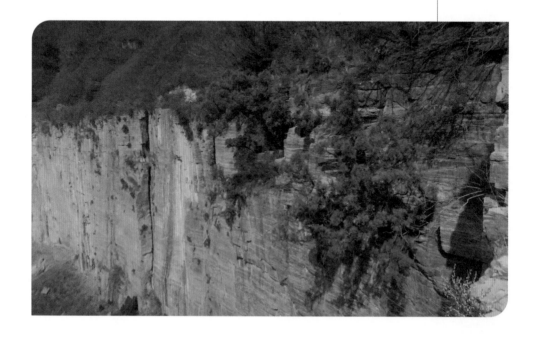

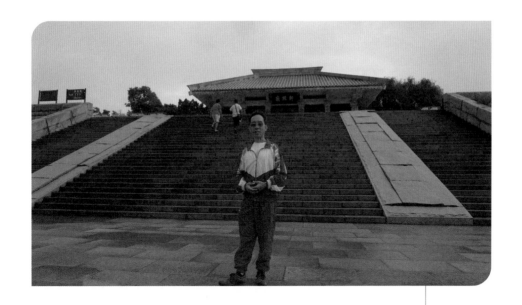

筆者在陝西
黃帝陵

/ 黃帝陵柏 /

全世界的柏科植物有 130 多種，雖然物種的數量不是很多，
分佈卻很廣。除了地球最南端的南極洲之外，各大洲大陸都看
得到柏科植物的蹤影。

有一種滇藏方枝柏 *Juniperus indica* Bertoloni，生長在海拔
5,200 米的西藏地區，為目前已知海拔最高的木本植物。

但要說國內規模最大、最壯觀的柏樹林，還得說是天下第一
陵黃帝陵的古柏林。1951 年，國家公佈的第一批文物保護單
位，黃帝陵位列第一號。黃帝也正是中醫藥經典《黃帝內經》
的主人公軒轅黃帝。黃帝陵位於陝西橋山。橋陵一直是歷代帝
王祭祀黃帝的場所。

2010 年，我曾前往拜謁過黃帝陵。那裏的柏樹歷史久、數量
多、氣勢浩大。現在的黃帝陵有古柏超過 10 萬株，樹齡百年
以上的有 8 萬株，千年以上的古柏超過 3 萬株。

在黃帝陵眾多古柏之中，最著名的是軒轅廟山門內的「黃帝手
植柏」。那棵柏樹，樹高 20 米以上，樹圍要七八個人手拉手

第 7 章 ● 各部專論：木部

才能抱得過來，相傳是軒轅黃帝親手所種。黃帝陵的古柏林以側柏為主，還有扁柏、圓柏、刺柏。既有文物價值，也有藥用價值。

抗戰期間，國共合作，雙方的領導人曾聯手在此地祭祀過中華民族共同的祖先，中華民族血脈相連，這是中華民族的根。

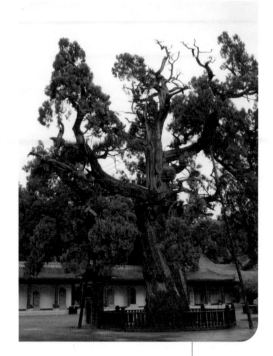

軒轅廟內傳說的「黃帝手植柏」

/ 柏子仁安神 /

常用的安神藥有二仁，一個是酸棗仁，另一個是柏子仁。

中醫古文字學家沈澍農教授告訴我，種仁之「仁」的寫法大致可分為三個時期。唐以前皆寫作「人」，唐代開始出現寫作「仁」的例子，下訖於宋，「人」「仁」混用。南宋以後至今，則基本都寫作「仁」，有多種文獻可以證明。「仁」與「人」關係匪淺。

柏子仁與酸棗仁合用效果更佳，天王補心丹用到了這兩味藥。想要治療心血不足、思慮過多引起的失眠，柏子養心丸也適用。柏子仁的功效主要有兩大特點，養和通。養是養心安神，通是潤腸通便，特別適合治療老年人或產婦的血虛腸燥便秘。

柏子仁藥材

/ 側柏葉止血 /

李時珍在《本草綱目》中記載：「柏有數種，入藥惟取葉扁而側生者，故曰側柏。」

側柏的小枝都是排在一側的平面上，看上去是扁平的一片，因此得名。仔細觀察小枝的表面，葉子鱗片狀，表面有厚厚的角質層，光澤油亮，如松樹針葉一樣是為防止植物內水分的散失而形成的特殊構造，即使在惡劣的嚴寒環境下側柏也能生存。

側柏葉的功效主要集中在兩個方面，止血與護髮，乃歷代醫家都用的治血良藥，尤其擅治痔瘡出血。《本草綱目》裏記載了一個有患者、醫生姓名的真實案例。病患名叫王渙之，他的病症是大腸下血，找到陳宜父大夫看病。陳大夫給他開了一個方子，將側柏葉燒炭後研末，用米湯送服，吃了兩次就好了。現在中醫臨床常用來治療腸風下血的槐花散，組方以槐花和側柏葉兩味藥為主。

側柏葉防治脫髮方面的功效也可見於《本草綱目》中的記載。將側柏葉陰乾、磨粉，用麻油和在一起塗抹，可以促進頭髮生長。此方法現在也有應用，在外用側柏葉的同時，還可以配合中成藥二至丸內服，效果可能更好。二至丸由兩味中藥組成，女貞子和墨旱蓮，女貞子於冬至日採，墨旱蓮於夏至日採，因其採摘的時間特殊，得名二至丸。

側柏原植物

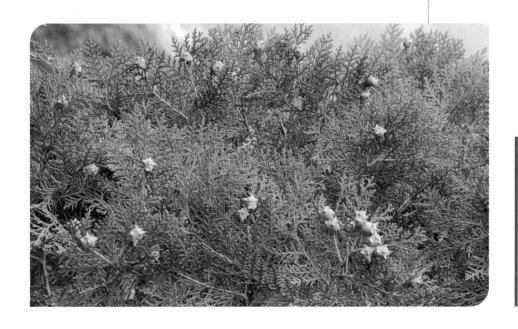

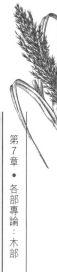

《慈禧光緒醫方選議》中明確記載了一個慈禧太后的護髮秘方：取中藥核桃、榧子、側柏葉搗爛，浸泡在雪水中，蘸水梳頭。

中醫強調辨證論治，臨床治脫髮要分不同的證型，不要迷信一味藥，迷信一個秘方，而忽略了最基本的養生原則。在日常生活中，充足的睡眠和均衡的飲食才是身體健康的根本。

柏樹在西方也有藥用與食用的經驗和傳承。柏樹可以用作提取精油，在西方的芳香療法中比較常用的是植物精油。

歐洲刺柏作為調味料應用也十分廣泛。西方常見一種杜松子，它不是松樹子。杜松子的原植物是刺柏屬植物，它的毬果不但可以做調味料、草藥，而且還是世界流行的一種烈酒金酒（Gin）的主要調味成分之一，金酒也叫杜松子酒。

在日本工作時，我在千葉縣的柏市住了好幾年。到了那裏我才知道，原來日語的漢字柏，不是松柏的意思，而是一種殼斗科的橡樹類的植物。日本的漢字源於中國，不過在傳承的過程中發展出了許多不同之處，有很多漢字在日語裏的意思是不同的。

柏樹還和中華傳統美食密不可分。我有很多四川朋友告訴我，要想吃到最正宗的四川香腸、臘肉，必須要用柏樹枝來熏。柏樹樹枝及葉片中富含揮發油，燃燒起來會冒出濃煙，有一種獨特的香味。把臘肉、香腸放在柏樹枝葉上熏，香味就會滲透到裏面，令人回味無窮。

千年古都，古柏相伴，柏樹身上承載着歷史和文化。它不僅是優良的建築木材，也是治病的良藥。

柏

側柏

來源

柏科植物側柏 *Platycladus orientalis* (L.) Franco

功效

柏子仁
養心安神，潤腸通便

側柏葉（炒炭）
止血，護髮

杜松

來源

柏科植物杜松 *Juniperus rigida* Sieb. et Zucc.

用途

杜松子——用於調味料，草藥，酒等

/ 樹直終成棟 /

《本草綱目》中松、柏、杉是連續記錄的三個條目。植物界中，松、柏、杉外形相似，乍一看不易區分。不過有三個特徵可幫助分辨。

第一看葉形，松樹是針狀葉，柏樹是鱗片葉，杉樹是扁平狀的小葉。

第二聞氣味，松樹有濃郁的松香氣，柏樹有濃郁的柏樹油的香氣，而杉樹一般沒有明顯的氣味。

第三看樹形，松樹和柏樹造型比較豐富，松樹有展開臂膀的迎客松，柏樹有樹冠蜿蜒起伏的九龍柏；杉樹的樹形比較簡單，一般是直立而高大，聖誕樹就是典型的杉樹的形狀。

杉樹不僅長得高，成長得快，樹幹也粗，乃棟樑之材，不少古建築都是用杉木建造的。以前路旁的電線杆多數用的也是杉木。

長沙馬王堆一號墓出土的棺槨板材用的也是杉木，經過了兩千多年，木頭還沒有腐爛。杉木含有樹脂，特別耐水泡，大處可以造船，小處可以做水桶。

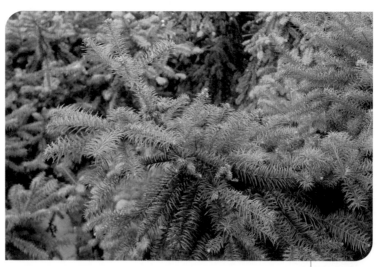

杉木原植物

| 本草之杉 |

杉木 *Cunninghamia lanceolata* (Lamb.) Hook. 從樹皮到樹葉都是中藥。

《本草綱目》中提到可用杉樹葉子與川芎、細辛煮酒治療牙痛。有一則唐代的醫案，記錄了一個患者患了腳氣病，在服下杉木湯後藥到病除了。

古人講的「腳氣」和現代的腳氣不是一種病。現代醫學的腳氣是足癬，俗稱「香港腳」，是由真菌感染引起的一種常見皮膚病。而中醫古籍裏記載的腳氣有濕腳氣和乾腳氣等證。有的從腳到膝蓋呈現浮腫，為濕腳氣。有的腳與小腿枯瘦疼痛，而無浮腫症狀，為乾腳氣。還有的由於損傷了心脾功能造成胸悶氣滯，為腳氣入心。

這則醫案中的患者就是腳氣入心。半夜裏患者感覺到胸部、胃脘部脹滿，摸到脅下有大腫塊，人難受得失去意識且有肌肉抽搐。大夫開出了杉木湯，服用後此患者氣也通了，腫塊也消散了。

以此為例，在研讀《本草綱目》時需謹慎理解古今病名的差異，不能以今天的習慣用法解釋古代的名詞。

目前正在做全篇《本草綱目》英文翻譯的德國學者文樹德教授，在做該項工作前，首先與中國中醫科學院的張志斌教授合作，完成了一本《本草綱目病名詞典》。這樣為《本草綱目》的翻譯工作打下了基礎。

| 日本杉樹與花粉症 |

日本春季時每天電視裏播天氣預報時，最後總會跟上花粉情報，剛到日本生活的我還不理解這條信息的重要性。

曾有些報道説，日本春天的櫻花導致了花粉症，其實冤枉了美麗的櫻花。日本花粉症的主要誘因是杉樹花粉。春天風一吹，大量花粉在空氣中彌漫，就如同遇到了沙塵一樣。每年從 2 月中旬到 4、5 月進入梅雨季節前，日本人普遍開始戴口罩了，特別是天氣預報提示有花粉到來的日子。

「二戰」結束後，日本為了在戰火的廢墟上迅速恢復環境，啟動了一個造

林計劃。當時日本政府選擇了杉樹，因為杉樹比其他樹種成長得快。他們馬上開始大量種植多種杉樹，杉樹栽種的面積超過了日本國土的12%。赴日旅遊的話，只要往山上去，杉樹隨處可見。轉眼之間，幾十年過去了，一代杉樹成長起來，樹齡到了30歲的時候，進入了花粉大傳播的年齡。

在這個時候，一場「災難」，不知不覺地來了，那就是花粉症。花粉症也可以說是日本人的國民病。這些年來，日本的花粉症患者越來越多，據統計，每4個日本人當中就有一個人受花粉症困擾。

無論是誰，一旦染上花粉症，當花粉接觸到鼻黏膜和眼睛時，都會引起過敏反應，眼睛癢、鼻子堵、鼻涕眼淚一起下，苦不堪言。我的一位好朋友，在日本學習工作都順利，事業有成，但就是因為染上了花粉症，不得不離開日本。戴口罩對於花粉症只是一種被動的防範。西醫一般以對症治療為主，主要使用鼻腔噴霧劑及口服抗過敏藥片，但是停藥後，又容易復發。

目前中醫對花粉症的治療，主要側重於體質調理，盡量減少過敏的發作。同樣處於花粉流行季節，也有很多人並不會過敏。扶正氣是防止花粉過敏的關鍵。正氣在內，邪不可干。

人類在治療花粉症的同時也應當反思，人與自然是一個整體，人類一定要愛護自然、順應自然。盲目地發展種植一種優勢植物，打破了生態平衡，要付出慘痛的代價。

/ 筆直參天紅杉樹 /

杉樹長得很高，最高的要數美國加州的北美紅杉 *Sequoia sempervirens* (Lamb.) Endl.。北美紅杉在植物分類學上其實是一種柏科的植物。

1972年，美國總統尼克遜訪華，中美關係進入了一個新的歷史時期。我國送給美國的國禮有一對可愛的大熊貓，美國回贈的國禮中有一棵北美紅杉樹。根據周恩來總理的指示，紅杉樹被栽種到了杭州植物園。

歌曲《紅杉樹》唱道：「在那美麗的西湖邊，有一棵紅杉樹，越過重洋，來自彼岸，滋潤着友誼的雨露。」

現在那棵紅杉樹苗已經長成 20 米高的參天大樹了，而且以它作為母親繁育出了幾萬棵幼苗，分派到了全國十幾個地區的植物園。

美國西海岸的加利福尼亞州氣候溫和，土壤肥沃，為紅杉樹的生長提供了良好的環境。但是由於人類掠奪式的採伐，原本覆蓋北美太平洋沿海的紅杉樹，現在在幾個保護區內才能看到。

我能對紅杉樹做詳細考察，必須要感謝嚮導，我的一位老朋友——美國草藥典委員會的主席羅伊（Roy Upton）先生，他多次作為嚮導帶我走入紅杉樹林深處。

最大的一片紅杉樹林在舊金山金門大橋以北十幾英里的地方，目前是自然保護區。進入自然保護區到處可見到蕨類植物和地衣植物，這些植物又被稱作空氣的指示劑，因為被污染的地方不會有它們生長，說明那裏的環境保持了原生態無污染。

抬起頭仰望那些巨大的紅杉樹，怎麼仰脖也望不到頂。根據保護區的精確記錄，有的樹高能超過 100 米，差不多有 40 層樓高，直徑超過 5 米，幾個人抱都抱不過來。現存的紅杉樹中，樹齡大多為 500～800 年，壽命更長的能超過 1,000 年。

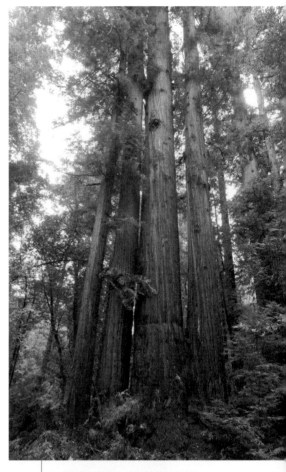

紅杉樹筆直參天（攝於美國加州）

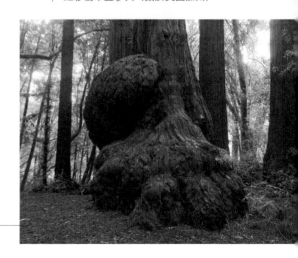

粗壯的紅杉樹（攝於美國加州）

/ 紅豆杉與紫杉醇 /

杉樹讓世人矚目，不僅因為它的外形，還因為在杉樹家族裏發現了一種有奇效的抗癌藥。

1971 年美國科學家首次從太平洋紫杉 *Taxus brevifolia* Nutt. 的樹皮中提取出了紫杉醇。科學家發現紫杉醇具有良好的抗癌效果，並獲得了美國食品藥品管理局 FDA 的批准上市。由於紫杉醇能治療多種癌症，包括卵巢癌、乳腺癌、肺癌和胰腺癌等，一舉成為臨床一線化療藥。

紫杉醇的發現，好像一個興奮劑，引發了從植物中尋找新藥的熱潮。

在美國國家衛生研究院 National Institutes of Health 內有一塊醒目的紫杉醇紀念牌，上面的圖案就是紫杉醇的化學結構式。

我在一次學術會議上見到了紫杉醇的發現者，印度裔的瓦尼（Mansukh Wani）教授。瓦尼教授在 2020 年去世，享年 95 歲。

筆者與張宏傑一同拜見紫杉醇發現者瓦尼

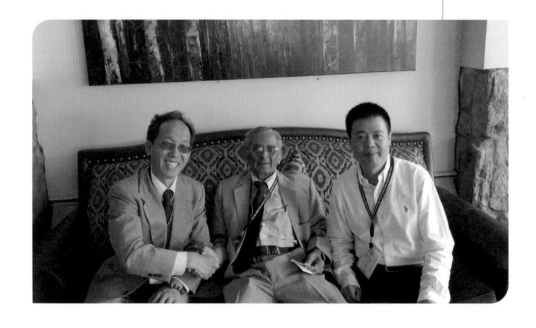

一般的杉樹生長得非常快，但這種太平洋紫杉生長卻特別緩慢，樹皮中的紫杉醇含量其實也並不高。

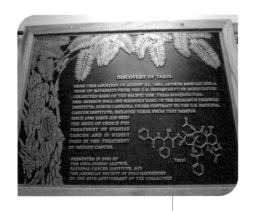

以一個卵巢癌病例來計算，如果治療的全過程需要 2 克紫杉醇的話，那麼需要砍伐 3 棵 50～60 年樹齡的大樹，成本很高，費時、費力又費錢。如果從全球應用的角度來算，每年需要砍伐 36 萬棵紫杉樹。

是救人重要還是環保重要？人類面臨着兩難的抉擇。地球上的紫杉樹也已經瀕臨滅絕了。好在紫杉樹所屬的紅豆杉科其他植物也含有紫杉醇。

美國國家衛生研究院紫杉醇紀念牌

我國科學家在尋找國產資源方面取得了不小的進展。在我國分佈的喜馬拉雅紅豆杉、南方紅豆杉、東北紅豆杉中都發現有紫杉醇，但它們的含量也很低。近年來，科學家們正在努力，通過化學半合成或純化學合成的方法來解決資源替代問題。

筆者在紅豆杉培育基地

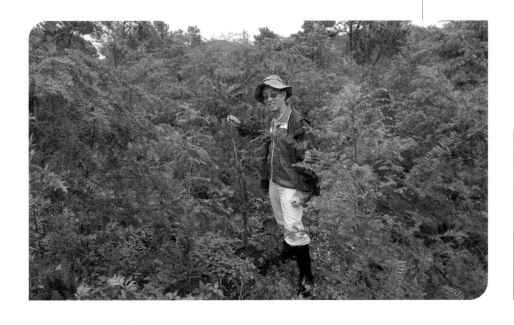

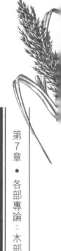

與被子植物相比，古老的裸子植物雖無美麗的花朵，卻有挺拔的軀幹。人類對他們的認識還很不足，隨着研究深入也將有新的發現。

地球上為數不多的裸子植物正在向人類敲起警鐘。只有在資源保護的前提下，才能合理地開發與利用。愛護大自然就是愛護人類自身。

杉

杉樹

- 柏科植物杉木 *Cunninghamia lanceolata* (Lamb.) Hook.
- 杉樹葉子與川芎、細辛煮酒治療牙痛
- 杉木湯治療腳氣

美國紅杉樹

- 柏科植物北美紅杉 *Sequoia sempervirens* (Lamb.) Endl.
- 樹高可超 100 米，直徑超 5 米；樹齡 500 - 800 年，更甚者可超 1,000 年

紅豆杉

- 紅豆杉科植物太平洋紫杉 *Taxus brevifolia* Nutt.
- 紫杉醇，可治療多種癌症

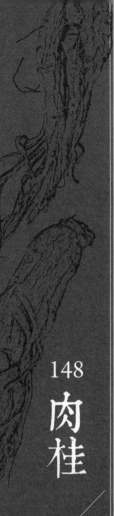

148

肉桂

十萬大山此稱王

/ 肉桂、桂花與月桂 /

1999 年，我剛來到香港浸會大學不久，就遇到了一場關於肉桂的小誤會。有一天，研究所的秘書打電話告訴我，第二天的學術會議上，會舉行一個別開生面的開幕式，準備擺上一棵肉桂樹，問我肉桂的功效如何。我簡單介紹了功效，卻也有疑惑，香港不產肉桂，哪裏找來的肉桂樹啊。對方說，您放心，我們已經訂好了。

第二天早上的大會開幕式上，主持人用小推車推出來一棵用紅布蓋着的小樹。伴隨着會場的音樂，紅布掀開那一刻，在場的觀眾給予一片熱烈的掌聲與歡呼聲，可我的臉騰地一下就紅了。那棵小樹並不是藥用的樟科的肉桂 *Cinnamomum cassia* Presl，而是八月飄香的木犀科的木犀 *Osmanthus fragrans* (Thunb.) Loureiro 俗稱桂花。

肉桂和桂花因相似的名稱常被混淆，可它們壓根兒不是一個科的植物，風馬牛不相及。桂花再細分，還有金桂和銀桂，可做香料、食品，但是它的樹皮不入藥。

桂字是木字邊加上一個圭字。圭是古代一種玉製利器，諸侯朝見、祭祀等場合所用，是身份的象徵。

古埃及製作木乃伊的過程中需要用肉桂粉與眾多香料一起做防腐處理。古希臘人在給諸神的貢品中必有肉桂。

桂冠，源自古希臘，最初是指用月桂的枝條編成的一個花環，在競技

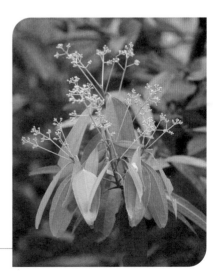

肉桂原植物

比賽中得了冠軍的人會被授予桂冠。太陽神阿波羅的形象是頭戴桂冠的。後來桂冠也成了冠軍頭銜的代名詞。月桂樹也是來自樟科的植物，這種常綠小喬木為地中海式氣候地區的優勢植物，它的葉子就是亨調時常用的香葉。

/ 桂皮與桂枝 /

正宗的樟科植物肉桂，藥用部位是樹皮。

肉桂最早收錄於《神農本草經》，被列為上品。當時用的是牡桂與菌桂的名字，分成兩個條目。李時珍在《本草綱目》中記載桂即牡桂之厚而辛烈者，牡桂即桂之薄而味淡者。牡桂與菌桂的共同特點是性味辛溫，可補中益氣，都可久服輕身不老。它們的名字取得也很形象，「牡」有蓬勃向上、健壯之意；「菌」與藥材性狀有關。肉桂植物的葉子是離基三出脈，主脈和兩側的葉脈都十分明顯。肉桂生長在南亞熱帶，當地氣候濕潤，樹幹表面常常會附着菌藻類植物。

張仲景把肉桂用活了，《傷寒論》中的桂枝湯，有人稱之為「天下第一方」。桂枝湯的君藥為桂枝。桂枝湯可調和營衛，解肌祛風，千百年來，救人無數。桂枝在使用時需去皮，去皮是指剔除藥材外層的、粗糙不能入藥的粗皮，即現代植物解剖學所説的木栓層，而不是內層的藥用之皮。

日本的真柳誠教授對此有過專門的考證，認為張仲景桂枝湯的君藥就是肉桂，由於版本傳抄、刻印過程中將桂「皮」誤寫成了「支」字，後又演變成了「枝」字。

宋代校正醫書局整理時，根據他們的理解，把解表發汗方中的桂類藥名統稱為桂枝，而把溫裏壯陽方中的桂稱為肉桂。這種情況下一藥分了二名，後世醫家也接受了這樣的分用法，並形成了共同的認知。

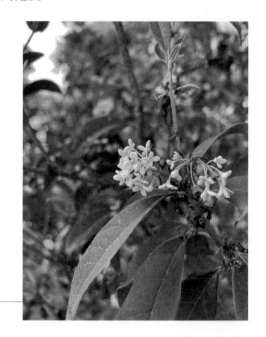

木犀科植物木犀（桂花）

肉桂的品種與藥用部位也發生過變遷。東漢張仲景時代，其藥名只有桂、桂心和桂皮。宋代以後桂枝的藥名開始出現在更多醫生的處方當中，並且逐漸證明了桂枝有其自身的療效。

桂枝和肉桂都來自同一種植物，它們藥用部位不同，功效也有所不同。相同點是能散寒止痛，溫通經脈。區別在於，桂枝比較嫩，就像年輕人一樣，朝氣蓬勃，活潑好動，偏於散表寒；肉桂生長年限更長，內功深厚，實力強勁，偏重於溫裏祛寒。

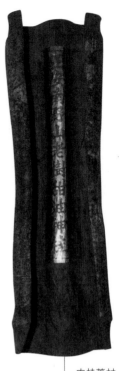

肉桂藥材

/ 八桂之桂 /

肉桂產於桂地，廣西的簡稱為桂。我曾經多次去到廣西考察，也專門請教了《桂本草》的作者，廣西中醫藥大學的鄧家剛教授，他給出了清晰的說明。

早在秦朝以前，廣西原屬百越之地，秦始皇一統江山後，開始在全國推行郡縣制，設立 36 郡。為了加強對偏遠地區的管理，秦始皇在廣西一帶設了 3 個郡，分別是桂林郡、南海郡和象郡。秦朝的桂林郡，並不是如今的桂林市，而是廣西貴港的桂平。桂平才是廣西肉桂的主產區，也是肉桂的傳統道地藥材產區，不僅古時候肉桂成林，現在也是滿山遍野的肉桂林。一般稱廣西桂平、平南和廣東羅定出產的肉桂為「西江桂」，稱廣西防城、東興出產的肉桂為「防城桂」或「東興桂」。

中藥十九畏中有：「官桂畏石脂。」《本草綱目》記載：「官桂者，乃上等供官之桂也。」官桂指上貢朝廷的上等肉桂。

目前市場上肉桂的銷售量很大，價格也很高，但質量參差不齊。除了我國和越南，近年來老撾也開始栽培肉桂。

採集肉桂一般在春分之後，這時植物組織中的形成層最為活躍，只要用柴刀在樹幹上割上一刀，便可輕易地將完整的樹皮

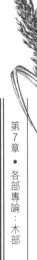

剝離。

從樹幹近地面部位剝下來的樹皮，叮以壓成半板狀，尚品中叫作「板桂」。肉桂自然乾燥後捲曲成筒狀的商品規格叫作「筒桂」。將肉桂樹皮剝下，放在專門的模具裏壓製成兩邊向中間卷起、中間凹凸形狀的商品規格叫作「企邊桂」。企邊桂中以越南清化的肉桂最好，不但口嘗感覺柔和，而且咀嚼後沒有殘渣留在口中。

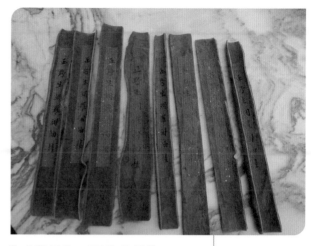

名貴藥材店售賣的肉桂商品

肉桂去掉了表面的木栓層後，留下的皮部為桂心。桂心是去除木栓層後的內層樹皮，用指甲一劃，可見一道油痕。一般的肉桂幾十元 1 千克，優質的桂心 1 千克可以賣到千元以上。

我們的課題組曾經對 10 個不同產區肉桂的有效成分進行比較分析。結果表明，影響肉桂質量的關鍵因素就是產地。

我的師弟曹暉教授曾經在廣西的十萬大山發現過一棵很高大的肉桂樹。他請當地人把樹皮剝下來，帶回來送給了我。這塊肉桂約有 1 米多寬，2 米高，厚度超過 1.5 厘米。現在這塊巨大的「肉桂王」肉桂樹皮陳列在香港浸會大學的中藥標本中心。

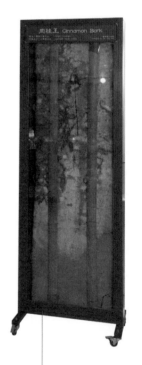

肉桂王（香港浸會大學中藥標本中心藏 曹暉捐贈）

/ 肉 桂 功 效 /

肉桂的功效是引火歸元，補火助陽，散寒止痛。民間把肉桂比作植物藥中的鹿茸。

臨床上病情比較輕時，肉桂也可以用來溫脾腎，治療虛寒冷痛。常見的治療脾胃虛寒的方子有理中丸。在此方的基礎上加入肉桂和附子，則為桂附理中丸，溫中力量更強。

肉桂常與附子、乾薑同用，病情嚴重時，可回陽救逆，達到力挽狂瀾的效果。

/ 食用肉桂 /

肉桂除藥用以外，也是廚房裏常用的香料和調料，是國家公佈的第一批藥食同源的品種之一。

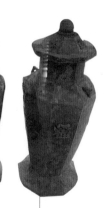

肉桂花瓶（香港浸會大學中藥標本中心藏）

廚房裏的佐料五香粉、十三香中就有肉桂，但一般用的是小塊的肉桂，桂碎。每年廠家都會從桂平採購大量的桂碎。

香料裏的桂皮和藥用的肉桂其實並非來自同一種植物。桂皮一般比較薄，來源於肉桂屬的多種植物，如陰香或天竺桂的樹皮。

肉桂作為調料可以代替桂皮。我在日本的時候，有一次和朋友們聚餐，約定每人出一道菜。我準備燉一鍋紅燒肉。當時我手邊沒有桂皮，於是把特意保存的一些肉桂放了進去，結果燒出來的肉特別香，菜剛往餐桌上一放，就迅速被搶光了。那之後，紅燒肉成了我的拿手菜。我的秘訣之一就是用肉桂。

肉桂粉也廣泛用於西方的飲食當中，瑞典每年的 10 月 4 日為肉桂麵包節。各類食品中有肉桂卷、肉桂咖啡等，為各國餐廳熱門食品。

同時肉桂精油也有十分廣泛的應用。

肉桂還可以製作很多工藝品，如茶具。一位越南的老華僑送給了我一對 80 厘米高的肉桂花瓶，瓶身上刻着福貴雙全的字樣，現在也收藏在香港浸會大學中藥標本中心，每日不斷釋放着清香。

回顧歷史，肉桂也是東西方交流的香藥之一。斯里蘭卡曾被命名錫蘭，那裏的錫蘭肉桂很出名。西方國家在南亞進行殖民擴張的主要目的之一，就是為了掠奪價比黃金的錫蘭肉桂。這味香藥曾與世界歷史經濟聯繫在一起，今天也影響着平常百姓的生活飲食。

桂之親朋來源一覽

樟科肉桂屬
Cinnamomum

樟科月桂屬
Laurus

木犀科木犀屬
Osmanthus

肉桂
樟科肉桂屬肉桂
規格

- **西江桂**：廣西桂平、平南和羅定出產的肉桂
- **防城桂（東興桂）**：廣西防城、東興出產的肉桂
- **錫蘭肉桂**：斯里蘭卡出產的肉桂
- **板桂**：壓成平板狀
- **筒桂**：捲曲成筒狀
- **企邊掛**：壓製成兩邊向中間卷起，中間有一點凹凸形狀
- **桂心**：去掉木栓層的內層樹皮
- **桂枝**：肉桂的嫩枝

〔樹皮〕

〔嫩枝〕

〔藥用〕

桂皮
來源於樟科肉桂屬的多種植物，例如陰香或天竺桂的樹皮

〔食用〕

月桂
其葉子就是我們烹調常用的香葉

桂花
八月飄香的桂花樹

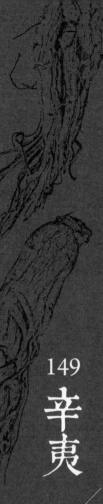

149 辛夷

毫端方欲吐春霞

我從事中藥工作多年，對一種中藥感情最深，那就是辛夷。辛夷是我研究的第一個中藥。它不僅是一種藥材，也是一種知名花卉。

藥材辛夷來源於木蘭科木蘭屬多種植物的花蕾。辛夷先開花後長葉，潔白的花朵非常典雅，還清香四溢。

北京頤和園內的玉蘭堂是北京的著名賞花地，那裏有一株白玉蘭和一株嫁接的二喬玉蘭。二喬，取名自三國時期東吳的兩位美女大喬和小喬。

辛夷花的迷人，唐代大詩人白居易在《題靈隱寺紅辛夷花》詩中寫到：「芳情鄉思知多少，惱得山僧悔出家。」

/ 結緣辛夷 /

從第一項研究辛夷的本草考證至今，我和辛夷結緣有 40 年了。中國約有 30 種木蘭屬植物，市場上流通的可做辛夷藥材的有五六種，偽品也為數不少。

《本草綱目》引用了古代本草的記載。辛夷有兩大類，一種生在江南，一種生在北方。1933 年和 1979 年，日本的學者先後兩次出版過《頭注國譯本草綱目》，編註中開始對其中的植物標註拉丁學名。從植物分類學角度來看，這是一種有益的嘗試，但因為客觀條件的限制，有些品種給出了草率的結論。辛夷被冠以

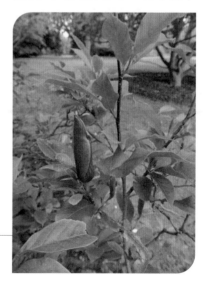

園藝品種紫玉蘭，卻曾被冠以辛夷之名收入藥典

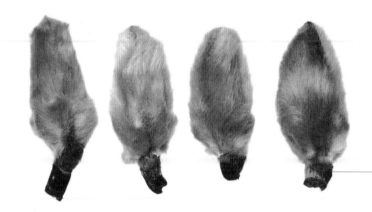

辛夷藥材

Magnolia liliflora Desr. 的拉丁名，但這是一種不作藥材的、只供觀賞的紫色園藝品種，其特點是花葉同放。

此結論出現得較早，流傳也廣。《中國藥典》從 1963 年版開始沿用這一結論。在上述同一著作中，日本學者還列舉了兩種日本產的木蘭科木蘭屬植物，這兩種在地域上僅分佈於日本列島，中國根本沒有分佈，顯然這個結論是錯誤的。

擺在我面前的難題是，考證歷史上使用的辛夷究竟是哪一種？除了古書記載的辛夷外，現在還有沒有新的資源？辛夷的藥材主產地在哪裏？

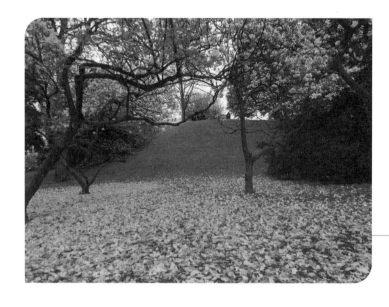

奧地利維也納美泉宮外，玉蘭花瓣落滿園

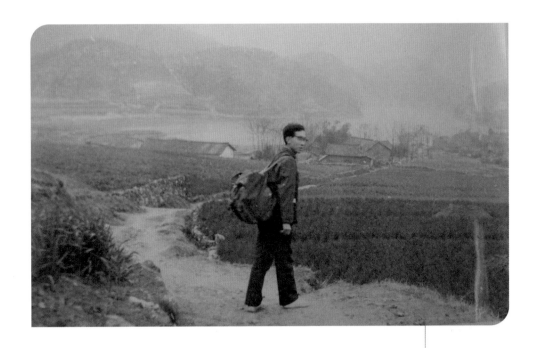

李時珍考察中藥，從田野到書齋，身體力行。今天的人要想深入理解李時珍的學術思想與書中的內容，最好的做法也是走出書齋回到市場，走進深山。

/ 羅田玉蘭 /

記得 1983 年的 1 月底春節前，我剛剛上完研究生第一年的基礎課，帶着對古代本草中藥用辛夷品種來源的疑問，準備開始辛夷野外考察的征程。家裏人勸我不如過了春節再出發。我想《本草綱目》裏記載辛夷的別名就叫迎春花，春節正是它開放的季節，機不可失。於是我在臘月裏便啟程進了山。

那是我第一次進行野外考察，一個人背着個帆布包，帶着一個標本夾、幾張介紹信，先後在大江南北整整跑了 89 天，花了 90 元住宿費。為了趕路程，我 1/3 時間睡在火車上，找張報紙鋪在火車座椅下就睡了。早上起來就上山，一般就住在生產隊的大隊部或老鄉家，與老鄉朝夕相處，我還學會了河南話。

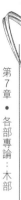

第 7 章 • 各部專論：木部

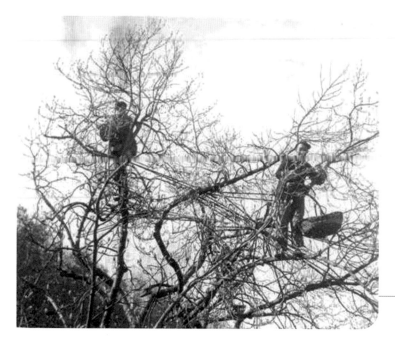

20 世紀 80 年代藥農
採摘辛夷

第一站，我到了河南南陽的南召縣，走進了伏牛山。在河南的伏牛山區，高高的大樹上，枝頭滿滿的辛夷花蕾。藥農們將拇指粗的繩索纏繞於十幾米高的樹冠上加固，然後攀緣而上，沒有其他保護措施，讓在樹下看着的人懸着一顆心。

當地農民告訴我，每年到收穫辛夷時都會有人跌傷，造成殘疾。一棵大樹可以收穫幾百斤新鮮的辛夷，當年一斤收購價格是 9 元人民幣。南召縣曾是國家級的貧困縣，採收下來一籃籃的辛夷花蕾，浸透着藥農辛勤的汗水，也是當地農戶一年生活的指望。離開南召時，我也曾建議他們多栽辛夷樹，既可綠化山區，也可改善經濟收入。

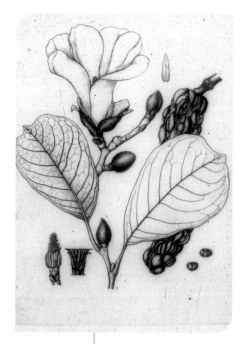

羅田玉蘭墨線圖（馮增華繪）

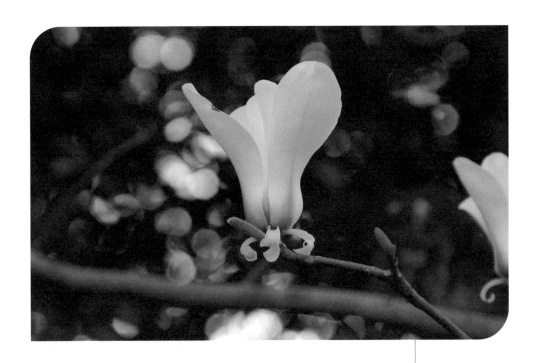

被引種在合肥植物
園內的羅田玉蘭

辛夷主要分佈在河南、湖北和安徽，為澄清歷史上辛夷品
種的混亂和開發辛夷的資源，我到過這幾個全國主要的辛
夷產區。採藥的確很艱苦，有時一天要背着重重的標本夾
跑幾十里山路，但留下了很多難忘的回憶。

有一次翻越秦嶺，我住在半山腰的一座廟裏，花了一元錢
從老鄉那裏賞了隻燒野兔，白天沒吃完，放在了一邊。半
夜正睡覺的時候，忽然聽到耳邊沙沙作響，我心一驚，噌
地一下坐了起來，打開身邊的手電筒一看，一隻大老鼠正
在啃兔子肉。我心想，幸虧留了這半隻兔子，要不然我的
耳朵可能就保不住了。

很幸運的是，我進山尋藥走過的地方大部分與李時珍常年
採藥的地方重合——鄂、豫、皖交界的大別山區。我先後
去了那裏 3 次，發現了藥用辛夷的一個新種。我以發現地
湖北省羅田縣命名了那種植物為羅田玉蘭，拉丁學名定為
Magnolia pilocarpa Z. Z. Zhao et Z. W. Xie，命名人是我

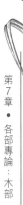

第 7 章 · 各部專論：木部

和我的老師謝宗萬，此新種已被收入《中國植物誌》，為擴大辛夷藥用植物資源提供了參考。

/ 南召辛夷王 /

1972 年，湖南長沙馬王堆一號漢墓被發現，轟動了世界，出土的文物特別豐富，包括保存完好的女屍，還有彩繪帛畫、漆器、農產品、藥物，等等。馬王堆的出土文物中有 9 種中藥，為迄今發現的年代最久遠的藥材實物，也是中國現存最早的藥材標本之一，其中發現有辛夷。

2,000 年前的藥材標本依舊可以看出鑑別特徵，部分藥材標本目前保存在中國中醫科學院中藥所，這些標本由當年研究馬王堆出土文獻《五十二病方》的馬繼興老師帶回。

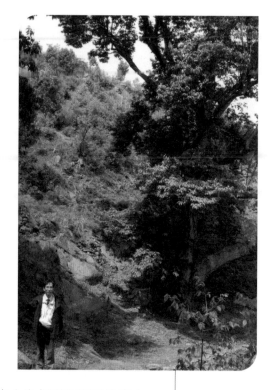

闊別 20 年，筆者重返河南南召，探訪「辛夷王」

辛夷別稱木筆、毛桃，老北京傳統手工藝毛猴的主要材料就是辛夷藥材，充分利用了辛夷外表密着的像猴毛一樣的長絨毛。辛夷表面共有 3 層苞片，好似保暖過冬的棉衣一樣，包裹着裏面幼嫩的花瓣。將辛夷泡在水裏慢慢剝去外層的苞片，可看到不同種的辛夷有不同的花瓣數，可以區分不同的細小萼片。

我在碩士研究期間，考證了多部本草文獻，經過市場調查，並參考了馬王堆出土的珍貴藥材標本及現代實驗，得出了結論。藥用辛夷主要有三大分佈區域及 3 種來源，黃河流域的望春花 *M. biondii* Pamp. 一種，長江流域的玉蘭 *M. denudata* Desr. 一種，秦嶺大巴山的武當玉蘭 *M. sprengeri* Pamp. 一種。這一研究結果也被《中國藥典》採納。

伏牛山的環境特別適合優質辛夷的生長。我在做辛夷含量測定時發現，伏牛山產的辛夷揮發油含量高達 5%，含有 60 多個組分。不但可以藥用，還可以作為香水的原料，可開發出獨特的化妝品香精、食品香精和天然防腐劑。2002 年 4 月，闊別 20 年後，我再次回到了河南南召縣，當年的辛夷幼苗，現已長大成材。今天，南召縣辛夷的產量已佔全國總產量的 70% 以上，是名副其實的「辛夷之鄉」。南召人愛辛夷，辛夷也成了南召的「搖錢樹」。

/ 鼻家聖藥 /

辛夷又稱「鼻家聖藥」，臨床上大多數治療鼻炎的中醫處方都離不開辛夷。藥理研究表明，辛夷具有抗炎、抗過敏的作用。

我自己也曾是鼻炎患者。記得上高中的時候，因憋悶難熬，到北京一家醫院預約了鼻息肉的切除手術。醫生的一句：「手術後還有可能重犯」，使我臨陣脫逃，免遭皮肉之苦。幸運的是，我認識了辛夷，並使用自創的「辛夷蒸汽鼻熏法」，每次熏蒸約 10 分鐘，一天熏幾次，使我的症狀有了明顯的好轉。加之後來長期堅持體育鍛煉，我的鼻炎已近 30 年不再犯了。

讀《本草綱目》，讓我結識了辛夷。研究辛夷，讓我步入了中醫藥王國，我更樂於將這些年的研究成果和心得經驗與大家分享。

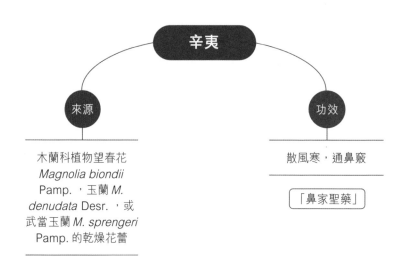

辛夷

來源

木蘭科植物望春花 *Magnolia biondii* Pamp.，玉蘭 *M. denudata* Desr.，或武當玉蘭 *M. sprengeri* Pamp. 的乾燥花蕾

功效

散風寒，通鼻竅

「鼻家聖藥」

/ 運香之港 /

沉香一物跨三界，可以熏香，可以入藥，可以雕刻，身價不菲，舉世矚目。

中國香港，香港二字與沉香淵源頗深。香、港，運香之港，運的就是沉香。

早在明代，東莞一帶盛產莞香，莞香專指廣東省東莞縣所產之沉香，香港充當了轉運東莞之香的主要港口。久而久之，運香之港就成了香港。

孫中山的故鄉廣東省中山縣，原名香山縣，那裏廣種沉香。對此問題，我專門有篇考證文章發表於《中國文化通志—香港卷》。

1997 年，為紀念香港回歸祖國，深圳市仙湖植物園栽種了1,997 棵沉香樹（白木香），在園內的一座山上組成了中國地圖的形狀，展示了香港與祖國及香港與中藥的淵源。

/ 價若黃金 /

香港島上的高陞街是一條藥材街，特別以名貴藥材著名，我經常帶學生們到那裏見習考察。每次我都要去拜訪一位老掌櫃李震熊先生，他會把一些珍貴沉香拿出來讓學生們參觀，瞭解正品沉香的鑑別特點。沉香價格昂貴，主要因為數量稀少，不是每一棵沉香樹都能取到沉香。

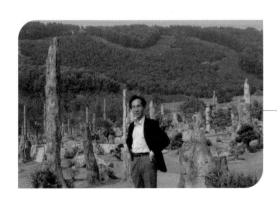

1997 年為紀念香港回歸，深圳仙湖植物園用1,997 棵沉香樹（白木香）組成了中國地圖的形狀

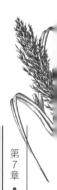

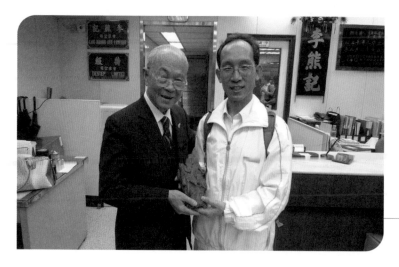

筆者與李震熊先生共鑑沉香

宋代本草著作《本草衍義》的作者寇宗奭,兼通醫藥,藥材鑑別經驗豐富,曾任職宋代惠民局,專門負責管理藥材市場、鑑別藥材。寇宗奭在《本草衍義》中有這樣的記載:「沉香木,大者合數人抱⋯⋯有香者百無一二。」

健康的沉香樹並不分泌起主要藥效的物質成分,只有當樹體受到傷害,比如,被雷劈或被蟲咬等情況發生後,傷口處被真菌感染,植物出於自我防禦機制才會產生分泌物,從而形成沉香,「沉香」就是「生病的木頭」,可遇不可求,正如不是每一頭牛都有牛黃,不是每個蚌殼裏面都有珍珠一樣。

/ 沉香用途 /

沉香的用途之一是入藥。沉香入藥最早見於《名醫別錄》,書中將沉香列為上品。

沉香,味辛、苦,性微溫,有行氣止痛,溫中止嘔,納氣平喘的功效。經典的中成藥紫雪丹、四磨湯、蘇合香丸裏都用到沉香。

《本草綱目》裏一共收載了十幾首含沉香的複方,其中有 7 首方劑是李時珍新增加的。現代研究表明,沉香具有鎮靜、鎮痛和抗菌的藥理活性。

沉香的用途之二是製香,它是高級香料製品的重要原料。我國有悠久的用香歷史,在廟宇內禮佛打坐時,在祠堂內供奉時,在家中品香時,香都是關鍵的必需品。清

末女官裕德齡寫的《御香縹緲錄》中記載了慈禧太后愛用沉香，以愉悅身心。幾乎每座皇宮的殿閣裏都有香爐，香煙繚繞，日日不絕。

香道中用沉香，不僅在我國如是，在日本、韓國、越南亦如是。人們認為聞香能清除穢濁之氣，清淨身心。

沉香的用途之三是作為雕塑、工藝品的原料，與入藥和熏香相比，沉香作為工藝品的附加值特別高，為珍貴的收藏品。

宮廷展覽中常見用沉香製的把玩物件，在沉香器物上，金銀只是陪襯。沉香有自然的紋理、靜謐的幽香、天然的造形，不加雕飾已成大器。很多藥材店舖、古玩店舖都會將沉香陳列於櫥窗內，作為鎮店之寶。用沉香製成的手串、把件是當下最火的木器文玩之一。

/ 資源分佈 /

沉香來源於瑞香科多種樹木，主要分佈於熱帶與亞熱帶地區，有國產的和進口的。

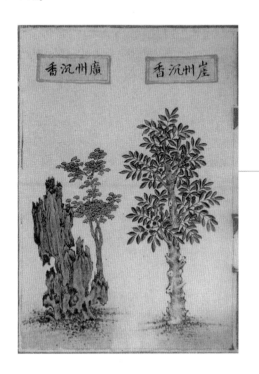

崖州沉香和廣州沉香圖（摘自《本草品彙精要》弘治本）

國產沉香來源於瑞香科植物白木香 *Aquilaria sinensis* (Lour.) Gilg 含有樹脂的木材。白木香也是 2020 年版《中國藥典》收載的中藥沉香的唯一法定植物來源，主產於廣東、廣西、海南和福建等省區。

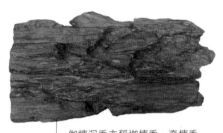

伽楠沉香亦稱迦楠香、奇楠香

未能形成樹脂、沒能結香的沉香木，稱為「女兒香」，不能入藥。沉香樹的繁殖生長其實不太難，難在自然結香。

由於白木香自然結香率低，先人發明了一種人工結香方法，即定向培育沉香的技術。民國時期《東莞縣志》記載了用人工的方法讓沉香樹木結香，人為砍傷樹木，促使樹生病，形成沉香，稱為「開香門」。這種方法一直沿用至今。

結香的過程十分漫長，想要香好，10～20 年都算短的。儘管在海南等地已大面積種植沉香，然而要等到自然結香，尚需時日。從事沉香行業，急功近利是做不成的。

進口沉香是來源於瑞香科的另外一種植物 *Aquilaria agallocha* Roxb. 含有樹脂的木材，主產於印度尼西亞、馬來西亞、緬甸、泰國、越南、老撾、柬埔寨、孟加拉國等地。

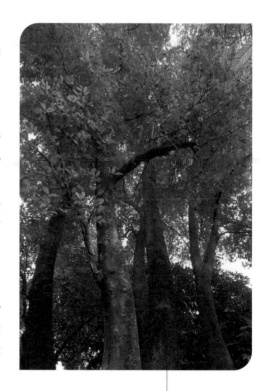

於孟加拉國尋到沉香樹 *Aquilaria agallocha* Roxb.

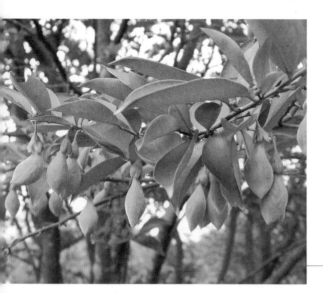

國產沉香原植物白木香

如今，野生沉香樹木在我國已經基本看不到了。在越南，上等的沉香產量也很有限，瀕臨滅絕。目前所有產沉香的野生物種，均被列入了瀕危野生動植物種國際貿易公約（CITES）（Convention on International Trade in Endangered Species of Wild Fauna and Flora，縮寫 CITES，因這份公約是在美國的華盛頓市簽署的，所以也簡稱《華盛頓公約》）。

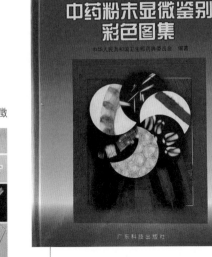

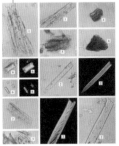

沉香粉末的顯微特徵

《中藥粉末顯微鑑別彩色圖集》

/ 真 偽 鑑 別 /

由於沉香用途廣泛，資源有限，市場需求越來越大，沉香的價格不斷飆升，偽品充斥市場。

顧名思義，沉香，入水而沉。李時珍在《本草綱目》中就記載了：「木之心節置水則沉，故名沉水，亦曰水沉。」好的沉香樹脂含量高、比重偏大，這些特點也是傳統經驗評定沉香質量的標準之一。但現在市場中出現人為增重、壓縮增重的情況，所以「入水而沉」不是唯一的標準了。

好的沉香，香氣若隱若現，而且十分持久。如遇到香味刺鼻者，往往是添加了香料或其他化學製品的次品。

優質的沉香手感細膩，不膩手，即所謂「不走油」。接觸後手上有油痕，好像抹了潤膚霜，則多為偽品。

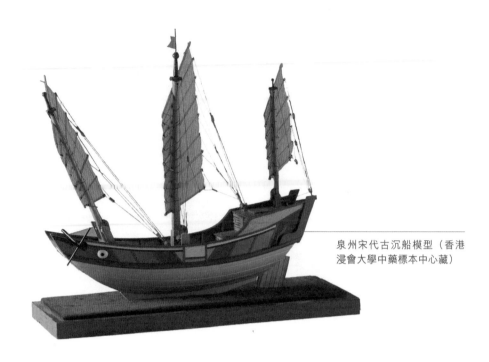

泉州宋代古沉船模型（香港浸會大學中藥標本中心藏）

沉香點燃後，應有強烈的香氣，煙色發白，並伴隨有褐色的樹脂滲出。好的沉香在不同的溫度、燃燒的不同階段，會緩釋出不同的香氣。好似一杯茶，用不同的水溫、泡不同的時間，味道是不一樣的。

除了上述的經驗鑑別法，用儀器、顯微鑑別等試驗方法也是快速有效的。不僅可用於鑑定沉香，也可用於鑑定其他貴重木材。我曾對沉香進行過顯微鑑別研究，也對其中草酸鈣柱晶等重要顯微特徵進行過觀察，沉香的「油線」是纖維管胞、導管、樹脂團塊和含有黃棕色分泌物的薄壁細胞。這些研究結果，已被收入《中華人民共和國藥典——中藥粉末顯微鑑別彩色圖集》當中。

沉香殘木（香港浸會大學中藥標本中心藏）

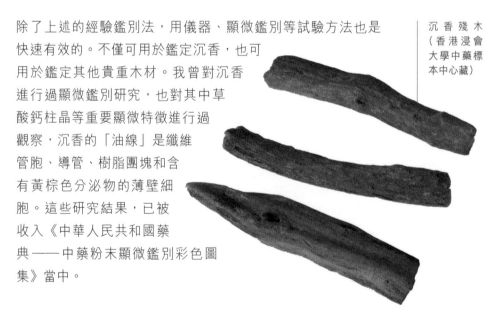

福建泉州有一件 20 世紀 70 年代打撈出水
的大型文物——700 年前的宋代古沉船。
古船長 24 米，寬 9 米，造型優美，在當時
屬中等規模的航船。在船體裏發現了瓷器、
絲綢、香料等貨物，其中有沉香、檀香、降
香、乳香、胡椒等香料。如今那艘歷經滄桑
的古船，靜靜地陳列在博物館內，作為歷史
的見證者，默默地向來訪者訴説着海上絲綢
之路傳香萬里的故事。

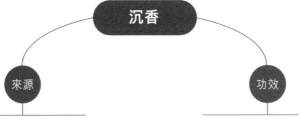

沉香

來源

國產沉香
瑞香科植物白木香
Aqullaria sinensis (Lour.)
Gilg 含有樹脂的木材

進口沉香
瑞香科植物 *A. agallocha*
Roxb. 含有樹脂的木材

功效

入藥
行氣止痛，溫中止嘔，納
氣平喘

製香
高級香料製品的重要原料

雕材料
雕塑、工藝品的原料

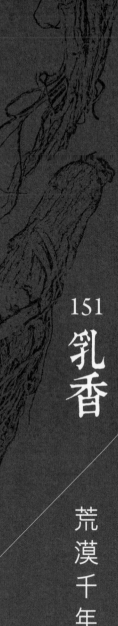

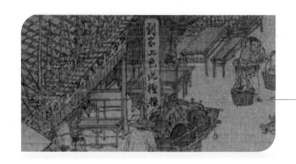

劉家上色沉檀揀香（《清明上河圖》局部）

/ 神聖之香 /

本草文獻記載過的香，既包括辛香料（Spice），如胡椒、豆蔻、八角、小茴香等，也包括香道香薰用的香（Incense），多來自動物或植物的分泌物，生活及工作中多種場合都會用到。

《清明上河圖》裏畫了幾家香料舖，其中一家店前掛着一個醒目的招牌，上面寫着「劉家上色沉檀揀香」。揀香指的是乳香。《本草綱目》記載乳香又名薰陸香，且有不同的等級，薰陸香為總名，上品為乳香，最高級的為揀香。

古人相信通過祈禱、焚香，可到達一種至高無上的境界，在西方的宗教活動中，乳香通常作為祭拜神靈的熏香料。《聖經》中有記載，耶穌誕生時有東方三博士前來朝拜，獻出了黃金、乳香和沒藥。各大宗教的重要活動中都會使用乳香熏香，體現出它是一種神聖之香。

/ 尋香之路 /

阿拉伯的民間故事集《一千零一夜》又名《天方夜譚》，其中有一段辛巴達的故事。辛巴達的原型是阿曼著名的航海家阿布·奧貝德。據史料記載，阿布·奧貝德曾經在公元 8 世紀，即中國唐朝時，從阿曼的首都馬斯喀特出發，遠航到達中國。

往事越千年，1990 年，應阿曼衛生部的邀請，中國醫藥專家組到阿曼進行了一次學術考察，考察小組一共 3 人，我也有幸參與其中。中西醫結合學科有很多先學西醫後學中醫的大家，考察組組長薛崇成教授是先學中醫後學西醫的大家，他的學術涉及針灸、心理、中醫體質等多領域，赴阿曼考察那一年他 71 歲。在杏林整整耕耘了 80 年後，2015 年薛老師 96 歲時離開了人世。考察組的第二位成員是當時衛生部的阿拉伯語翻譯邢漢平先生。考察組成員裏我最年輕，我負責的工作是對當地的藥物資源進行考察。

在地圖上看阿曼是個小國，國土面積只有 30 多萬平方公里，1990 年的人口約有 150 萬人，現在人口有 460 多萬人。但阿曼的歷史並不短。阿曼古稱馬乾，早在《後漢書》中已記載了這個國家。

在對外交流的歷史上，阿曼是一個舉足輕重的國家。公元 7 世紀，被古代中國稱為大食的阿拉伯帝國在西亞興起，逐漸形成了一個地跨亞、非、歐三大洲的大帝國。阿曼地處海灣地區咽喉要道，是阿拉伯帝國的一部分，那裏的人們自古擅長航海與造船。我在阿曼首都馬斯喀特的公路旁見到了一艘遠航中國的巨型古船模型。

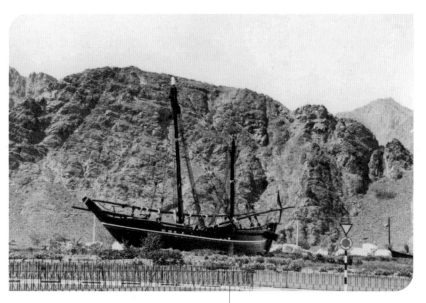

阿曼首都馬斯喀特街頭的千年古船模型

中國古代對外的貿易交流大致有 3 條路線，一條是陸上的絲綢之路，一條是茶馬古道，還有一條是海上絲綢之路。歷史上的阿拉伯文化和中華文化相互影響。唐宋時期，我國從阿拉伯半島大量進口香料，所以由阿拉伯到中國南方的海路也被稱為香料之路。根據《明史》記載，鄭和下西洋曾經到達過阿曼，當地人拿出乳香、沒藥、蘇合香、安息香等香料同中國人進行交易。後來他們的國王還派出使臣來到中國，帶來乳香、鴕鳥等當時罕見的植物、動物作為國禮。

| 秘香真容 |

乳香來自橄欖科植物乳香樹 *Boswellia carterii* Birdw. 及同屬植物 *Boswellia bhaw-dajiana* Birdw.，以其皮部滲出的油膠樹脂入藥，其氣味在空氣中能夠持續揮發，縹緲彌散。

全世界乳香屬（*Boswellia*）的植物大約有 24 種，主要分佈在非洲熱帶乾旱地區，如索馬里、埃塞俄比亞、阿拉伯半島南部等地。

乳香樹原植物其貌不揚，卻香氣四溢

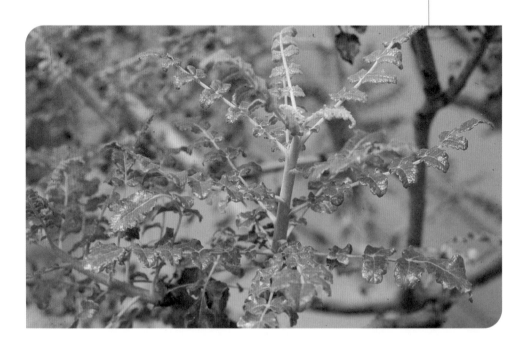

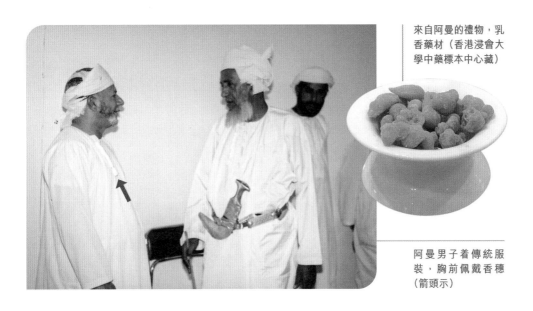

來自阿曼的禮物，乳香藥材（香港浸會大學中藥標本中心藏）

阿曼男子着傳統服裝，胸前佩戴香穗（箭頭示）

在阿拉伯語裏，乳香被稱為 Al-lubán，意為奶、乳汁。乳香的英文為 Frankincense，意為優質的香。

世界上最優質的乳香產於阿曼南部。我在阿曼見到了乳香樹，樹木貌不驚人，低矮多刺，枝丫扭曲，葉片褶皺，給人一種自來舊的感覺。採集乳香的方法很簡單，有些類似於採橡膠，只要割開乳香樹皮外層，切口的地方便能滲出滴滴白色的樹脂。乳香的貿易曾經是阿曼的經濟支柱，由於產量少，不易運輸，多種因素導致乳香價若黃金，使之成為統治者權力和財富的象徵。

筆者（右）與阿曼衛生部長（中）、薛崇成老師（左）在阿曼留影

/ 佩香習俗 /

阿曼的民族裝束很有特色。阿曼男子在正式外交場合赤着腳，頭巾包頭，腰間佩刀，身着大白袍迪史達什，胸前戴着一束搖曳的白色纓穗，像飄帶一樣。纓穗不是一般的裝飾物，而是蘸過乳香精油的，散發着神秘幽香。阿曼男子的佩刀也是一種身份的象徵，貴族所佩腰刀的刀鞘是白銀的，刀柄是

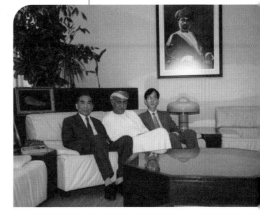

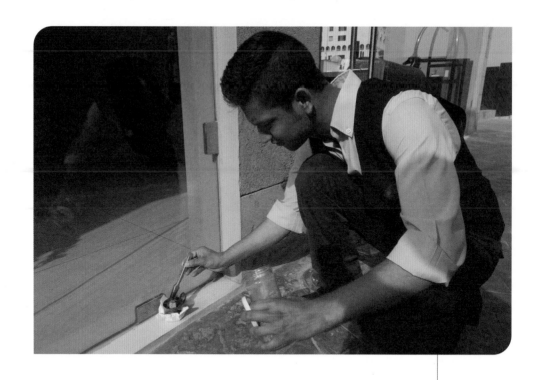

犀角的。我們在行程中受到了當地官員的熱情接見，他們也身着同
樣的民族裝束。

在阿曼考察期間，時任阿曼衛生部長的阿里·穆罕默德接見
了我們。在那次訪問中，我將我和我的導師謝宗萬教授編寫
的、由世界衛生組織出版的圖書《中國藥用植物（*Medicinal
Plants in China*）》送給了阿曼衛生部長，並且得到了阿曼回
贈的國禮——乳香。

我帶回來的兩盒特大的乳香，一盒交於中國中醫科學院中藥所
的標本室，另一盒一直帶在身邊，最後捐贈給香港浸會大學的
中藥標本中心。

阿曼的乳香，呈乳白色半透明狀，形狀類似牛乳頭。做實驗
時，通常需要把它放在乳缽裏加冰研磨，即可變成如牛奶一般
的形態。如果用火將其點燃，會產生一種清香之氣，久久不會
消散，口嘗的味道是苦澀的，且粘牙。

/ 乳香功效 /

在中國，乳香的記載最早見於《名醫別錄》。乳香的功效是活血止痛，舒經活絡。中醫臨床經常用乳香治療風濕性關節炎、跌打損傷等。

乳香在印度的阿育吠陀醫學中也廣為應用，順勢療法中也常用其緩解焦慮，淨化心靈。

古埃及有一部重要的醫藥文獻《埃伯斯伯比書》(*Ebers Papyrus*)，其中提到乳香可以治療哮喘、出血、咽喉感染和嘔吐等。

有一次，我出差到黎巴嫩，早上起得比較早，天濛濛亮時，我看見酒店的服務員蹲在大堂不顯眼的角落裏點乳香。伴隨着太陽的升起，大堂裏逐漸彌漫起乳香的香氣，香煙裊裊確實讓我感覺到身心愉悅。

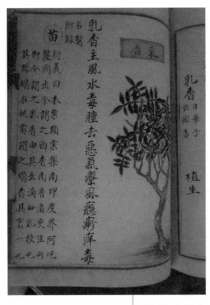

乳香（摘自《本草品彙精要》羅馬本）

/ 沒藥 /

沒藥和乳香一樣，都是源自橄欖科植物的樹脂，但在植物分類學上，它們來自不同的屬，沒藥來自沒藥屬 (*Commiphora*) 的地丁樹 *Commiphora myrrha* Engl. 或哈地丁樹 *C. molmol* Engl. 的乾燥樹脂。

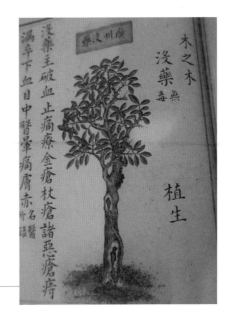

沒藥（摘自《本草品彙精要》羅馬本）

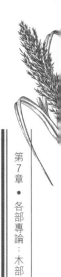

沒藥的英文 Myrrh 來自於阿拉伯語 Mur，
意為苦的。古人認為，沒藥具有
殺菌、消炎、止痛和修復肌
膚的功能。古代將士在上戰
場時，一般都會攜帶一些沒
藥，用於臨時處理傷口。

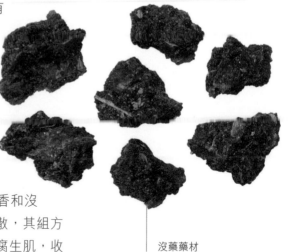

在中醫臨床上，乳香和沒藥
是形影不離的一副藥對。著
名的經典方劑小活絡丹、大活絡
丹、仙方活命飲當中都用到了乳香和沒
藥。常用小方海浮散，又名生肌散，其組方
就是乳香和沒藥各等分，它有祛腐生肌，收
斂瘡口的功效，可以治療瘡瘍。

沒藥藥材

乳香、沒藥、蘇合香、安息香都來自中國疆
域之外，到香藥的原產地考察好似走了一遍
《西遊記》的歷程。乳香歷來被認為是神秘
的香，不僅是宗教用香，還是傳統的藥材。

我國使用的沒藥都是進口的，現在市場上的
沒藥來源比較混亂，容易被摻假。中國藥材
市場如此，海外的香料市場也如此。我在墨
西哥的香料市場見到的沒藥是連着樹皮一起
賣的，當地藥商索性就以樹皮來證明它的來
源正宗。沒藥的考察也是一個值得深入探討
的課題。

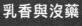

乳香與沒藥

乳香

來源與
分佈

來源
橄欖科植物乳香樹 *Boswellia
carterii* Birdw. 及同屬植物 *B.
bhaw-dajiana* Birdw. 樹皮滲
出的樹脂
分佈
非洲熱帶乾旱的地區，如索馬
里、阿拉伯半島南部、阿曼

功效

* 治療哮喘，出血·咽喉感染
和嘔吐
* 順勢療法中用其緩解焦慮，
淨化心靈
* 活血止痛，舒經活絡

香料

* **神聖之香**：宗教活動中使用
乳香薰香
* **裝飾物**：蘸過乳香的配飾

沒藥

來源

橄欖科植物地丁樹
Commiphora myrrha
Engl. 或哈地丁樹 *C.
molmol* Engl. 的乾燥樹脂

功效

具有殺菌、消炎、止痛和
修復肌膚的功能

好搭檔

蘇合香

藥物興廢古今同

/ 熟悉的陌生 /

我想對中藥感興趣的人，一定聽說過蘇合香。因為蘇合香是一味臨床常用中藥，傳統中成藥中還有「蘇合香丸」。在新冠疫情期間，作為治療內閉外脫證危重型確診病例的推薦處方之一，列入了國家衛生健康委員會的《新型冠狀病毒感染診療方案》。

但說到蘇合香的原植物，可能就很少有人見過，更少有人實地採集過，因為這是一種外來的中藥，產地不易尋覓。

李時珍在《本草綱目》中提及：「此香出蘇合國，因以得名。」說的是蘇合香的名字取自古代西亞的蘇合國。

我們再來看一下比李時珍《本草綱目》早幾十年的明代本草著作《本草品彙精要》是如何描述的。書中有一張蘇合香的附圖，圖中描繪了幾位西域人的面孔，有兩個使者抬着一大罐子前來朝貢。圖上雖寫着「蘇合香」3 個字，但是罐子裏究竟裝的藥是甚麼樣？誰也不知道！令人不禁好奇，葫蘆裏賣得是甚麼藥呢？

如果我們把日曆再往前翻，早在 1,500 年前，《名醫別錄》書中曾記錄了蘇合香的另外一個俗稱──「獅子屎」，有點兒難聽吧？這又為蘇合香增加了一層神秘的色彩。

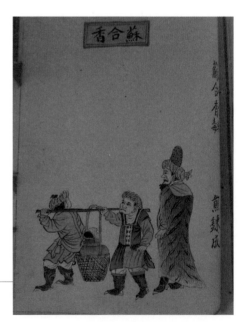

蘇合香（摘自《本草品彙精要》羅馬本）

因為我國古代沒有獅子，自然也沒有人見過獅子的糞便。簡單説，別人沒見過的東西，您怎麼描述都不過分，因為誰也否定不了您。

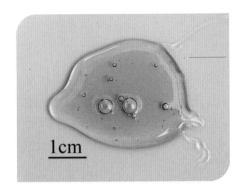

1cm

現今藥材市場上的蘇合香就更亂了，市售蘇合香商品、形狀多種多樣，有液態和固態的樹脂，有的時候，還可見到樹木的心材。即便是從事藥材貿易多年的老行家，説法也不盡一致，道聽途説的就更多了。

那麼，蘇合香藥材究竟是甚麼樣子？現今市場主流品種的來源究竟是甚麼？它的蘊藏量有多少？如何採收加工？蘇合香又是怎樣進入我國市場的？

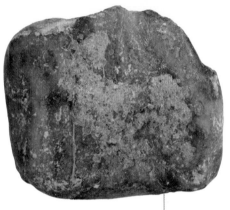

市售蘇合香樣品

/ 準 備 出 征 /

帶着這些疑問，我進行了初步的市場調查，了解到，現今市售的蘇合香，來自北美楓香樹 *Liquidambar styraciflua* L. 的樹脂，由此樹得到的蘇合香被稱為北美蘇合香，主產於拉丁美洲的危地馬拉、洪都拉斯和墨西哥。

我小時候喜歡猜謎語，有一個我還記得：

懸崖勒馬——打一國名，謎底是：危地馬拉。

「危地」兩個字看起來不禁讓人心生恐懼，毛骨悚然。

危地馬拉，因為這個小國是治安較差的拉丁美洲幾個國家之一，歷史上加勒比海沿岸海盜橫行，如今也是毒販猖獗。

從這個國家的地質結構上看，境內有很多活火山。除了自然和經濟方面的不穩定因素外，危地馬拉目前還沒與我國建交。

常言道是：危邦莫入。這是提醒我們要小心行事。不過，還有另外一句俗語也在鞭策着我：不入虎穴，焉得虎子。

疫情之後的 2023 年春天，我鼓足了勇氣，揣着忐忑不安的心，踏上了征程，進行了一次探索發現之旅。

說到去拉丁美洲考察，除了要進入原始森林面臨自然挑戰之外，另外一個難題就是語言障礙。當地人不講英文，只講西班牙文，我又不會西班牙文。多虧了我的一位美國博士研究生 Eric Brand，不但中文流利，而且掌握第二外語西班牙語。多虧他在這次考察中擔任翻譯，立下了汗馬功勞。

到達危地馬拉前，第一階段先進入墨西哥的森林中初探基原。出發前我先與墨西哥的一位 Soto（索圖）教授進行了聯繫。進山前，我又專程前去拜訪，當面求教。老教授從事植物化學研究半個多世紀，雖年事已高，但仍堅守在工作崗位。

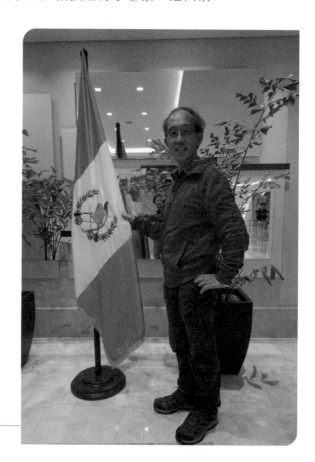

他所指導的一位女研究生從 2014 年開始對北美楓香樹不同季節、不同樹齡進行比較研究。

Soto 教授還向我們介紹了墨西哥應用北美蘇合香的歷史與現狀。他的那位女弟子還為我們安排了一位跟她學過生物學的學生，也就是 Soto 教授的徒孫，擔任我們次日進山的嚮導。

在危地馬拉國旗上看到了鳳尾綠咬鵑

我們先是到達了墨西哥的東部一個村鎮，名叫哈拉帕（Jalapa），在那裏我們住了一個晚上，第二天一早，與嚮導匯合。

嚮導是一位淳樸健壯的墨西哥小夥子，他既擔任司機又兼嚮導。他開車帶我們前往他的家鄉，一個靠近原始森林的自然村落。

我們開車走了一個多小時，在一座吊橋前停車步行，顫顫微微地過了橋，隨着我們前行的步伐，面前逐漸出現北美蘇合香的原植物——北美楓香樹。

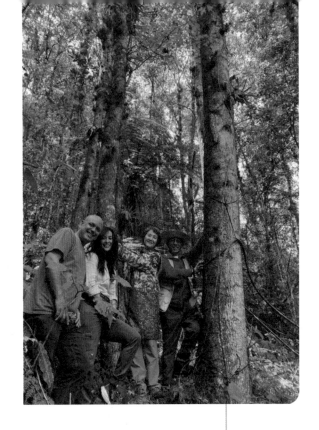

一睹真容，考察隊員在北美楓香樹下

十幾棵高大的北美楓香樹，沿着山間溪水一字排開，樹幹筆直挺拔，好像摩天大樓一樣，在樹幹與樹枝上，可見不少寄生的蕨類植物，就像一個個小鳥巢。

嚮導向我介紹，這種蕨類植物雖形狀像「鳥巢」，小鳥也會常來做客。雨後蕨內會有積水，小鳥飛過來飲水的同時，也還「順路」來取食楓香樹的種子。

楓香樹的果實呈圓球狀，是蒴果，果實表面有許多孔洞。鳥兒用尖尖的喙，穿過孔洞將種子啄出來，吞入腹中。但是植物的種子在小鳥的體內消化不了，過後會隨着鳥的糞便排出體外。小鳥客觀上擔當了免費的快遞信使，把種子傳播到了四面八方。

嚮導還告訴說：「楓香樹，喜溫暖、喜潮濕。所以在森林裏，一般沿着溪水走比較容易發現北美楓香樹。」

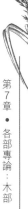

第7章 • 各部專論：木部

/ 進入原始森林 /

隨後，我們進入了真正的原始森林。越往森林深處走，見到的北美楓香樹越多。嚮導接着介紹，從北美楓香樹中取蘇合香，在墨西哥南部歷史上早有應用。但近些年，墨西哥林業部採取封山措施，進行資源保護。在政府的宣傳管制下，當地農民不再亂砍亂伐。

既然現在墨西哥不讓從這種當地的蘇合香樹來獲取蘇合香，那北美蘇合香的產地又在哪兒呢？是如何加工的呢？

/ 原產地洪都拉斯 /

説來，洪都拉斯是墨西哥的鄰居，現在北美蘇合香的主產區是在洪都拉斯境內。

採集樹脂（俗稱採香）是一個勞動密集型的產業，洪都拉斯有資源，勞動力成本低，產品具有市場競爭力。

這次我去的時候，洪都拉斯也沒有和我國建交，斟酌了危地馬拉和洪都拉斯兩地之後，我們決定暫不進入洪都拉斯，先去危地馬拉了解「神秘的」加工步驟。説來是個巧合，2023 年的 3 月下旬，我回來後，洪都拉斯正式與我國建交了。以後再去應當就方便多了。

我們去到了洪都拉斯鄰國——危地馬拉，探訪了那裏的一家樹脂加工廠（Nelixia），洪都拉斯採集下來的蘇合香樹脂都要集中在這裏進行加工。

加工廠非常慷慨地提供了珍貴的採香照片和錄影資料，讓我們對產區的情況有了大致的了解。

現在北美楓香樹主要分佈在洪都拉斯雲霧繚繞的森林中。根據當地的統計，大約有 10,000 棵樹，確切通過 GPS 衛星準確定位的約有 9,500 多棵。

通常樹齡在 20～30 年的北美楓香樹，生長旺盛，產生的樹脂比較

多，可以開始採收了。蘇合香的採收期在每年的雨季，也就是從 4 月開始，大約持續半年，到 10 月或延長到 12 月。

當地採香的方法，是用鋒利的大斧子在樹下部砍出一道道橫長形開口。香農很有經驗，他們手下有準兒、不深不淺、恰到好處，即可讓樹脂流出凝結，40 天後再來用金屬勺子刮取。

我留意到大樹上的刀痕分佈彼此交錯，互不相連，這樣不妨礙樹幹整體生長，也不會造成樹木死亡。

這種成熟的採集方式不破壞資源，創口癒合時間短，保障了資源的永續利用。一棵樹可採集多年。產地有的老樹樹齡已經超過 200 年，樹高達 40 米，還有樹脂可採。

每棵樹每年通常採收 3 次，能收穫約兩公斤的樹脂。採香與採生漆的方法十分類似，採收過程相當艱苦。讓我不由想起了採漆人說的一句話——百里千刀一斤漆。

/ 如何加工 /

樹脂採收後被運往位於危地馬拉的樹脂加工廠 Nelixia。

楓香樹屬（*Liquidambar*）屬名的意思為液體琥珀，Liquid-ambar。

樹脂通常含有 6% 的水分，加工的目的是濃縮與除雜。

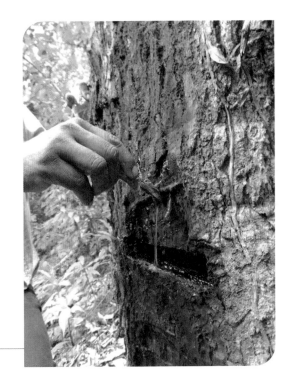

採香人在收集樹脂

在加工廠，我們見到一個大濃縮罐，罐頂是敞開的，熱氣騰騰。看上去，這就好似北京潭柘寺寺廟裏面給和尚熬粥的大鍋一樣。加工廠的濃縮罐容量為 1 噸。

濃縮罐的罐壁為雙層中空，通有熱水，罐中有攪拌裝置。原料樹脂倒入濃縮罐，隔水加熱融化。在 80℃ 恒溫下加熱熬上兩天，讓水分蒸發至約 1%，然後趁熱過濾除雜，得到琥珀色的半流體浸膏。

在加工廠，我把濃縮處理前後的樹脂，進行了對比，聞一聞。

加工前的原料樹脂為灰褐色粘稠物，有一種令人不愉快的氣味。純化後的氣味就好聞得多，我還用舌尖舔了一下，瞬間感受到一股濃濃的香辣味。

我問工廠的負責人：這是不是在加熱的過程中，除了水分，也有一些化學成分被揮發掉呢？

樹脂濃縮罐

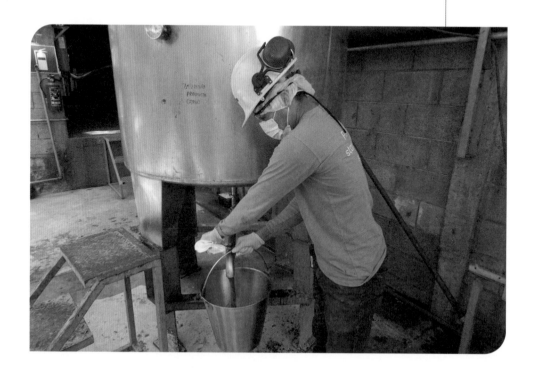

那位技術負責人回答說：的確有一種低沸點，叫做苯乙烯（Styrene，C_8H_8）的物質會因蒸發而含量下降。

這次我第一次親眼見到蘇合香樹脂原料這種黏稠的樣子，我想這或許就是古人為甚麼會把它別名取名「獅子屎」的原因吧？

加工後的蘇合香的品質評價，是採用傳統經驗鑑別與儀器分析相結合的方法進行的。

目前洪都拉斯的原料樹脂年產量大約是 30 噸，出廠價是每公斤 40 美元。按照這家公司的估計，他們的蘇合香產品在世界蘇合香市場的佔有率已經超過 80%。

在加工廠沒有對蘇合香進行勾兌，蘇合香產品主要銷往歐洲，如英國、德國等，也曾直接售與一家中國製藥公司。

/ 藥香同用 /

蘇合香主要是兩大用途，一是藥用，二是香料。

首先是藥用，在拉美國家，傳統醫藥中有外用，也有內服。主要用於性病、肺部疾病、尿道結石的治療。

中醫名方蘇合香丸，出自宋代的《太平惠民和劑局方》，方中以蘇合香油為君藥。功效是開竅醒神。

而北美蘇合香最大的客戶還是中國，從美洲或歐洲商家採購。有眾多廠家的中成藥，如蘇合香丸、冠心蘇合香、麝香保心丸等都用到了來自北美楓香樹的蘇合香。

二是作為香料，用於祭祀、熏香、製造香水，作為香水的混合固香劑。

在這次考察中，我們走訪了墨西哥城一家高級香水專賣店。小小一瓶香水，不過 20 毫升，開價就是 200 美元。

除了這兩大用途，北美楓香樹作為當地的代表樹種之一，其木材可做家具、建築原料，而在墨西哥城街道兩旁就有種植北美楓香樹作為行道樹。

/ 品種延續與變遷 /

如今市場上的蘇合香主要有兩個來源：亞洲蘇合香與北美蘇合香。

亞洲蘇合香是中國傳統應用的「蘇合香」。原植物蘇合香樹 *Liquidambar orientalis* Mill.，產自西亞。這個品種是歷史上本草中記載的，也是目前《中國藥典》收錄的。

然而，該種資源已瀕臨枯竭，土耳其有關當局 2010 年就明文規定禁止出口。特別是 2021 年土耳其發生嚴重山火，該品種已很少出現在市場上了，亞洲蘇合香處於「斷流」狀態。《中國藥典》記載的內容與市場實際情況脫節的，實際是見不到的。

那麼市場上現在流行的北美蘇合香歷史上有沒有記載呢？

除了我剛才提到了墨西哥的傳統經驗外，我返回香港後，又進行了文獻追蹤。調查發現，早在 1812 年一本倫敦出版的西方家庭民間草藥書 *Useful Family Herbal* 中就提到了北美蘇合香的應用。

1918 年第 20 版《美國藥局》(The Dispensatory of the United States of America, Twentieth Edition, 1918)（當時美國藥物調配的權威技術標準），記錄了北美蘇合香及其應用。到了上世紀 50 年代之後，北美蘇合香已被廣泛使用。

另外，在英國皇家植物園邱園保留的 19 世紀的藏品中，有很多的蘇合香樣品，有固體、液體、木屑，是來自亞洲和美洲，說明蘇合香是國際貿易中的常見品。

這些實物，也證明了亞洲楓香樹和北美楓香樹兩種植物樹脂作為蘇合香使用由來已久。

李時珍提到：「古今藥物興廢不同」，所說的就是古今藥物品種不是一成不變的。

經過我們這次的實地考察，現在我國使用的中藥蘇合香的主流品種就是北美楓香樹的樹脂。

北美楓香樹樹脂有藥用歷史、有植物資源、有市場應用。現有產品的原料來源是明確的，貯量是充足的，採收加工方法是成熟的，供應也是穩定的。

至於未來，我們的《中國藥典》，在蘇合香的專案下，是沿用蘇合香的名稱，還是單獨列出北美蘇合香一個條目，應另當別論。

澄清事實是前提，也是關鍵。北美蘇合香這一應用已久、並做出實際貢獻的外來中藥材，理應在中藥大家族中佔有一席之地。

蘇合香

來源

- 金縷梅科植物蘇合香樹
  Liquidambar orientalis Mill.
  亞洲楓香樹
- 金縷梅科植物北美楓香樹
  Liquidambar styraciflua L.
  北美楓香樹

應用

藥用
中醫藥理論
- 開竅，辟穢，止痛
- 中成藥——蘇合香丸
西方草藥理論
用於性病、肺部疾病、尿道結石的治療

香料
祭祀、薰香、製造香水

中振话纲目

——走出書齋探本草——

III

著者
趙中振

責任編輯
周芝苡

協力
周嘉晴

裝幀設計
鍾啟善

排版
陳章力

出版者
萬里機構出版有限公司
香港北角英皇道 499 號北角工業大廈 20 樓
電話：2564 7511　　傳真：2565 5539
電郵：info@wanlibk.com
網址：http://www.wanlibk.com
　　　http://www.facebook.com/wanlibk

發行者
香港聯合書刊物流有限公司
香港荃灣德士古道 220-248 號荃灣工業中心 16 樓
電話：2150 2100　　傳真：2407 3062
電郵：info@suplogistics.com.hk
網址：http://www.suplogistics.com.hk

承印者
美雅印刷製本有限公司
香港九龍觀塘榮業街 6 號 4 樓 A 室

出版日期
二〇二三年七月第一次印刷

規格
特 16 開（170 mm ×240 mm）